U0165396

降尿酸

讓你遠離代謝相關疾病

肥胖、糖尿病、脂肪肝、高血壓、失智症等疾病，都與高尿酸血症有關

DROP ACID：
The Surprising New Science of Uric Acid —
The Key to Losing Weight, Controlling Blood Sugar,
and Achieving Extraordinary Health

大衛・博瑪特 David Perlmutter, MD / 著

洪禎璐 / 譯

羅錦祥醫師　聯新國際醫院家庭醫學科 / 審定

聲明啟事

本書旨在針對健康專業人員的建議進行補充說明，而非取代他們的言論。如果你知道或懷疑自己有健康問題，應該諮詢健康專業人士。作者和出版商特別聲明不承擔因使用和應用本書任何內容，而直接或間接產生的任何個人或其他責任、損失及風險。

獻　詞

本書獻給那些迫切想要了解代謝問題的根本原因的人。

感謝理查·強生（Richard Johnson）博士在過去二十年來進行的，仔細且富有同情心的尿酸研究，為我們提供了解決這些健康挑戰的強大新工具。我非常感謝他對於本書的指導。

被忽略的尿酸

你特此被賦予權力……

── 湯姆・沃爾夫（Tom Wolfe），《刺激酷愛迷幻考驗》
（ *The Electric Kool-Aid Acid Test* ）

　　如果你是在尋找湯姆・沃爾夫於 1960 年代推出的，講述了使用迷幻藥物之冒險經歷的反文化經典作品的續作，那麼你來錯地方了。我們在本書中討論的「酸」（acid，編註：acid 也被用來稱呼「迷幻藥」）是一種完全不同的類型，它與控制你的健康，以及有能力以健康的身體和敏銳的大腦，終生過著充實、長壽和充滿活力的生活有關。

　　你可能從未聽說過尿酸，或者只知道它會造成痛風和腎結石，從未對這種代謝化合物進行過認真的思考。不過，這錯不在你，因為社會上多年來一直在傳達這類的訊息。請準備好，我將賦予「尿酸」一詞全新的內涵。你的身體和大腦將會為此而感謝你。

　　2020 年秋天，新冠肺炎（COVID-19，又稱嚴重特殊傳染性肺炎）疫情正在世界各地肆虐，我在外面跑步，一邊聽著我最喜歡的播客節目之一：彼得・阿提亞（Peter Attia）博士的《The Drive》。[①] 我總是在跑步時完成很多事情；這對我的心智、身體和大腦來說都是一種鍛鍊。

　　這一天，阿提亞博士的來賓讓我留下了深刻的印象。那位來賓是科羅拉多大學腎臟病學系教授理查・強生（Richard Johnson）博士，他提供了有關尿酸的大師級課程，揭示了體內這種鮮為人知且被低估的代謝產物，與整體代謝健康及其下游生物作用之間的驚人關聯，它幾乎會影響你能想像到的所有狀況和疾病。

尿酸通常被視為一種無害的代謝「廢物」，會透過尿液（以及少部分經由糞便）排出體外。它被視為正常生理的一個微不足道的偶然副產品。但是，尿酸絕對不是毫無意義或不值得關注的。尿酸位在人體基本代謝過程之調節機制的核心。一旦這些過程出問題，最終就會表現為現今最常見的健康問題，包括了肥胖、胰島素阻抗（insulin resistance）、糖尿病、高血脂、高血壓、心血管疾病，以及認知能力下降和失智症。

第二天，我再次收聽這個播客節目。由於它背後的訊息和數據非常引人注目，我立刻開始做筆記，並深入研究相關科學文獻。就在那時，我掉進了所謂的兔子洞（編註：指進入複雜奇異且未知的世界）。理查·強生博士是專精於研究尿酸在生活中之作用的眾多科學家之一，尤其是現代飲食中充斥著許多會導致尿酸產生的成分。我的研究讓我提出了一個簡單的問題，但其答案卻令人大開眼界。

> 問：肥胖、胰島素阻抗、糖尿病、非酒精性脂肪肝、高血壓、冠狀動脈疾病、中風，以及阿茲海默症（Alzheimer's disease）等神經系統疾病，還有過早死亡，它們之間有什麼共通點？
>
> 答：**患者的尿酸濃度高。**

我對尿酸科學的探索，終於解開了我心中多年來的許多疑問。我們都知道糖可能會威脅健康，但它是如何造成威脅的呢？為什麼這麼多人進行嚴格的飲食控制，卻仍然無法控制體重和血糖，最終罹患嚴重的疾病？為什麼高血壓發病率會上升，即使在青少年和保持理想體重的人之間也是如此？（令人震驚的是，有三分之一的成年人罹患高血壓，有十分之一的十二歲至十九歲青少年罹患高血壓。）[②]？美國雜貨店裡銷售的食品和飲料中，約有 74% 含有添加糖，它們與慢性退化性疾病（包括那些剝奪人們智力的疾病）的發病率不斷上升，有什麼關係嗎？③

　　你馬上就會知道答案了。

　　如果你已經盡了一切努力來控制自己的健康，卻仍感到無法實現目標，我想你會欣賞本書的內容。當你發現我在這個兔子洞裡所學到的東西時，將會立即獲得力量。本書的內容是我努力的結晶，其中有一部分是個人經歷，一部分是醫學調查報告。我不希望文獻中的科學知識需要幾十年的時間，才能傳達給醫師辦公室裡的每個人（通常需要將近二十年的時間）。我認真對待這些新知識，並調整自己的生活習慣，以確保自己的尿酸濃度保持在健康範圍內。

　　這並不難做到，而且對你的活力和長壽非常有益。打個比方，想一想關於吸菸的情況，以及吸二手菸的壞處。在香菸與癌症之間的關聯性被足夠多的證據證明之前，我們一直在容忍這種習慣。當酒吧、餐廳和飛機上的空氣中瀰漫著煙霧時，即使是從不吸菸的人也不會過度擔心。但現在，看看我們如何看待吸菸這件事。

　　控制尿酸濃度以實現活力煥發的健康，是一項經過數十年科學驗證的策略。但它仍然是當今醫學的一個盲點。我將要為你配一副新眼鏡，讓你擁有一個全新的視野並實現強健的健康。

▌尿酸不只與痛風有關

　　一個多世紀之前，蘇格蘭醫師亞歷山大・海格（Alexander Haig）就提出警告，表示體內的尿酸濃度與偏頭痛、憂鬱症、癲癇、糖尿病、肥胖、肝病、高血壓、心血管疾病、中風、癌症、失智症和風濕病等疾病相關。他的革命性發現最終在 1892 年出版的一本書，以及 1898 年《美國醫學會雜誌》（*Journal of the American Medical Association*）對其第四版的評論中達到頂峰，卻沒有被流傳到下一個世紀。④

關於痛風的描述，在許多世紀之前就已經出現了，最早可以追溯到古埃及人。後來，一位名叫「博金的倫道夫斯」（Randolphus of Bocking）的英國多米尼加修道士，在西元 1200 年左右首次使用 gout（痛風）一詞來描述 podagra（希臘文的字面意思是「足部陷阱」）。[5] gout 一詞源自拉丁文的 gutta，意思是「一滴」（液體），起源於體液學，這是一種以體液在疾病發展過程中之作用為基礎的古老醫學體系。[6] 由此，痛風被定義為是「有害的致病物質從血液『滴』到關節」。不過，痛風與其他疾病之間的關係早已為人所知，在西元二世紀，羅馬醫師蓋倫（Galen）就曾經描述了痛風與心血管疾病之間的關聯，並認為痛風是因「放蕩和不節制」而導致的疾病。[7]

儘管他的研究具有先見之明，但其思考卻太過超前於當代。因此，尿酸繼續被視為細胞代謝的廢物，而高濃度的尿酸可能導致腎結石和「痛風」這種關節炎。但對於大多數從未有過痛風或腎臟問題的人來說，尿酸被視為一種無害的生物化合物，不值得任何關注。

痛風被認為是一種代謝性疾病，過量的尿酸會侵蝕骨組織，並在關節中形成尖銳的針狀礦物晶體（尿酸鹽），引起發炎和疼痛，有時痛感會相當劇烈。眾所周知，痛風會侵襲大腳趾的關節，造成拇囊炎。歷史上有許多知名的痛風患者，囊括了國王、皇后、詩人、科學家和探險家，像是亞歷山大大帝、查理曼大帝、亨利八世、克里斯多福・哥倫布、達文西、艾薩克・牛頓、約翰・米爾頓、英國安妮女王、班傑明・富蘭克林和阿佛烈・丁尼生等等。儘管痛風在男性中較為常見，但在女性進入更年期後，兩者的發病率會趨於一致。

從 1960 年代到 1990 年代，美國的痛風患者數量增加了一倍以上，而且還在持續增加中，影響了將近千萬人。[8] 痛風是這個時代最常見的發炎和免疫系統疾病之一。[9] 有趣的是，肥胖和代謝症候群的盛行率，也與痛風同步增加。這些激增的情況，與人們對導致高尿酸血症（hyperuricemia，尿酸濃度升高）和痛風的食品成分之攝取量上升，是同時發生的；那就是含糖的食品和飲料，包括汽水及果汁（當然還有深受人們喜愛的柳橙汁與蘋果汁）。

認識無症狀高尿酸血症

不過，關於尿酸的討論並不僅限於痛風。據估計，美國有 21% 的人口患有高尿酸血症，使得他們面臨了一系列的健康風險。[⑩] 換句話說，大約有五分之一的人口有這樣的情況。然而，其中的絕大多數人並不知道這一點，因為他們沒有痛風或腎臟問題。（雖然尿酸濃度檢測通常包含在年度體檢的一般血液檢查中，但患者及其醫師通常很少關注其結果。）

事實上，我將會詳細討論一個專業術語：無症狀高尿酸血症（asymptomatic hyperuricemia），意指尿酸濃度高且沒有任何不良症狀。值得注意的是，該醫學定義中包含的唯一不良症狀，是痛風和腎結石。不過，無症狀高尿酸血症並不只是痛風或腎臟問題的早期訊號。你很快就會了解到，早在無症狀高尿酸血症出現任何症狀之前，就可能會引發一場無休止且不可逆轉的體內風暴，巧妙地引發生物過程，最終導致血糖和血壓升高、壞膽固醇、體內脂肪過多和全身性發炎（systemic inflammation），進而為許多慢性退化性疾病打開大門。

簡而言之，高尿酸血症的發生，早於這些使人衰弱的疾病，而這些疾病一旦生根就變得難以治癒。不過，在人類漫長的演化史中，尿酸濃度升高其實是一種生存機制，稍後我會解釋這一點。

直到過去二十年來，研究科學家才重新審視了亞歷山大·海格博士的發現，並證實他的確發現了許多可預防之疾病的核心機制。當今的醫學文獻中，有大量證據顯示，尿酸濃度升高是許多疾病的先兆，例如第二型糖尿病、過重、肥胖和高血壓等。更重要的是，現今有一些臨床醫師會以專用藥物來治療尿酸濃度升高的情況，以做為控制前述病症的方法。但正如你將了解的，我們有能力透過簡單而直接的生活方式調整，來降低尿酸濃度，而不需要服用藥物。

多年來，我反覆查閱世界各地最好的醫學文獻，希望找出這些疾病的發病率持續飆升的原因。但我們的飲食和生活方式已經改變，因此這個難題的拼圖中還缺了一塊。最終，從最頂尖的期刊頁面上跳出來的確切證據，指出了這些具有挑戰性的情況，是現代生活方式與尿酸之關聯的最終產物。尿酸是我們需要了解的關鍵核心角色。

在二十世紀，我們了解到「C反應蛋白」（C-reactive protein, CRP）能反映人體的全身發炎程度，而發炎與當今困擾人們的許多疾病有關；進入二十一世紀後，我們發現，從長遠來看，尿酸濃度與人體的功能異常和疾病有關。我們都需要控制體重、血糖和血壓，也要控制尿酸。尿酸在人體的化學真相中，並不是一個無足輕重的角色。如果管理不善，它就會成為健康不良的肇因。

不幸的是，大多數醫師還沒有適應以下這個新知識：美國風濕病學會發表的一篇具有里程碑意義的科學論文指出，尿酸濃度升高會導致16%的全因死亡率，更令人震驚的是，尿酸濃度升高占了心血管疾病總數的39%。[11]（全因死亡率是指任何原因導致的死亡。）

在2017年發表的一篇引人注目的文獻評論中，研究人員寫道：「血清尿酸升高（血液中的尿酸濃度），也是糖尿病最好的獨立預測因子之一，它的出現通常早於胰島素阻抗和第二型糖尿病的發展；這是因為，研究發現有四分之一的糖尿病病例，可歸因於高血清尿酸濃度和該濃度的升高，因此，血清尿酸濃度與胰島素阻抗（又稱胰島素抗性）和第二型糖尿病密切相關。」[12]接著又寫道：「血清尿酸是導致中老年人糖尿病的一個強烈而獨立的風險因素。」[13]

「獨立風險因素」是你會反覆聽到的一個術語。研究科學家用它來定義某種情況或測量值，在本例中則是尿酸濃度對應於它對身體的傷害。正如我即將解釋的，由於尿酸的鬼祟行為，那些尿酸濃度升高，卻沒有其他第二型糖尿病風險因素（例如肥胖）的人，確實可能在有健康體重的情況下罹患糖尿病。

造成尿酸濃度升高的原因

毫無疑問的，現代社會中，人們體內尿酸濃度升高的主要原因，是一種便宜又大量的食品成分：果糖，然而，我們被告知這種糖相對「安全」，因為它不會直接升高血糖濃度。[14]

我並不是在詆毀新鮮水果中的果糖，而是指那種精煉的、高度加工的果糖，它存在於許多日常食品中，包括人們喜愛的沙拉醬、醬汁、調味品、烘焙食品、零食和能量棒、包裝食品、飲料，還有那些你以為不含糖的食品。

你可能知道高果糖玉米糖漿對身體不好，但沒有意識到這種成分變得非常普遍，而且你可能會透過吃其他形式的糖，而攝取過多的果糖。

那些揭開果糖真實面貌的科學，在過去十年左右的時間裡，揭露於醫學期刊上，而且它所指的果糖與你祖母所知道的果糖無關。知名醫學期刊《刺胳針》（The Lancet）在 1970 年報導了由果糖引起的高尿酸血症[15]，而從那時以來的數年裡，我們已經開始了解果糖的全面副作用。

高糖飲食與各種健康議題有關，已經不是什麼新聞了。但我們還不知道糖為何及如何對人體造成毀滅性的打擊，尤其是它與非天然來源的果糖有關。現在，我們已經了解果糖的生物學機制，以及它與尿酸的隱密關係，有助於解釋這些棘手病症的根本原因，而且其中存在的並不是一種脆弱的關聯。事實上，來自人類和動物研究的證據顯示，餐食用砂糖（dietary sugars）與肥胖之間的關聯，可能主要是由果糖的代謝作用所驅動的。[16] 人體處理果糖的方式與尿酸有關，而且直接有利於肥胖的發展。

另一個導致尿酸濃度升高的罪魁禍首，是一類稱為「嘌呤」（purine）的化學物質，它存在於所有活細胞中，有助於健康的生理機能，但它就跟體內的脂肪一樣，過量時也會帶來問題。

　　嘌呤是細胞用來製造 DNA（去氧核糖核酸）和 RNA（核糖核酸）之組成部分的有機化合物，當嘌呤被人體自然分解時，就會形成尿酸。**由於嘌呤（其中的兩種是腺嘌呤和鳥嘌呤）為 DNA 和 RNA 的形成提供了骨架（即核苷酸），任何與組織（細胞）分解有關的東西，都會提高尿酸濃度。**隨著受損、垂死和死亡的細胞被降解（編註：指被分解為小片段），嘌呤在過程中會被釋放並轉化為尿酸。嘌呤也是其他重要生物分子的成分，例如為人體提供能量的腺苷三磷酸（adenosine triphosphate，簡稱為 ATP，亦稱三磷酸腺苷），以及維持生命的生化反應所需的輔酶。

　　嘌呤比人們以為的更加常見。嘌呤除了在細胞更新過程中會由人體自然產生之外，還大量存在於多種食物中，包括某些海鮮、肉類、雜糧麵包、啤酒，甚至是一些豆類和蔬菜。由於這些外部來源的嘌呤會經由人體處理，因此尿酸主要是在肝臟、腸道和血管內的細胞層（稱為血管內皮）合成。

　　在人們看來，嘌呤普遍存於富人享用的豐盛美食中，使得痛風長期以來被稱為「疾病之王和國王之病」（king of diseases and the disease of kings）。[17] 但是，嘌呤也潛伏在許多流行飲食法中被吹捧為健康的食物裡。過去十年來，大型流行病學調查顯示，攝取富含嘌呤的食物，與血液尿酸濃度之間具有關聯性。然而，我們不必責怪蔬菜；儘管某些蔬菜（例如花椰菜、菠菜和蘑菇）可能富含嘌呤，但它們可能不會導致尿酸濃度升高。[18]

　　半個世紀以來，低嘌呤飲食一直是針對易患痛風和腎結石的人的處方。但這種飲食方案，已經越來越常被推薦給那些想要控制尿酸和體內新陳代謝狀況的人。就算你沒有罹患痛風或腎結石（或是具遺傳因素的疾病），也不代表你不會遭受慢性高尿酸所帶來的後果。⑲ 我們對於這種流經體內的化合物的理解，將為解開人類最佳健康之謎，提供了重要的線索。

對於那些採取了各種「經醫師批准的」飲食法但收效甚微或毫無效果的人來說，針對尿酸的治療，填補了一個巨大的空白。如果你不考慮尿酸成分，無論是選擇低碳水化合物、純素食、生酮飲食、原始人飲食、魚素飲食、無凝集素（lectin-free，編註：凝集素存在於所有植物中，但生豆類和全穀物的含量最高），甚至地中海飲食，可能不足以幫助你長久減肥或是輕鬆地控制血糖和血壓。此外，這項新科學要求我們改變參考升糖指數，以及攝取某些所謂健康食物的方式。

我們通常可以透過以下方法使尿酸濃度達到平衡：(1) 進行簡單的飲食調整，(2) 擁有優質的睡眠和充足的運動，(3) 盡量減少攝取那些會增加尿酸的藥物，(4) 攝取可減少尿酸的食物，例如酸櫻桃、咖啡、維生素 C 和槲皮素等（後面兩種物質存在於許多食物中，也有相關營養補充品可以食用）。培養體內的微生物群系（microbiome），對於控制尿酸也至關重要，有研究揭示了尿酸濃度升高與腸道中發炎相關的有害細菌類型顯著增加，具有相關性。我將在本書介紹「降尿酸飲食」（簡稱為LUV，取自 lower uric values 的縮寫），讓你學到如何降低尿酸濃度，並維持在理想濃度上。

我從自己的研究所學到的知識，是我不曾在幾十年前的醫學教育中，以及多年來擔任神經科醫師治療患者的經驗中學到的。促使我成為醫師的一個重要原因，就是我的好奇心。好奇心在我所做的事情中，扮演著關鍵角色。我喜歡生活在好奇的邊緣，不斷地問：為什麼患者會出現這些問題？一旦我們解開了這些謎團，該如何改變我們身為醫師的工作方式，以便為患者提供更好的服務？

對我來說，僅僅治療某個問題的症狀，像是使用藥物來降低血壓或平衡血糖，是不夠的。我想要了解這些問題的根源，解決導致問題的原因，而不只是消除表面症狀。正如多年來我常說的話：我真正關注的是火，而非煙霧。

尿酸是新的健康領頭羊

儘管亞歷山大‧海格博士的著作在一個多世紀之前就已經發表了，但是，直到 2005 年左右，人們才開始認為「尿酸不只是痛風和腎結石的風險標記」。世界各地的科學家透過一項又一項的研究，證實了尿酸會影響人類健康的事實。在日本，「控制尿酸」除了單純用來治療痛風之外，也進入了主流醫學的實踐領域。

我在嘗試了解尿酸之作用的過程中，學到了大量令人驚訝的有力資訊。例如，尿酸濃度升高會直接導致脂肪儲存量增加，其原因可以追溯到數百萬年前，當時我們的靈長類祖先需要高濃度的尿酸來儲存脂肪，以確保他們能在食物和飲水短缺等環境挑戰中生存下來。

然而，我們都知道，對於生活在已開發國家的大多數人來說，並沒有食物短缺的問題。接下來，我將探討的觀點是：人類已經產生了基因突變，導致我們的尿酸升高程度，遠遠超越了靈長類祖先，而靈長類祖先並沒有攜帶這些基因突變。（人類的尿酸濃度也遠遠超越了其他哺乳動物。）尿酸讓早期的人類越來越肥胖，並產生胰島素阻抗的情況，而得以維持生命。

我將檢視這種強大的生存機制如何將這些基因傳遞給後代；正是基因使得人類有能力堅持下去並繁殖後代。然後，我們將會看到，當人類生活在一個熱量豐足的時代中，環境和演化之間如何產生衝突，以及這些基因突變如何對人類的健康造成嚴重的破壞。這是一個引人入勝的真相，最終會讓我們有能力去控制胰島素敏感度、血壓、脂肪產生、腰圍變大和各種疾病的風險。

不意外的，當那一篇關於尿酸對於痛風和腎結石以外的其他疾病之作用的原始研究出現時，主流醫學認為它是愚蠢的。如今，該篇論文已經獲得相當大的關注，而且正在全球範圍內進行探索，因為它有可能影響到這個時代的主要健康問題，包括肥胖、糖尿病、心血管疾病、高血壓和其他慢性發炎、退化性疾病。如果我們想要活得更久、更健康、更健康，並且避免那些可預防卻又會危害生命的疾病，那麼我們都需要聽到這個訊息。

自我評估：發現你生活中的隱憂

你知道自己的尿酸（UA）濃度是多少嗎？你可能定期接受過檢測，甚至曾在家中進行自我檢測，就像檢查血糖、體重或體溫那樣。即使你了解自己的尿酸濃度（這是一整天都會變化的動態數字），了解影響該濃度的總體因素也很重要，包括了你吃下的食物、服用的藥物、睡眠品質，以及身體活動量。在深入研究尿酸背後的令人眼花繚亂的科學之前，我們先從一份簡單的調查問卷開始，看看有哪些習慣正在悄悄地傷害你。

請你盡可能誠實地回應這些陳述，不要考慮它們所暗示的相關疾病；請誠實作答。在接下來的章節中，你將開始理解為什麼我會列出這些問題，以及你面臨了哪些風險因素。請注意，如果你感覺自己介於「是」和「否」之間，或者下意識的反應是「有時」或「很少」，那麼就請你回答「是」。

1. 我會喝果汁（任何種類）。 是☐ 否☐

2. 我會喝含糖飲料，如汽水、調味茶和運動飲料。 是☐ 否☐

3. 我會吃含糖食物，包括穀物、烘焙食品、果乾和 是☐ 否☐
糖果。

4. 我會使用木糖醇做為人工甜味劑，或食用包含它 是☐ 否☐
的產品。

5. 我會服用利尿劑或小劑量阿斯匹靈。 是☐ 否☐

6. 我會喝啤酒和烈酒。 是☐ 否☐

7. 我的甲狀腺功能低下。 是☐ 否☐

8. 我在服用免疫抑制藥物（例如環孢素）或 β-阻斷 是☐ 否☐
劑。

9. 我過重或肥胖（BMI 指數為 30 或以上）。 是☐ 否☐

10. 我被診斷出患有高血壓。 是☐ 否☐

11. 我喜歡吃野味（例如鹿肉、小牛肉、駝鹿、麋鹿、 是☐ 否☐
水牛）。

12. 我會吃動物內臟，如肝、腎和胸腺。 是☐ 否☐

13. 我每週吃紅肉（牛肉、羊肉、豬肉、火腿）三次或 是☐ 否☐
以上。

14. 我吃很多含有高嘌呤的海鮮，如沙丁魚、鰻魚、 是☐ 否☐
鯖魚、淡菜、扇貝、緋魚和黑線鱈。

15. 我吃熟食或加工肉類，包括培根。 是☐ 否☐

16. 我患有乾癬和（或）關節損傷。 是☐ 否☐

17. 我患有代謝疾病（例如，胰島素阻抗、第二型糖尿 是☐ 否☐
病）。

18. 我的家族有痛風和（或）腎臟疾病史（例如，腎 是☐ 否☐
功能衰竭）。

19. 我的睡眠品質很差。 是☐ 否☐

20. 我不是一個積極運動的人。 是☐ 否☐

你勾選「是」的項目越多，你的健康風險就越大。但不要驚慌。一旦你獲得了知識，以及知道如何重新思考你的習慣，很快就能大大降低你的風險。

有趣的是，急性感染、脫水、過度運動、斷食和快速節食，也會導致體內尿酸濃度升高。我將這些風險因素排除在問卷之外，因為它們通常與尿酸濃度暫時升高有關，並且無法反映大多數人患有慢性尿酸問題的主要原因。儘管如此，我將探討所有因素，對於那些感染新冠肺炎的讀者，我將在第一章直接解決你的問題，因為你可能會面臨一些未知的風險，未來需要特別關注健康狀況。在本書的後面，我將教你如何理解尿酸值，並且提供重新定義過的參考範圍之數值，這是醫師確定正常與異常之差異的方式。

處於正常範圍內還不夠，我們還需要了解最佳範圍為何，以及知道如何重新考慮健康方程式中的其他數值，例如血糖和糖化血色素（hemoglobin A1c 或 HbA1c）濃度。糖化血色素是檢測你在過去三個月的平均血糖濃度。這是診斷糖尿病前期和糖尿病的常用方法。但你的醫師建議的目標數字，可能與我列出的目標數字不同。最新資訊是，大腦退化開始於糖化血色素值為 5.5% 之時，但這在醫師看來是正常值。[20]即使血糖濃度是醫師認為沒問題的 105 mg/dL，也會顯著影響大腦的退化情況。[21]

無論你正在擔心或處理什麼健康問題，需要實現的兩個基本目標是：健康的代謝，以及控制全身發炎情況。接下來，我將會說明這些目標的內涵。控制尿酸將可以幫助你找到實現這些目標的方法。這是通往活力健康的大門。

本書將要說明，尿酸不只是體內代謝的副產品或廢物。如今，我們應該改變對這種化合物的教條敘述了；實際上，尿酸會協調並激發體內的許多反應。出於對其他醫師的尊重，我必須警告你，如果你沒有痛風或腎臟問題，你的醫師可能會在例行檢查中排除異常高濃度的尿酸。他或她可能會說：「別擔心。」或是會嘲笑「降低尿酸濃度是重要的健康目標」的想法。請記住，人們往往會對自己不擅長的事情而感到沮喪。

無論發生什麼事，我們都可以選擇自己的生活，並希望現代醫學能夠為不可避免的疾病提供治療方法。但這是一個注定失敗的模式。例如，對於阿茲海默症，我們並沒有任何有效的治療方法。但現在，我們擁有的科學知識，清楚地揭示了「選擇正確的生活方式，將有助於預防這種無法治癒的疾病」。光是治療疾病的症狀，例如用藥物降低血壓、降低血糖，或是幫助心臟更有力地跳動，並不能解決造成潛在疾病過程的原因。這反而是在忽略火災的同時，先處理煙霧。本書的目標是讓你保持健康，為你提供一種最先進的、經過深度驗證的新工具，並讓它成為最主要的工具。

準備好了嗎？讓我們開始吧！

尿酸的基礎知識

如果你一想到自己不知道如何控制健康（包括體重）之祕密的情況，就感到生氣，那麼請準備好成為一個快樂、見多識廣的人吧！

我們都知道，我們的營養選擇，以及運動、睡眠和減壓等因素，是整體健康的關鍵。但有時候，即使我們每天都被這些提醒轟炸，但似乎很難確切地知道該吃什麼、如何運動和獲得安穩的睡眠，以及放鬆的最佳方式。

當我們不知道為什麼這些目標很重要時，進行相關作為的動力就會減弱。現在，我們該來了解尿酸在健康和疾病之間所扮演的隱藏作用。這是一個全新的視角，將向你展示通往容光煥發的健康和活力的道路。

我已經針對這個主題與世界各地的專家進行交談，閱讀了所有的科學文獻，並為你完成了所有的作業。正如我提過的，就像許多醫學智慧一樣，那些可以幫助人們生活得更好、壽命更長的知識，在應用於臨床環境之前，往往會在醫學文獻中隱藏多年。由於多種原因，從實驗室到臨床醫學（即醫師診間）的轉變，有其一定的時間表。幸運的是，尿酸終於上場成為主角了。要是你去詢問研究這個迷人新領域的人們，他們會告訴你，一場革命正在進行中。

在第一部分，我們將深入探討令人驚訝的尿酸生物學。這將涉及一些歷史、一點科學和生理學，以及許多關於降低尿酸濃度的智慧筆記；然後你將在第二部分實踐這些筆記內容。想要降低尿酸濃度和管理健康水準，並不像你想像的那麼困難。它不需要對你的生活進行不可能的徹底改變，也不需要消除所有甜蜜和美味的東西。我承諾，我會使用經過驗證的策略，來使其輕鬆理解且易於執行。你所需要的，就只是對日常習慣進行微妙的調整。

在我們進入這些細節之前，對尿酸這種化合物擁有完整的全景圖，對你當前和未來的健康，將會產生深遠的影響。看完第一部分的內容之後，你會對身體運作的最佳過程有一個全新的認識。

你有能力可以保護身體免於過早衰退，並防止智力退化，甚至透過表觀遺傳學的神奇力量，來影響遺傳密碼的表現，這是我們將會探討的主題。以下先列舉一些有趣的事實：

➤ 尿酸只有三個來源：果糖、酒精和嘌呤；嘌呤是存在於 DNA 和 RNA 的有機分子，也存在於食物、某些飲料和人體自身組織中。

➤ 尿酸會引發脂肪生成，包括使腰圍變粗，以及讓肝臟充滿具危害性的脂肪，即使你沒有過重或肥胖亦然。

➤ 高尿酸濃度與過重、肥胖，以及心血管問題、高血壓、認知能力下降、血脂異常、任何原因導致的死亡之風險，皆密切相關。

我不了解你的情況，但對我來說，首要任務是降低任何原因導致的死亡風險。如果這代表除了其他有助於長壽的因素之外，還要關注尿酸濃度，那麼我會全力以赴。一起加入我的行列吧！

第 1 章

尿酸的最佳濃度

尿酸與糖尿病、失智症等現代疾病的隱藏關係

不僅是脈搏會以這種方式受到尿酸的影響，一些重要器官的
循環和功能也受到影響，其程度足以讓人懷疑尿酸真實存在
於我剛才所說的因果關係之中。

——亞歷山大・海格，《尿酸是致病因素》
（*Uric Acid as a Factor in the Causation of Disease*, 1892）

當你在思考那些我們都接受並賴以生存的自然法則，像是重力的影響、時間和空間的原理，甚至食物和水對人類生存的重要性，可能會想到一些老哲學家，他們的遺贈如今都被保存在博物館裡的畫作和半身像中。即使你從未學過物理、化學或醫學，可能也會想到一些名字，像是希波克拉底（Hippocrates）、亞里斯多德（Aristotle）、柏拉圖（Plato）、牛頓（Newton），也許還有希臘醫師蓋倫（Galen），他是在羅馬帝國滅亡之前，首先描述了動脈和腦神經中的血液的人。

在比較近期的歷史中，路易・巴斯德（Louis Pasteur）帶領人們認識微生物；愛德華・詹納（Edward Jenner）發明了第一款功能性疫苗；伊格納茲・塞麥爾維斯（Ignaz Semmelweis）讓人們知道洗手的重要性，特別是在醫療保健的環境中；阿爾伯特・愛因斯坦（Albert Einstein）提出了相對論；威廉・奧斯勒爵士（Sir William Osler）教導醫師關於臨床經驗學習的重要性，而不是完全依賴教科書，徹底改變了二十世紀的醫學實踐。

但你可能沒有聽過一位十九世紀的蘇格蘭醫師，也就是我在前文介紹過的亞歷山大・海格。他就跟其他取得醫學突破的醫師一樣，先在自己身上進行了實驗。他記錄了自己在採取降低尿酸濃度的飲食後，健康狀況獲得了明顯的改善。1800 年代晚期，他為了治療長年的偏頭痛而戒掉肉食，結果奏效了。

你很快就會知道，肉類含有提高體內尿酸濃度的成分（也就是嘌呤；詳見下頁的方框內容）。然後，他提出了過量的尿酸不僅可能導致頭痛和偏頭痛，還可能導致憂鬱症和癲癇。最終，他得出的結論是，許多常見疾病都與尿酸濃度升高有關，包括心血管疾病、癌症、失智症、痛風、高血壓和中風。

事實上，海格被認為是最早將尿酸過多與高血壓連結起來的醫師之一，因為他費盡心思地探索了尿酸與血壓和血流的關係。他在 1892 年的開創性著作《尿酸是致病因素》裡寫道：

如果我的前提是正確的，推論也是合理的，以及尿酸對循環的影響確實達到了我所相信的程度，那麼尿酸確實主導了人體的血液循環功能、營養和結構，而且達到了在我們的觀念中從未想過的強烈程度，並且其影響代替了一些死後才發現的相對微不足道的纖維組織之結構；尿酸可能真正指揮了我們的發育、生命史，以及所有組織的衰變和消解，包括最重要的神經中樞、最活躍的腺體、指甲的基質，以及皮膚和頭髮的結構。①

　　儘管海格博士的這本著作修訂了七個版本，並且被翻譯成多種語言，他也為遠至印度和中國等世界各地的患者提供諮詢，但他的成就在二十世紀卻只是傳說。隨後，到了二十一世紀，支持尿酸在西方社會的健康挑戰中所扮演之角色的證據，已經變得多到不容忽視。現在，我們該來重新審視理查·強生博士口中所說的「生理警報信號」了。②

嘌呤和尿酸有什麼關聯？

嘌呤是在人體內發現的天然有機物質，具有重要的功能，有助於形成身體的核心遺傳物質：DNA 和 RNA。事實上，嘌呤屬於含氮分子家族，被稱為「含氮鹼基」（nitrogenous bases）。它們有助於在 DNA 和 RNA 中構建某些核苷酸鹼基對（nucleotide base pairs，即主幹結構）。想像一下 DNA 的螺旋形扭曲梯狀結構的經典圖像，它的梯級中就包括了嘌呤分子。因此，當遺傳物質 DNA 和 RNA 被分解時，嘌呤就會被釋放出來。

嘌呤是生命的組成部分，它跟嘧啶（pyrimidines，也是一種含氮鹼基）一起合作，有助於在每個生物體中建構遺傳物質。當它們透過細胞上的特殊受體，來與某些細胞連接時，也具有重要的作用，將會引發深遠的影響，包括了影響血流、心臟功能、發炎、免疫反應、疼痛感受、消化功能和營養吸收。有些嘌呤甚至可以充當神經傳導物質和抗氧化劑。

人體內，大約有三分之二的嘌呤是內源性的，是由身體自然產生並存在於細胞中。身體的細胞持續處於死亡和更新的狀態中，而對於那些來自受損、垂死或死亡細胞的內源性嘌呤，則必須進行處理。許多食物中也含有嘌呤，例如肝臟、某些海鮮和肉類，以及酒精。那些透過飲食進入體內，並經由消化過程代謝出來的嘌呤，則屬於外源性。因此，身體的總嘌呤庫是內源性和外源性嘌呤的組合，當這些嘌呤經由身體處理過後，最終的代謝產物就是尿酸。

嘌呤本身不一定具有傷害性，但如果嘌呤數量過多，而身體來不及處理的話，血液中就會累積過多的尿酸。這些尿酸大部分溶解在血液中，經由腎臟，透過尿液排出體外。但是，有許多因素都會阻礙尿酸的正常排出情況，使得血液中的尿酸濃度較高，並對新陳代謝產生不利的影響，進而在整個身體和大腦中產生骨牌效應。

人體的脂肪開關

幾十年來，要找出高血壓和心臟病的根源，一直是令全世界科學家感到困擾的工作；而高血壓和心臟病都是死亡率的驅動因素。有一項始於上世紀中葉並持續至今的變革性研究，激發了新的見解，為現代醫學中的尿酸知識提供了進階知識。我來說明一下。

佛拉明罕心臟研究（Framingham Heart Study）是美國有史以來最有價值且受到尊敬的研究之一，它提供了大量數據，幫助我們了解疾病的某些風險因素，尤其是頭號殺手：心臟病。[3] 該研究始於 1948 年，當時來自麻薩諸塞州佛拉明罕鎮的 5209 名年齡介於三十歲至六十二歲之間的男性和女性成為受試者，其中沒有任何一人患有心臟病或中風，也沒有心血管疾病的症狀。

從那時起，該研究也將來自原始群體的後續世代加入受試者當中，使得科學家能夠仔細監測這些群體，並且在年齡、性別、心理社會情況、身體特徵和遺傳模式等多種因素的背景下，收集有關生理狀況的線索。儘管這項研究最初是著眼於心臟病，但它對於檢視糖尿病、失智症等其他疾病的發展過程，提供了非凡的機會。

　　1999 年，該研究的作者表示，尿酸濃度升高本身並不會導致心臟病，反而是高血壓會增加心臟病的風險，同時導致尿酸濃度升高。[④] 然而，由於研究人員沒有在實驗動物身上測試其假設，理查・強生博士不滿意這個結論，認為它不夠完整。

　　當時任職於佛羅里達大學醫學院的理查・強生博士，幾十年來一直在研究肥胖、糖尿病、高血壓和腎臟疾病的根本原因，並針對研究發現撰寫了數百篇文章。[⑤] 他所領導的一項研究之主題是：使用藥物提高尿酸濃度，是否也會導致血壓升高或損害腎臟功能。[⑥] 就在幾年前，他證明了「老鼠輕微的腎臟損傷可能會導致高血壓」，這項發現令他和同事感到震驚。[⑦]該實驗促使他們進行了一系列進一步的研究，揭露了老鼠的尿酸濃度升高後，會透過兩種方式導致高血壓。[⑧]

　　首先，高尿酸濃度會引發一系列稱為「氧化壓力」（oxidative stress）的生化反應，將會使得血管收縮。結果，心臟被迫更用力地泵血以使血液循環，血壓就升高了。不過，只要降低尿酸濃度，就可以逆轉這種效應。其次，當尿酸持續過量時，會讓腎臟發生持久的損傷和發炎，進而無法完成工作並排出鹽分。這種鹽分滯留的情況，會進一步導致血壓升高，因為血液中多餘的鹽分會將水分吸入血管中，導致血管內的血液總量（體積）增加。隨著更多血液流經血管，血管內的壓力就會增大，就像軟水管在高壓狀態時一樣。

　　當理查・強生博士及其團隊轉而研究人類對尿酸濃度升高是否會有類似的反應時，便測量了最近被診斷患有高血壓的肥胖青少年的尿酸濃度。[⑨]令他驚訝的是，其中有 90% 的人尿酸濃度較高。然後，他和團隊開始使用「異嘌呤醇」（allopurinol）來治療三十名患者；異嘌呤醇是一種透過阻斷體內產生尿酸所需的酵素，來降低尿酸濃度的藥物。值得注意的是，該藥物僅透過降低尿酸濃度，就能使 85% 的青少年之血壓恢復正常。

這項啟發性的研究早在 2008 年就發表於《美國醫學會雜誌》上，之後，世界各地的其他研究人員（包括針對成人的研究），都多次重複獲得了相同的研究結論。事實上，針對患有無症狀高尿酸血症的成年人所進行的研究顯示，服用異嘌呤醇來降低尿酸濃度，可以改善許多與心血管和腦部功能相關的因素，包括了血壓、血脂和發炎標記物。[10] 但科學家需要時間來充分闡明這些驚人發現中的因果關係；他們即將要注意並掌握所有關於尿酸的證據。[11]

發現人類的脂肪開關

理查·強生博士試圖回答一個有爭議的問題：肥胖和高血壓，到底是哪一個先出現的？他想知道，尿酸不僅會引發高血壓，還會引發肥胖嗎？然後，他思考了人類的演化和「最胖者生存」的概念：就像其他靈長類動物，人類生來就會在熱量充足時儲存脂肪，以便為食物短缺做好準備。當食物充足時，人類儲存能量的效率非常高。在某些情況下，人類也會產生胰島素阻抗，以便為大腦節省血液中寶貴的葡萄糖，讓大腦保持完整的功能和靈敏度；這是一種讓人類能夠找到食物和飲水的生存機制。

強生博士將這種特殊的設定稱為「脂肪開關」（fat switch），並解釋道，這是在我們這些智人（*Homo sapiens*）出現之前，猿類祖先在數百萬年裡發生的一連串基因突變的結果。下一章會提到，在動物王國中，這種生物作用的核心是一種稱為「尿酸酶」（uricase）的酵素，它會將尿酸轉化為其他可以讓腎臟輕易排出的物質。尿酸酶存在於大多數的魚類和兩棲類、一些哺乳類，甚至細菌之中，但在鳥類、大多數爬蟲類或人科哺乳動物（包括人類的化石祖先、猿類和智人）身上，都沒有發現。

　　人類的尿酸酶究竟發生了什麼事？大自然犯了一個可怕的錯誤嗎？不是的，在演化過程中，猿類為了自身的生存，使得那些製造尿酸酶所需的基因變得無效，讓它們成為「偽基因」（pseudogenes），也就是那種損壞的電腦文件的生物學版本。[12] 簡而言之，那些為尿酸酶編碼的基因發生了突變，使人類的遠古祖先和我們完全無法製造這種酵素。為了發展脂肪開關，人類必須停用那些控制著產生尿酸酶之指令的各種基因，來提高尿酸濃度。<u>「尿酸酶減少」等於「尿酸增加」，就能打開脂肪開關。</u>

　　將尿酸酶基因的功能切斷，以便實現更有效率的能量儲存、更低的飢餓風險，並且獲得更好的生存機會，這是一個相當冒險的演化妥協。失去作用的尿酸酶基因，是人類的血液中尿酸含量比其他哺乳動物多出三倍到十倍的原因，也使得人類容易出現某些健康狀況。

　　事實上，人類根本沒有演化出生理機能，來處理全年不間斷的大量熱量。其中，果糖特別具有侵犯性，稍後會提到，果糖已被證明可以直接透過尿酸的作用，有效地打開脂肪開關，導致身體囤積脂肪，並提高血糖濃度和血壓。

　　簡而言之，當身體代謝果糖時，就會產生尿酸，而且，由於人體沒有尿酸酶可以輕易分解所有尿酸，脂肪開關就會保持在打開的狀態，然後果糖就會轉化為脂肪。「從水果到脂肪」的生理學，使得古代靈長類動物免於在漫長而缺乏果實的冬季死亡。但是，環境已經改變了，而人類的遺傳學和生理學卻沒有改變。

　　更糟的是，尿酸的累積會放大果糖的作用，造成雙重打擊。研究人員發現，與健康飲食的小鼠相比，那些被餵食高果糖飲食的小鼠吃得更多，運動量更少。[13] 那些小鼠也累積了更多的脂肪，而牠們體重增加的部分原因，是果糖抑制了瘦素（leptin）這種激素的作用；瘦素會告訴我們何時該停止進食（編註：激素亦音譯為荷爾蒙）。即使是適量攝取果糖，也會對肝臟健康、脂肪代謝、胰島素阻抗和飲食行為，產生巨大的影響。[14]

　　我很快就會詳述這些生物化學，但現在，首先要知道的是，我們身處於一個充滿熱量的世界，而且基因注定了我們會變胖，所以我們必須有意識地選擇這些熱量，並知道這些熱量並非生來平等。另外，我們可以決定如何利用身體的重要支柱：睡眠、運動，以及限時進食（time-restricted eating，簡稱 TRE，又稱間歇性斷食）。

尿酸是健康的核心要素

　　2016 年，土耳其和日本的一組研究人員，在一篇論文的標題中直言：「代謝症候群裡的尿酸：從無辜的旁觀者到核心參與者」，指出尿酸「與許多慢性病狀態有關，包括了高血壓、代謝症候群、糖尿病、非酒精性脂肪肝和慢性腎臟病。」[15] 他們的結論內容相當豐富：「雖然尿酸曾經是痛風或腎結石患者獨有的晚餐話題，但現在它被評為全球肥胖、糖尿病和心腎疾病之交響樂中潛在的總指揮家。」（心腎疾病是指一系列涉及心臟和腎臟的疾病。）「總指揮家」一詞用得非常貼切。

　　2020 年，日本有一項規模更大的研究，研究人員在七年的時間裡追蹤了超過五十萬名年齡介於四十歲到七十四歲之間的人，觀察了血液中的尿酸濃度與心血管疾病和全因死亡率的關聯。[16] 他們發現，「男性的血清尿酸濃度大於或等於 7 mg/dL，女性的血清尿酸濃度大於 5 mg/dL 時，全因死亡率的風險就會顯著增加。在心血管疾病的死亡率上，也觀察到了類似的趨勢。」研究顯示，即使血液中尿酸濃度只是略有升高，也是男性和女性死亡的獨立風險因素。此外，男性和女性的尿酸相關死亡率閾值，可能不同。

　　雖然我們還沒有討論過這些數值，但我想先讓你知道，**無論你是男性、女性還是兒童，都應該將尿酸濃度保持在 5.5 mg/dL 或以下。**這個建議的數值，比現有醫學指南設定的正常標準更加嚴格，但請記住，我們的目標是理想的更高標準。儘管男性的尿酸濃度通常比女性更高（並且患有高尿酸血症和痛風的總體風險更高），但這並不代表男性不可能將尿酸濃度維持在 5.5 mg/dL 以下，而是有一些男性必須比女性更努力地排出尿酸，因此更應該遵循我們提出的調整計畫。

　　別忘了，我在導讀中簡單強調了一項開創性研究，該研究發現，在八年的時間裡，尿酸濃度升高者的全因死亡風險增加了 16%，心血管疾病死亡風險增加了將近 40%，缺血性中風（向大腦供血的動脈阻塞了）的死亡風險增加了 35%。[17] 此外，研究人員還發現了滾雪球效應，一旦血液中的尿酸濃度超過 7 mg/dL，死亡風險就會增加 8% 至 13%。這是一項規模不小的研究，總共有四萬多名男性和近五萬名女性參加，從三十五歲開始被追蹤了八年。

　　我發現，真正值得注意的是，該研究顯示，**尿酸升高所導致的死亡風險，比有冠心病病史的人更高！**而另一個驚人之處是：**你可能沒有高血壓、肥胖或糖尿病，甚至也不吸菸；然而，尿酸濃度升高（即使是最低限度）也會增加過早死亡的風險。**

無症狀高尿酸血症是無聲殺手

　　你可能會想問：為什麼我們以前沒聽說過這件事？正如我先前提過的，從歷史上來看，人們只聽過尿酸濃度升高與痛風和腎結石有關。不過，現在我們終於證明了這個無聲殺手：無症狀高尿酸血症。尿酸濃度偏高確實會對身體造成傷害，但你不會知道它正在發生，因為你沒有出現相關症狀，也沒有痛風或腎臟問題。然而，透過無症狀高尿酸血症，可以預測高血壓、肥胖、糖尿病、慢性腎臟病和非酒精性脂肪肝疾病的發展。

　　非酒精性脂肪肝疾病（Nonalcoholic fatty liver disease, or NAFLD）是最常見的慢性肝病之一，而且被稱為「高血壓的新興驅動因素」。[18] 非酒精性脂肪肝疾病的盛行率在過去二十年增加了一倍，在西方國家從 24% 增加到 42%，在亞洲國家從 5% 增加到 30%。[19] 再一次，尿酸在其中扮演了重要角色，因為它會直接增加肝細胞中脂肪的產生，最終導致非酒精性脂肪肝疾病。

脂肪肝常見於酗酒者，因為過量飲酒會導致肝臟脂肪過多。但是，許多不常喝酒甚至不喝酒的人，可能會因為以下的過程而面臨相同的問題：身體的新陳代謝遭到破壞，使得肝臟中脂肪累積，削弱了肝臟的功能，並可能導致不可逆的結瘢（scarring）和硬化。

眾所周知，非酒精性脂肪肝疾病的主要原因是肥胖、糖尿病和胰島素阻抗。高血壓和高尿酸濃度也與此疾病相關，而且新的研究顯示，不同於流行觀點，你不必過重或肥胖，也會罹患非酒精性脂肪肝疾病。[20]如今，許多人雖然保持在理想的體重，卻帶有嚴重的脂肪肝。事實上，有些醫師僅使用藥物和生活方式策略來降低尿酸濃度，就減緩了患者的非酒精性脂肪肝疾病的發展。[21]這說明了問題之所在。

連結這些疾病的潛在力量之一是「發炎」。尿酸濃度升高和全身性發炎密切相關，因為高尿酸濃度會加劇發炎情況。[22]許多人都知道，慢性發炎是嚴重健康問題和死亡的根本原因；它與冠狀動脈疾病、癌症、糖尿病、阿茲海默症，以及你能想到的其他慢性病有關。

現在沒有人爭論這個事實，但不久前，我們還無法理解撞到腳趾（及之後經歷的嚴重發紅和腫脹，也就是明顯的發炎跡象），與阿茲海默症（其核心機制是看不見且難以察覺的發炎）之間的共同點。這並不是在說，撞到腳趾會導致阿茲海默症，而是這兩個問題都有相同的潛在現象：發炎。同樣的，心臟病和癌症是兩種不同的疾病，但也有一個共同點：發炎。

2004 年 2 月 23 日，《時代》（Time）雜誌的封面圖片是一個著火的人體剪影，搭配大膽的標題：「祕密殺手」。[23]該專題報導的主題是「發炎與心臟病、癌症、阿茲海默症及其他疾病之間的驚人關聯」。[24]當時，這個概念只是一個「理論」，大多數證據都是「近似的」，但「看起來相當不錯」，因為醫師開始注意到，當患者有這些疾病時，大多都受益於

抗發炎藥物而有了顯著的改善。㉕

　　回想起來，我們直到將近二十年前，才開始了解慢性病的根本原因。更令人驚訝的是，人類的身體在幾千年以來一直使用相同的發炎策略，來抵禦微生物的入侵，並且幫助開放性傷口的癒合，但它可能會超出我們的控制範圍，導致長期發炎。從演化的角度來看，我們似乎已經成為了人類成功生存下來之機制的受害者。發炎不再是一種短暫且有益的免疫防禦機制，而是變得持久且有害，最終阻止我們活到老年。

　　我喜歡借用好友兼同事，哈佛醫學院的營養研究員、醫師暨教授大衛·路德維希（David Ludwig）所描述的體內火焰：「想像一下，你用砂紙摩擦手臂，不久後，那個部位就變得紅腫且敏感，這就是急性發炎的跡象。現在，想像一下，這種發炎過程在你的體內發生了很多年，原因是不良飲食、壓力、睡眠不足、缺乏足夠的運動和其他的暴露情況，影響了所有的重要器官。慢性發炎可能不會立即帶來痛苦，但它悄無聲息地成為了這個時代最大的殺手。」㉖

尿酸與 C 反應蛋白的關係

　　現在我們需要把「尿酸」當成這個真相的重要部分，從演化的角度來看，它也讓我們成為了人類成功生存下來之機制的受害者。一些正在進行的研究，顯示了尿酸濃度會與慢性發炎情況同步上升；慢性發炎情況通常是由血液中 C 反應蛋白的量來判定。

　　C 反應蛋白是常見的體內發炎標記物，可以透過血液檢測出來。理想的濃度是 3 mg/L 或更低；高於此濃度的話，則與各種疾病相關。有許多因素與 C 反應蛋白增加有關，包括了過重、糖尿病、高血壓、吸菸、雌激素替代療法、高膽固醇，甚至是遺傳傾向。C 反應蛋白濃度較高，是身體功能異常和疾病的常見特徵，而且與多種發炎性疾病相關，例如類風濕性關節炎、冠狀動脈心臟病、老年性黃斑部病變、帕金森氏症、出血性中風和第二型糖尿病。

在我看來，C 反應蛋白濃度較高是導致腦損傷、認知能力下降、憂鬱症和失智症（包括阿茲海默症）的巨大風險因素。

現在，我們知道尿酸和 C 反應蛋白之間存在某種關係；尿酸濃度升高，與 C 反應蛋白濃度和其他發炎化學物質（細胞激素／cytokines）升高的情況直接相關。例如，義大利研究人員和美國國家衛生研究院的老年研究所（National Institute on Aging, NIA）合作進行了一項研究，指出在年齡介於二十一歲至九十八歲之間的一大群男性和女性中，尿酸的增加直接預測了三年內 C 反應蛋白增加的情況。[27]

另一項令人震驚的研究，則試圖確定尿酸與 C 反應蛋白等發炎化學物質的關聯。德國研究小組發現，在一千多名年齡介於三十歲至七十歲，而且患有冠狀動脈疾病的高風險患者中，比起 C 反應蛋白或另一種體內發炎標記物「介白素 6」（interleuken-6, IL-6），尿酸濃度升高是未來不良心血管疾病事件更好的預測因子。[28]

他們在結論中表示，即使調整了其他風險因素，尿酸濃度升高與未來的心血管疾病事件風險增加之間的關係，仍然具有「統計顯著性」。而且，他們認為，光是尿酸濃度升高，就可能導致這些不良心血管疾病事件；另一方面，在發炎標記物與心血管疾病事件之間，並未發現這種關聯。這項研究中，最令人不安的發現是：尿酸濃度升高會增加心血管疾病事件的風險，即便你的尿酸濃度仍在正常範圍內。

值得重申的是：**即使你的尿酸濃度被視為正常，疾病風險也明顯增加了。**其他研究也證實了這些發現，指出尿酸濃度反映了全身性發炎的程度，不僅可以當作發炎的替代標記物，也可以當作發炎的擴音器。也就是說，尿酸濃度與發炎情況所導致的每種疾病，都直接相關。因此，高尿酸濃度成為相關疾病風險的討論核心。

它所指出的教條是很清楚的：**如果不控制尿酸，可能會敲響喪鐘。**我要補充的是，這不只是成年人和老年人的問題；他們總是誤以為自己由於年齡和身體的自然磨損，而必須與慢性病對抗。這項訊息對兒童也具有重要意義，因為有越來越多兒童被診斷出那些以前只會出現在成年人身上的問題，例如胰島素阻抗、糖尿病（在新冠肺炎大流行期間，兒童罹患第二型糖尿病的病例增加了超過一倍）、高血壓、肥胖、非酒精性脂肪肝疾病、心血管疾病的早期症狀，當然還有尿酸濃度升高。[29]

經過十幾年來的許多大型研究，相關醫學文獻已經證實，兒童時期尿酸濃度升高具有關鍵作用，而且實際上可以預測成年後高血壓和腎臟疾病的發展。[30]顯然，相關疾病在青年時期就開始表現為高尿酸血症，而且大部分都被忽略了。有趣的是，青少年唾液中的尿酸濃度，甚至可以預測他們往後人生的體內脂肪累積情況。[31]這表示，我們有一種新的非侵入性方法，可以用來檢測青少年生理的早期變化，而這些變化可能會導致體重和新陳代謝上的不良結果。

了解檢測數值的高低起伏

在我們進入第二部分的說明時，我建議你至少每週一次，早上一起床就檢測你的尿酸濃度，然後再進食或運動。尿酸檢測能為你提供了解自身新陳代謝功能和健康的窗口；而新陳代謝與你的整體健康和衰退風險密切相關。尿酸濃度在睡眠期間往往會增加，並且在凌晨五點左右達到最高峰；有趣的是，這也是一天裡心臟病發作的高峰時間點。

此外，我鼓勵你定期測量血糖，最好是使用「連續血糖監測儀」，這樣就可以準確地知道自己在任何特定時間的血糖濃度，以及日常選擇如何影響自己的生理作用。你可以即時追蹤身體對食物、用餐時間、運動、壓力和睡眠的反應。

同時定期檢測尿酸和血糖，是管理健康，以及了解何時該採取行動介入的有效策略之一，像是減少某些食物的攝取量和安排運動時間，以使新陳代謝更有效率。

然而，自我檢測並不是進行降尿酸飲食的要求。我相信，如果你遵循該計畫，即使沒有進行檢測，也會經歷正向的變化，使你保持強壯並朝著最佳的健康方向邁進。到那時，你可能會很想看看自己的數值！

尿酸、新陳代謝與免疫力

多年來，醫師已經知道，那些肥胖者，以及患有心臟病和血脂濃度不健康的人，其尿酸濃度都高於那些血脂濃度正常的瘦子和健康人士。但是，他們並沒有關注這些尿酸濃度數值，也沒有意識到這些數值在肥胖和血脂的關聯中，扮演著重要角色。直到現在，他們才開始改觀。

在美國和全世界，肥胖及其相關疾病的盛行率正在迅速增加。在二十歲以上的美國人口中，有 73.6% 被認為過重或肥胖。[32] 這大約占了四分之三的成年人。若只看肥胖類別，在二十歲以上的成年人中，有 42.5% 是肥胖者。[33] 而且，2019 年，科學家在《國際肥胖雜誌》(*International Journal of Obesity*) 發表的一篇論文中指出，據估計，到了 2030 年，美國將有一半的成年人被歸類為「肥胖」。[34] 不僅如此，更令人震驚的是，糖尿病這種與肥胖最相關的疾病，現在正困擾著 10% 以上的美國人口。就連孩子也未能倖免，在十二歲至十九歲的青少年，以及六歲至十一歲的兒童之中，超過 20% 是肥胖者。[35] 在二歲至五歲這個年齡層中，肥胖兒童的比例徘徊在 13% 以上。[36]

肥胖只是代謝症候群裡的其中一個症狀，並且構成了二十一世紀最大的公共衛生威脅。所謂的代謝症候群，是指一組症狀，而它們會增加心臟病、中風、糖尿病、睡眠呼吸中止症、肝腎疾病、癌症和阿茲海默症等疾病的風險。代謝症候群甚至大幅增加了死於新冠肺炎等感染的風險（請參閱後頁的方框內容），或至少增加了慢性症狀的風險，使得這些症狀在急性感染期結束後並不會減輕。

代謝症候群包括五個關鍵特徵，具有其中三項就算是代謝症候群：

☐ **高血壓**
☐ **血糖升高**
☐ **腰部有多餘的脂肪**
  （男性的腰圍超過 100 公分，女性的腰圍超過 90 公分）。
☐ **血液中的三酸甘油酯濃度過高**
☐ **膽固醇濃度異常**
  （特別是高密度脂蛋白，也就是「好」膽固醇，濃度過低）。

代謝症候群的大多數特徵並不明顯，除非你主動去查找它們。許多醫學專家表示，代謝症候群可能是最常見且最嚴重的疾病。但是，相關數字仍在上升。目前已知這種疾病影響著將近 35% 的成年人，而且在六十歲以上的族群中，這個比例增加到了大約 50%。[37] 雖然比起過重和肥胖者，代謝症候群在正常體重者之中不太常見，但它確實會發生在這類人身上。

2020 年，美國疾病管制與預防中心（CDC）指出，根據紐約大學研究人員的一項研究，體重正常但患有代謝症候群的人，死亡風險比沒有這種疾病的人高出 70%。[38] 此外，該研究發現，與沒有代謝症候群的過重或肥胖者相比，患有代謝症候群的體重正常族群的死亡率，甚至更高。該研究的作者強調了，找出那些打破過重或肥胖刻板印象的代謝症候群患者的重要性。

當你的體重正常，但具有上述的其中三項特徵時，代表有什麼狀況潛藏在底下，而且肯定與尿酸有關，因為它在產生和儲存脂肪方面具有重要的作用。事實上，脂肪的產生和儲存，對於代謝症候群的所有組成部分都至關重要，以至於研究人員正在考慮要給代謝症候群一個新的名稱：「脂肪儲存疾病」（fat storage condition）。[39]

　　許多人並不認為代謝疾病有那麼大的危害，也不認為它們會大幅影響了感染不同疾病（包括致命感染）的風險。畢竟，人們都認為，那些有高血糖、高血壓和高膽固醇的人，可以透過藥物和生活方式策略，來管理及控制病情。

　　但是，代謝失調才是真正的根源，它們不僅會顯著增加糖尿病、心血管疾病和慢性腎臟病的風險，也會顯著增加許多晚年退化性疾病的風險，包括了失智症和阿茲海默症。

　　事實上，我在過去就曾經提到，糖尿病和腦部疾病是美國最昂貴且最致命的疾病，但是它們在很大程度上是可以預防的，並且兩者之間有著獨特的關聯；當一個人患有第二型糖尿病，罹患阿茲海默症的風險至少會增加一倍，並且會使得脆弱者（vulnerable person，編註：指無法照顧自己的人）罹患阿茲海默症的風險增加四倍。[40] 具體而言，在六十歲之前罹患第二型糖尿病，會使得失智症風險增加一倍；糖尿病患者每多活五年，其失智症風險就會增加 24%。[41]

　　研究還顯示，從「食用過多含糖食物」到「認知能力嚴重下降」的過程中，不一定會導致糖尿病。[42] 換句話說，體內的血糖越高，認知能力下降的速度就越快，無論一個人是否患有糖尿病。正如你將看到的，這種關係也適用於尿酸：**尿酸濃度越高，認知能力下降的速度就越快，即使你沒有痛風或腎臟疾病。**科學家已經證明了，尿酸濃度升高與大腦萎縮及認知能力下降之間，有直接的關聯。（高尿酸血症的「無症狀」就到此為止了！）

　　此外，你還會看到「大腦的果糖代謝」（cerebral fructose metabolism）如何被認為是阿茲海默症的潛在主要驅動因素。[43] 果糖在大腦中的行為及其代謝方式，可能有害於大腦的能量動態及其健康和功能。

關於新冠肺炎的注意事項

死於新冠肺炎等感染的風險，與代謝功能異常之間的關聯，乍看之下可能並不明顯，但其意義深遠，而且與本書的前提相關。若要了解其中難以捉摸的關聯，只要看看那些感染新冠肺炎的代謝症候群患者的高死亡率，就會明白了。

2021 年 1 月中旬，研究人員宣布了代謝症候群是新冠肺炎患者產生嚴重後果的驚人預測因子。[44] 相關數字令人震驚：相較於沒有代謝症候群的患者，代謝症候群患者的全因死亡率增加了 40%，對重症監護服務的需求增加了 68%，對機械換氣的需求增加了 90%。

關於尿酸和新冠肺炎之關係的研究，開始出現在文獻中，顯示那些因感染新冠肺炎而住院，且尿酸濃度較高的人，最終可能進入加護病房使用呼吸器或是瀕臨死亡的人數，是尿酸濃度正常之患者的 2.6 倍。[45]

因此，當新冠病毒透過船舶、飛機、火車和汽車散布到世界各地時，一場健康災難的舞臺就已經建構好了。

關於新冠病毒對於感染者的長期影響，我們還有很多不了解的地方。在我的領域裡，醫師和研究人員正在試圖弄清楚感染新冠病毒對於大腦功能會產生什麼長期併發症，以及之後的神經系統退化症（包括阿茲海默症）的風險。

最初，新冠肺炎是一種呼吸道感染，但我們知道，它也是一種影響全身的發炎性血管疾病，幾乎會對所有組織造成傷害，包括心血管系統和神經系統的組織。人們一直到新冠病毒明顯導致了神經缺陷，包括輕微的暫時喪失味覺和嗅覺，以及嚴重的中風、癲癇發作和譫妄等，還有焦慮和憂鬱等精神疾病等，才發現這不只是一場嚴重的流行性感冒。根據一項大型研究的統計，有三分之一的新冠肺炎患者在六個月內患有精神或神經系統疾病。[46] 這使得新冠肺炎具有獨特性。

在這場疫情消退之後，我們還是得生活在其漫長的餘波中，因為有數以千萬計的感染者是所謂的「長新冠患者」，可能得無限期地控制新冠肺炎相關症狀（編註：「長新冠」為「新冠長期症狀」的簡稱）。新冠長期症狀的兩個主要驅動因素，似乎是器官和血管損傷，以及免疫過度反應。一個人是否會成為長新冠患者，很可能是基因、表觀遺傳和環境等因素複雜交互作用的結果。

我希望，累積數據後所展現的模式，將幫助我們更能預測哪些人比較可能患有長期疾病，並了解如何更好地治療他們。美國各地都在進行長新冠復健計畫，包括了紐約市西奈山醫院（Mount Sinai Hospital）等地，都設立了「後新冠疫情診所」。如果你是長新冠患者，建議你參加其中一項計畫，並盡可能接觸最新的療法。

我們可能無法好好地控制那些可能威脅免疫調節的因素，例如癌症和化學療法，但是，一旦涉及糖尿病、冠狀動脈疾病和肥胖等問題時，我們所選擇的生活方式將會產生很大的影響。肥胖是區分那些因新冠肺炎遭受重創或死亡的人，與其他人的常見條件之一。

在《肥胖評論》（Obesity Reviews）上發表的一項研究中，有多所大學和世界銀行的研究人員，針對七十五項研究進行了統合分析；那些研究著眼於肥胖與新冠肺炎的關係，包括了感染新冠肺炎和因此死亡的風險。[47]

這份報告的調查結果，能夠說明問題之所在。相較於非肥胖者，肥胖者的新冠病毒陽性風險增加了 46%，為此住院的風險增加了 113%，為此入住加護病房的風險增加 74%，因新冠病毒而死亡的風險也增加了 48%。作者群非常清楚地指出，從人體機制來看，這些項目之所以與肥胖相關，主要原因集中在免疫功能的破壞上，並且說明：「肥胖個體的免疫受損情況，顯示了慢性病和傳染性疾病之風險的趨同性。它們使得世界上大部分的過重／肥胖人口面臨了感染肺部病毒（如新冠肺炎）的較大風險。」

我們懷著希望等待全球群體免疫的發展，以及針對病毒感染者的更有效治療方案。但重要的是，我們要接受以下的事實：**在感染風險和結果方面，我們並非無能為力。**我們對於飲食、睡眠、運動和應對壓力等生活方式的選擇，都會影響自己的免疫力，並且可能阻止這種冠狀病毒利用我們來將自身散布得更遠的機會。

看待這場疫情的另一種方式，是珍惜這個機會，它使我們在日常生活中變得更加覺醒，並且積極主動地在生活中追求最佳健康。正如本書所揭示的，如果尿酸濃度就像旅途中的路標，可以幫助我們預測未來的健康挑戰，我們最好多加關注它，打開眼睛來看待這個新視角和策略。

關於尿酸的驚人事實

尿酸與代謝症候群之間的關係，是當今最熱門的研究領域之一，而果糖是其中的頭號公敵，因為它會導致尿酸濃度不斷升高，並且加重代謝症候群。

在一項涵蓋全球十五項研究的大型統合分析中，一組伊朗研究人員表明，食用工業化食品（例如甜味飲料）中的果糖，是導致健康成年人罹患代謝症候群的主要原因之一。[48] 儘管研究人員沒有特別研究尿酸，但我們知道尿酸是果糖代謝的重要下游產物，而且其他許多研究也已經確定了尿酸在果糖誘發的代謝症候群中的因果作用，這使得現在高尿酸血症被認為是「代謝症候群的新標記」。[49]

這些最新發現的要點，證明了我們不能再忽視尿酸這種代謝物，把它當作是無辜的旁觀者而拋在一邊。尿酸必須與血糖、體重、血壓和低密度脂蛋白（有害的膽固醇）等其他生物標記，一起優先考慮。

然而，我想更進一步地同意許多研究人員的觀點，也就是：**尿酸是導致這些數值升高的一個促成因素。**[50] 這正是本書的中心論點，你將會了解尿酸濃度惡化為什麼會成為醫療保健提供者數十年來一直在關注的生物標記，以及為什麼相關研究已經證明了高尿酸濃度的發生早於許多心血管代謝和腎臟疾病的發展，因此可用來預測它們。[51]

從生物學的角度來看，這些條件之間的潛在關聯（以及在尿酸的脈絡下）相當複雜，但我將在本書中以易於理解的方式來說明。說實話，從很多角度來看，這都是非常有趣的事。例如，對於尿酸濃度升高與胰

> 尿酸是常見的健康生物標記，其他的健康生物標記還有血糖、體重、血壓、三酸甘油酯，以及好膽固醇與壞膽固醇的比率。

島素阻抗（第二型糖尿病和肥胖的核心因素）之關係，其中的一個解釋似乎是血管內壁（內皮細胞）受損。[52]以下是其運作原理。

首先，要知道一氧化氮（NO）是由身體自然產生的，對人體健康的許多方面都很重要。也許，一氧化氮最重要的功能是使血管舒張，也就是它可以放鬆血管的內部肌肉，使得血管擴張並增加血液循環。因此，一氧化氮被認為是心血管系統最強大的調節分子之一。但是，它對於胰島素的功能也很重要，因為血管的另一個重要角色是促使胰島素從血流進入細胞（主要是肌肉細胞），進而使葡萄糖進入細胞並產生肝醣（此為葡萄糖的儲存形式）。[53]

尿酸會以兩種方式破壞一氧化氮的活性：(1) 損害一氧化氮的產生，(2) 危害一氧化氮發揮作用的方式。[54] 因此，如果體內缺乏一氧化氮，且一氧化氮的運作方式受到阻礙，胰島素的功能和整體心血管健康都會受到損害。因此，體內一氧化氮的缺乏及功能受損，會與心臟病、糖尿病甚至勃起障礙（參見後頁的方框內容）有關。

那些研究一氧化氮在體內之影響的科學家，已經證明了「一氧化氮濃度降低，是誘發胰島素阻抗的機制」。當他們對缺乏一氧化氮的小鼠進行實驗時，這些小鼠都表現出代謝症候群的特徵。其生物學原因是，胰島素和葡萄糖之間具有某種障礙。胰島素應該增加流向骨骼肌的血液，以刺激骨骼肌對葡萄糖的吸收，而這個過程仰賴於一氧化氮。因此，如果沒有足夠的一氧化氮，胰島素就無法發揮作用，胰島素－葡萄糖的對應或活性就會被破壞。一氧化氮的流失也會引發高血壓及失去血管順應性（vascular compliance）；所謂的血管順應性，是指血管對血壓變化做出適當反應的能力。

我們再來看另一項研究，該研究顯示，剛診斷出的第二型糖尿病患者與健康人士之間的尿酸濃度，具有顯著的差異。[55] 該研究的受試者為年齡介於四十歲至六十五歲之間的族群，研究人員為他們測量了空腹血糖、胰島素、糖化血色素（A1c）和尿酸，以全面繪製出第二型糖尿病

尿酸與一氧化氮的關聯

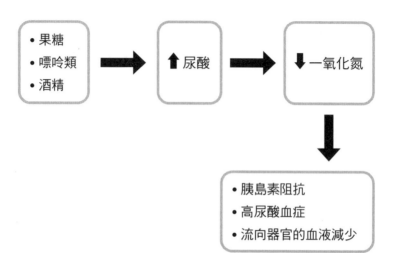

- 果糖
- 嘌呤類
- 酒精

➡ ⬆ 尿酸 ➡ ⬇ 一氧化氮

- 胰島素阻抗
- 高尿酸血症
- 流向器官的血液減少

患者所具有的較高數值。這類研究揭示了尿酸濃度升高而誘發糖尿病的方式，其中一種路徑是：由尿酸濃度升高引起的發炎情況，被活化了，進而導致胰島素阻抗。

尿酸是氧化壓力的強大產生器，而氧化壓力會損害體內的組織和DNA，並且降低一氧化氮的功能（進而導致內皮功能損傷），這些情況都會進一步引起發炎。光是累積的發炎效應，就可能損傷胰臟細胞，甚至使得胰島素基因的表現出現問題，導致胰島素的分泌減少。一旦胰島素傳訊系統（insulin-signaling system）受損，代謝問題就會變得嚴重。

尿酸和勃起障礙有什麼關係？

雖然我是一名神經科醫師，卻治療過許多患有性功能障礙、陽痿或勃起障礙的男性。其中有許多人使用威而鋼（Viagra）等藥物來擺脫困境。其實，這些患者並不是特別為了勃起障礙問題而來找我，但是當我詢問他們，除了神經系統之外，生活中還有哪些問題時，這個狀況就被提出來了。如果當時我了解尿酸在其中的關聯，就能將這個話題放入談話之中。

長期以來，人們都認為勃起障礙與血管問題和心血管疾病有關。這種症狀是血管功能異常的標記，與冠狀動脈疾病密切相關。那些有高血壓和小血管疾病等心血管疾病病史的男性，罹患勃起障礙的風險較高；不過，即使沒有高血壓，尿酸濃度升高本身也是一個獨立的風險因素。[56]為什麼會這樣呢？

由於尿酸會透過發炎和氧化壓力，損害了血管的內壁與內皮，因此會降低勃起功能所需的一氧化氮之活性。事實上，威而鋼和犀利士（Cialis）這類用來治療勃起障礙的藥物，可能會透過增加體內的一氧化氮來發揮作用。最近的幾項研究顯示，高尿酸濃度與勃起障礙風險增加 36% 有關。甚至，過度飲用軟性飲料，也與「緩慢且無症狀的勃起障礙之進展」有關，並在最終實際表現為勃起障礙。[57]因此，對於那些不關心高血壓、糖尿病和肥胖，但又在乎性健康的男性來說，這些發現可能會對他們有所啟發。

　　如果你沒有跟上這些科學知識，請放心，你很快就會掌握它們。而且，你還會了解這個重要的生物過程，如何與甲狀腺功能低下和免疫異常等各種問題相關。人們在經歷過新冠肺炎疫情之後，都增強了對免疫的意識，尋找著該如何建立免疫韌性（也包括抵抗自體免疫疾病的韌性）的祕密，而這其中絕對涉及了要對尿酸有所了解。[58]人體內有一個稱為「自噬作用」（autophagy）的過程，它在免疫力和長壽方面都具有重要作用。

　　自噬作用是細胞清理的一種形式，能夠使細胞以年輕的方式來發揮作用。基本上，這是身體在清除或回收危險的受損細胞部分，包括了那些會製造麻煩的死亡「殭屍細胞」（zombie cells）和病原體。在這個過程中，免疫系統會得到增強，進而降低了罹患癌症、心臟病、自體免疫疾病和神經系統疾病的風險。關鍵在於：**尿酸會抑制自噬作用，並降低細胞的抗發炎能力。**換句話說，尿酸會阻止細胞去清除危險的雜物及平息發炎反應。

最佳的尿酸濃度

在太空生物學（研究地球及其他生命的天文學領域）中，「金髮女孩區」（the Goldilocks zone）所指的是：行星軌道與其恆星之間的距離範圍，使得行星的溫度非常適合產生液態水。（當然，這個詞彙可以應用在許多學科上，描述那些只會在某個「恰到好處」的情況下所發生的現象。）金髮女孩區是使行星可以維持生命的地方，因為它的溫度穩定地保持在「中間」，不太熱也不太冷，地球就是位於金髮女孩區之行星的典型例子。

醫學生物學家經常借用這個詞彙，來描述那些促進身體健康所需的理想數量。運動過多或過少的結果都可能是有害的，同樣的情況還有：睡眠過多或過少、吃得過多或過少、血糖過低或過高，以及服用過多或過少的必要藥物。我想，你應該明白我的意思了。這個詞彙源自於童話故事《金髮女孩和三隻熊》，金髮女孩品嚐了三碗不同的粥，發現她喜歡不太熱也不太冷、溫度恰到好處的粥。

關於尿酸，找到這個金髮女孩區是至關重要的。[59] 儘管現在很少人會有危險的低尿酸濃度，不過，有一些健康問題長期下來可能會與尿酸濃度過低有關；此數值過低的定義是，男性低於 2.5 mg/dL，女性低於 2.5 mg/dL。要是你罹患了某些神經系統疾病、心血管疾病、癌症和一種非常罕見的腎臟疾病（范可尼氏症候群〔Fanconi syndrome〕），就會有尿酸濃度過低的潛在較高風險。不過，這些關聯尚未得到充分的驗證，可能還有其他無關乎低尿酸濃度的因素在起作用。

雖然尿酸是一種抗氧化劑，對身體具有一些好處，但其實它有兩面性：它在細胞外的血漿中具有一些抗氧化特性，但在細胞內則是一種促氧化劑。老實說，我並不擔心人們的尿酸濃度持續偏低，因為這對大多數人來說根本不會發生。這就像是身體脂肪過多和過少都是危險的，但實際上過重和肥胖的人遠多於體重不足的人。關於尿酸濃度的高點和低點也是如此。那些長期患有低尿酸濃度的人，可能具有這種疾病的遺傳基礎，而且屬於異常情況，其比例是數百萬分之一。

思考尿酸濃度之理想區域的另一種方法，是想像英文字母「U」；你不會希望自己的尿酸濃度處於 U 字頂端極高的邊緣，而是處於中間的最佳點。當然，我將會告訴你該如何做到。

自 1970 年代中期以來，人們的尿酸濃度急劇上升，其起源非常清楚。我認為，人們飲食習慣的改變，正是造成這種情況的重要原因。我們的 DNA 演化的速度不夠快，無法應付當前的熱量負荷，尤其是日常食物中的果糖黑暗力量。你將會驚訝地發現果糖背後的科學原理，以及它在生活中的普遍程度。

事實上，你可以自己測試一下：花一天的時間記下食物和飲料中的果糖所有來源；閱讀食品標籤；在你購買雜貨的地方詢問這個問題。正是果糖的無所不在，才會使得社會各階層人士的尿酸濃度不斷上升，退化性疾病的盛行率也不斷上升。

幾千年來，支配及調節人類生理各個方面的自然法則，已經寫在我們的生命密碼中，其中一些編碼導致了我們今天所處的不穩定局面。

讓我們回到過去看一看。

第 2 章

最胖者的生存

史前猿類如何讓人類擁有肥胖基因

除了演化論觀點之外,生物學中沒有任何東西是有意義的。

——美國遺傳學家費奧多西·多布然斯基
（Theodosius Dobzhansky）,1973

蘇並不是一隻快樂的恐龍。* 我們都知道，大約在六千六百萬年到六千八百萬年前，霸王龍是地球上最凶猛、最著名的爬蟲類巨獸。牠們是肉食動物，但不會同類相食。就像其他暴龍，蘇的前肢很短，脾氣也很暴躁，而且可能比同伴更急躁、更喜怒無常。牠有充分的理由會格外暴躁，因為對其骨骼的研究（牠也可能是雄性，因為我們仍不確定牠的性別）得出了一個不尋常的診斷結果：痛風。[1] 儘管現今的爬蟲類體內缺乏尿酸酶，但這種情況在恐龍（尤其是暴龍）身上可能並不常見，而這件事顯示了一些問題，例如為什麼痛風這種疾病可以追溯到這麼久遠之前。

雖然我們永遠無法回到過去，或是監看蘇和牠的白堊紀獵物，但天文物理學家告訴我們，也許人類能在某個時刻穿越到未來。我很想知道：未來的人類長什麼樣子？人類能突破壽命極限多長？人類的基因組將帶我們前往何處？很顯然，我沒有答案，但如果歷史能告訴我們什麼的話，那就是我們必須學會尊重自己的基因組，包括它的力量和弱點。事實上，這是最重要的教訓。

不幸的是，人類已經來到了演化的關鍵時刻，如果人類這個物種想要繼續生存下去並茁壯成長，就需要特別注意這個教訓。許多人不尊

*蘇是一具霸王龍的化石骨架，1990 年出土於美國南達科他州。關於它的發現及後續的收購故事，非常具有戲劇性，包括了一名化石經銷商被監禁、這具骨架被聯邦調查局（FBI）和國民警衛隊（NG）扣押，以及在一次拍賣中以八百三十萬美元的價格出售。這隻恐龍是以發現它的美國女古生物學家蘇·亨德里克森（Sue Hendrickson）來命名；當時她發現有化石從一座孤立的山峰露出來。蘇已經成為世界上保存最完整且最大的霸王龍骨架之一。現在，蘇的所有化石都在芝加哥的菲爾德自然史博物館（Field Museum of Natural History）。

重人類的基因組，有許多慢性病都可以證明這一點。人類的基因組和二十一世紀的環境之間的脫節情況，在很久以前就被確定了，科學家稱之為「演化／環境不匹配」（evolutionary/environmental mismatch）。讓我來解釋一下。

儘管現代性創造了非凡且驚人的技術奇蹟，但人類仍然擁有狩獵採集者的基因組；這是「節儉」的基因組，因為它的設計是讓人類在食物充足的時期變胖。節儉基因假說最初是由密西根大學的遺傳學家詹姆斯・尼爾（James Neel）於 1962 年提出，目的是要解釋為什麼第二型糖尿病具有強大的遺傳基礎，並且導致了由天擇所帶來的負面影響。他的科學論文標題說明了一切：〈糖尿病：「節儉」基因型（Genotype）因為「進步」而變得有害？〉②

詹姆斯・尼爾想知道，為什麼演化會支持這種基因，其特性是：即使在一個人的最佳生育年齡，這種基因也會導致失明、心臟病、腎衰竭等衰弱症狀和過早死亡？至少從表面上看，這對人類的未來似乎不是一個好兆頭。他還想知道，是什麼樣的環境變化，導致了第二型糖尿病病例的增加。

根據詹姆斯・尼爾確立的理論，那個使人容易罹患糖尿病的「節儉基因」，具有歷史上的優勢。當食物充足時，它們會打開脂肪開關，幫助人們快速增胖，因為長期的食物短缺是生活中不可避免的一部分。然而，現代社會改變了人類獲取食物的方式，人類不再需要那個至今仍然活躍的節儉基因了，因為此基因在本質上是要為一場從未發生的饑荒做好準備。

人類的演化有其時間表，我們還不知道該如何加快它的速度。人類基因組需要四萬到七萬年的時間才會發生重大變化，以適應飲食上的巨大變化。人類天生的節儉基因，並沒有被訓練來忽視「儲存脂肪」的指令。那些使我們被定義為人類的大部分基因組，包含了在非洲舊石器時代選擇的基因，該時期從大約三百萬年前，持續到農業革命已經發生的一萬一千年前。（這些數字不斷在變化，因為考古學家持續在尋找人類演化年表的新線索。農業革命發生在一萬年到一萬二千年前，所以一萬一千年對於我的目的來說已經夠接近了。）

一萬一千年大約包含了三百六十六個人類世代，僅占人屬歷史的0.5%。此外，代表著西方生活方式之始的工業革命和現代，分別只包含了七代和四代。在這短短數百年的時間裡，人類的生活方式和飲食發生了快速而徹底的變化，使得人們的習慣有了前所未見的改變，進而導致體內的尿酸濃度上升。工業革命帶來了精製的植物油、穀物和糖的廣泛使用，為垃圾食物文化做好了準備。

1970 年至 1990 年間，我們的飲食習慣發生了毀滅性的惡化情況，高果糖玉米糖漿的攝取量激增了 1000% 以上，增幅遠遠超過了其他任何成分或食物群的攝取量變化。這種激增情況，與肥胖症及其他因高尿酸濃度而加劇的疾病之增加，是同時發生的。如今在美國，乳製品、穀物（特別是精製形式）、精製糖、精製植物油和酒精的攝取量，略高於人們每日攝取總能量的 72%。③

在農業時代之前的典型原始人類飲食中，這些類型的食物幾乎不存在。事實上，加工食品工業存在的時間，還不到人類存在於這個星球上的 0.005% 時間！人類的基因還沒有適應西方飲食和生活方式的發展。

有些人相信「人類帶有那種會促使脂肪增加及保留脂肪的基因，因此很難減肥和維持體重」，事實上，我們都帶有那個會打開脂肪開關的節儉基因。此基因是人類體質的一部分，並使得人類能夠在這個星球上的大部分時間裡生存下去。但是，人類的古代生理學與西方飲食和生活方式之間的「演化不匹配」，是許多文明病的根源，包括了冠心病、肥胖、高血壓、第二型糖尿病、細胞癌、自體免疫疾病和骨質疏鬆症，這些疾病在狩獵採集者和其他非西方化的族群中很少見或幾乎不存在（詳見後文）。④

稍後，我們將會看到這種現代生活方式的連鎖效應，包括了引起發炎到改變體內的微生物群系，而微生物群系關乎新陳代謝和免疫力的一切。甚至有新的證據顯示，腸道微生物群系的有害變化，與尿酸代謝及其在體內累積的後果直接相關，即使你沒有痛風或腎臟問題。

相關數據證實了「智人最能適應祖先所處的環境」之觀點。相較於工業化國家中飲食含有大量精製糖和不健康油脂的族群，現今仍存在的狩獵採集者和其他受現代習慣影響最小的族群，擁有較佳的健康指標、身體組成和身體素質。⑤這些指標包括了：

➤ 健康的較低血壓。
➤ 血壓和年齡之間缺乏關聯性（這在現代社會中是常見的關聯）。
➤ 優異的胰島素敏感度，即使在中老年人身上也是如此。
➤ 較低的空腹胰島素濃度。
➤ 較低的空腹瘦素濃度（這是控制飢餓的訊號）。
➤ 較低的身體質量指數（BMI）。
➤ 腰圍與身高的比值較低（這代表腹部脂肪較少）。
➤ 三頭肌皮下脂肪（triceps skinfold）的測量值較低（這是身體脂肪的另一個指標）。
➤ 最大攝氧量（VO2 max）較高（這是心肺功能的指標）。
➤ 視力較佳。
➤ 骨骼健康指標較佳，骨折率較低。

因此，不同於那些非西方化的族群，我們試圖強迫身體說一種它從未學過的語言；也可以說，我們想要使用 1.0 的技術在新的 2.0 世界中運作的願望，正在與我們作對。這並不是說我們的基因組是愚蠢或原始的；這個基因組是非凡的機制，一旦我們學會如何使用它，它就可以為我們做很多事。

遠古時代的環境

　　人類的故事始於一千五百萬年至一千七百萬年前（即中新世的早期到中期）的某個時間，當時的世界與現今有些不同。海帶森林和草原這兩大生態系，才剛在地球上展開，而主要的大陸繼續往目前所在的位置漂移。南極洲變得孤立；北美洲西部和歐洲的山脈拔地而起，在東亞的珠穆朗瑪峰也越來越高聳；非洲－阿拉伯板塊與亞洲相連，封閉了先前將非洲與亞洲分開的海道。

　　中新世的動物與現在的樣子相當類似，哺乳類和鳥類已經演化成熟，猿類也開始出現並有多樣化的種類。最早的猿類是從與猴子的共同祖先演化而來，可能是在兩千六百萬年前的東非。⑥ 這些猿類用四肢行走，像猴子一樣生活在樹上，但牠們擁有龐大的軀體，沒有尾巴，也有更大的頭骨和大腦。當時的非洲到處都是落葉雨林和熱帶雨林，堪稱是主要以水果為食的猿類之天堂。⑦

　　但在這個時期，地球的溫度逐漸下降，並在大約一千四百萬年前急劇下降，導致冰河時期，並形成了非洲和歐洲之間的陸橋，使得我們的靈長類祖先遷徙到亞洲和歐洲。

　　氣溫持續下降，最終成為強大的環境壓力，有利於那些在熱量長期匱乏的情況下能夠保有熱量並生存下來的人。這種「淘汰」的過程是緩慢的，持續了幾百萬年，並在過程中磨練了動物的基因。某一類靈長類動物克服了挑戰，並成為人類的祖先，他們最終遷回非洲，為未來的人類播下了種子。

　　他們生存的祕訣是什麼？他們具有獨特的能力，可以產生高濃度的身體脂肪，以及保存這些脂肪，在長期食物不穩定的情況下，為熱量相關能量創造了儲存庫。⑧ 事實上，這是「最胖者的生存」之情勢。這並不是說他們一定會過重或肥胖，但他們在基因上就是會儲存那些「以防萬一」的熱量，以便在正常體重下生存並且盡可能保留多餘的額外能量。在為人類的祖先配備這種基因上的生存技能而發生的那些突變中，有三個突變刪除了那一個為功能性尿酸酶編碼的基因。[9]

正如我在前一章提到的，尿酸酶是可以分解尿酸的酵素。它是一種肝臟酶，會將尿酸轉化為尿囊素，由於尿囊素具有水溶性，就能輕易地被腎臟排出體外。再次提醒，那些使尿酸酶基因失去活性的突變，在數百萬年前曾以有利的方式為人類服務，但也奪走了人類從體內清除尿酸並避免尿酸引起的副作用之能力，因此使得人類體內有太多尿酸在血液中循環。

對現代人來說，這些突變阻礙了對健康的追求。我所說的「健康」，是指所有形式的健康，包括了健康的體重、其他的身體健康指標，以及沒有疾病和代謝失調。這也就是說，人類在演化上與當前的環境不匹配。人類的尿酸酶基因可能花了五千萬年的時間，才透過各種交換替代的突變，達到了基因組目前的狀態，但我們還沒有從另外五千萬年的演

尿酸酶突變的過去與現在

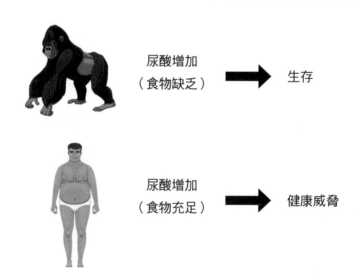

尿酸增加
（食物缺乏）　➡　生存

尿酸增加
（食物充足）　➡　健康威脅

化中獲益，以迫使新的突變適應現代環境。

這種環境與演化之間的不匹配，正是所謂的舊石器時代運動（Paleo movement）的核心前提，也是我一生的興趣。事實上，1971 年 3 月 26 日，當時十六歲的我所寫的一封信，被刊登在《邁阿密先驅報》（*Miami Herald*）上，成為當天的「專欄信」。這是我的第一篇出版品。

致編輯：

在我參加了三天兩夜的賽百靈賽車賽（Sebring car races）之後，發現自己在思考這個問題：「我們能適應未來的環境嗎？」

也許我們的身體更適合茂密的森林床或柔軟的沙灘，那是早期人類長期居住的地方。

我不相信在山裡待兩週，或是週六在海灘上度過一天，就足以讓身體感到滿足；這個身體如今是在比較不艱辛的條件下演化。

也許，在接下來的幾個世紀，人類會迅速改變，以適應啤酒罐、混凝土和尖銳的噪音。我們這一代都在為抗汙染的肺部之演化做出貢獻。但是，今天那些被過時機制困住的人，該怎麼辦？

自從我發表那篇文章以來的幾十年裡，已經看到了當人類無法足夠快速地適應，以滿足對「啤酒罐、混凝土和尖銳噪音」的無盡渴望時，到底會發生什麼事。我們變得肥胖，沉迷於待在室內和久坐，並且受到了嘈雜的現代城市生活方式的不利影響，這種生活方式加劇了我們的壓力程度並且擾亂了我們的睡眠習慣。

人類的起源故事仍在書寫中

我們對人類起源故事和演化的理解仍在進行中。自從我在正規教育中首次了解早期人類的生活以來，故事的大部分內容都已經改變了。二十一世紀出現的新化石證據，讓人們意識到，大約在兩千一百萬年前，當一連串陸橋將非洲與歐洲連接起來之後，猿類至少有兩次從非洲遷出，前往歐洲和亞洲（歐亞大陸）。

這意味著修改尿酸酶基因的壓力，可能發生在非洲以外的地方，特別是有化石證據顯示，一些歐洲猿類前往亞洲並成為長臂猿和猩猩的祖先，而其他猿類則返回非洲，演化為非洲猿和人類。在七百萬年前，就沒有猿類在歐洲生活了。

這種尿酸酶缺陷，使得人類的祖先受益，不僅是因為它使用生存所需的脂肪來填充他們的骨骼，還因為尿酸濃度升高所導致的血壓升高，進一步幫助他們忍受脫水和缺鹽的時期。你可能知道，鹽會導致高血壓，因為它會阻止腎臟有效地從體內排出水分。＊鹽是大自然幫助人體保留寶貴水分的方式。但是，當發生乾旱且沒有鹽來幫助時，身體需要另一種方式來生存。[10]

人類的祖先將水果中的糖轉化為脂肪，並透過尿酸的作用來升高血壓，以使其保持正常（不要太低）。事實上，果糖的代謝也會促進升壓素（vasopressin）的產生；升壓素是人體用來升高血壓並幫助腎臟保留

＊請注意，「鹽」（salt）和「鈉」（sodium）這兩個詞經常互換使用；但實際上，「鈉」是一種礦物質，為鹽（氯化鈉）所含有的兩種化學元素之一。鹽（氯化鈉）是我們撒到食物上和食譜中所指的晶體狀化合物。然而，無論我們談論的是鈉還是鹽，都不重要；對我的目的來說，兩者都是相同的。「鈉」是鹽的成分中對身體有影響的那個成分。

水分的激素。2020 年，《內科雜誌》（*Journal of Internal Medicine*）就曾刊載以下的內容：「因此，果糖的主要功能之一，是透過刺激升壓素來保存水分，減少經由腎臟的水分流失，同時刺激脂肪和肝醣的產生，以做為代謝水分的來源。」[11] 此外，攝取果糖也可能會增加口渴的感覺，這是刺激寶貴水分含量增加的另一種機制。

你可能會明白我的推理思路。現今，人們的食物中並不缺乏果糖，尤其是精製的果糖或鹽。但是，我們缺乏尿酸酶基因，而這些尿酸酶基因可以讓我們保持纖瘦的身材，並適應這個食物充足的世界。在過去的一個世紀裡，人們的飲食中有大量富含糖和鹽的熱量，因此研究人員才會追蹤到痛風、心血管代謝疾病等高尿酸血症相關疾病急劇增加的情況，而這些疾病會導致我們出現其他問題，包括癌症和失智症。

科學文獻中指出，頭號飲食罪魁禍首是果糖。[12] 果糖可能是億萬年前獲取健康的票券，但當人們對它的攝取量不受控制時，它便成了身體的殺人許可證。

▌果糖與健康的關係

眾所周知，攝取過多任何類型的糖，都會使我們發胖，因為這些額外的熱量會被脂肪組織儲存起來，但人們不了解的是，過量的果糖特別有害，因為它會影響我們的粒線體（mitochondria），這是細胞中的微小胞器（細胞的器官），能以腺苷三磷酸（ATP）的形式產生化學能。過多的果糖會損害粒線體中的能量產生，而這種情況本身就會導致能量儲存。也就是說，這會讓人變得更胖。

果糖是天然甜味劑，存在於水果和蜂蜜之中；它是所有天然碳水化合物中最甜的，這可能解釋了為什麼人們如此喜愛它（以及為什麼科學家會認為糖尿病的流行與人們對糖的熱愛有關）。[13] 然而，我們攝取的大多數果糖並不是天然形式的全果糖。美國人平均每天攝取十七小匙（71.14 公克）添加糖。（「添加糖」是指在烹調或加工過程中，添加到食品和飲料中的任何糖，而這些食品和飲料本來不會含有這些糖分。添加糖可能來自蔗糖、葡萄糖、食用砂糖、糖漿、蜂蜜，以及濃縮果汁或蔬菜汁。）這相當於每人每年攝取了約 57 磅（約 29 公斤）的添加糖，其中大部分來自從高果糖玉米糖漿中萃取的高度加工形式的果糖。[14]

高果糖玉米糖漿為汽水、果汁和許多美味加工食品的成分之一，它是另一種以果糖為主的分子組合，其中大約有 55% 的果糖、42% 的葡萄糖和 3% 的其他碳水化合物。我使用「大約」這個詞，是因為一些研究顯示，高果糖玉米糖漿可能含有比此配方更多的果糖，像是有一種高果糖玉米糖漿的果糖含量為 90%（不過，你在食品標籤上看不到百分比細項）。[15]

高果糖玉米糖漿在 1970 年代晚期開始流行，當時一般糖類的價格很高，而玉米在政府補貼之下價格很低（高果糖玉米糖漿通常是由基因改造玉米的澱粉所製成）。高果糖玉米糖漿在早期被譽為「創新案例」，但之後變成了破壞健康的案例。[16] 稍後，我將詳細介紹果糖生物學及其與尿酸濃度的關係，但先在此處簡要說明一下。

果糖經常被宣傳為「安全」或更「安全」的糖，因為它的升糖指數（glycemic index）是所有天然糖類中最低的，這表示它不會因為胰臟反射性釋放胰島素，而直接引起血糖濃度升高。不同於其他類型的糖會立即進入循環中並使得血糖濃度升高，果糖完全由肝臟處理。如果它與其他形式的糖結合在一起，以高果糖玉米糖漿為例，其中的葡萄糖會進入全身循環並提高血糖濃度，而果糖則是由肝臟代謝。

雖然果糖不會對血糖或胰島素濃度產生立即的影響，但別對它產生誤會，果糖對於這些測量結果，以及代謝健康的其他許多標記物，具有長期且深遠的危險影響。[17]

我將在下一章闡述的以下事實，是有根據的：**攝取果糖，與葡萄糖**

<u>耐受性受損、胰島素阻抗、高血脂和高血壓有關。</u>由於果糖不會引發胰島素和瘦素（調節新陳代謝的兩種關鍵激素）的分泌，因此含有大量果糖的飲食會導致肥胖及影響代謝。

事實上，人們對果糖的攝取，與美國肥胖流行的發展有關，而且果糖正在取代其他形式的糖，成為禍害之首。

玻里尼西亞人的演化不匹配現象

看看肥胖率飆升的地理區域，你就會清楚了解現代的演化不匹配之情況，而且這些區域並不是你會想到的那些地方。地球上過重和肥胖情況最嚴重的人們，生活在玻里尼西亞（Polynesia），這是一個廣闊的地區，由散布在太平洋中部和南部的一千多座島嶼所組成。旅遊雜誌可能會將這些充滿異國情調的目的地，宣傳為度假者的天堂，但完全不會提到生活在這裡的人大多是高血壓、肥胖和糖尿病患者。[18] 玻里尼西亞人的高尿酸血症和痛風患病率也異常地高。世界上沒有任何地方的演化不匹配現象，比這裡更加引人注目。

例如，根據世界衛生組織的資料，庫克群島有一半以上的居民是肥胖者；整個玻里尼西亞地區的群島，肥胖率從 35% 到 50% 以上不等。[19] 糖尿病很常見，馬紹爾群島有 47% 的居民罹患此病。

澳洲貝克心臟與糖尿病研究所（Baker Heart and Diabetes Institute）的喬納森・蕭（Jonathan Shaw）教授表示：「這個族群的遺傳傾向是，如果接觸到西方生活方式，就會導致糖尿病的高發病率……（這）無疑是由高肥胖率所引起的。」[20] 如今，將近四分之一的玻里尼西亞人患有高尿酸血症。

歷史上，玻里尼西亞人在海上經歷了長途航行，是刻苦耐勞的族群。在基因上，他們所攜帶的節儉基因，使其能夠在航海遷徙的過程中存活下來，然而，到了二十一世紀，當他們可以取得廉價、高熱量、富含糖分的加工食品時，生活就會遇到困難。有趣的是，在玻里尼西亞地區中，像斐濟這樣的混血人種國家（一半以上是原住民，其餘大部分是印度裔），肥胖率明顯較低，為 36.4%。

玻里尼西亞地區的人口將近一千萬人，其中有 40% 被診斷患有糖尿病、心血管疾病和高血壓等非傳染性疾病，這些疾病可能與慢性血糖失調和尿酸濃度升高有關。事實上，這些疾病占了醫療保健總支出的 40% 至 60%，而因這些疾病而死亡的人數，占了該地區所有死亡人數的四分之三。[21]

對太平洋島嶼居民之健康的擔憂，可以追溯到數十年前。1960 年，紐西蘭的伊麗莎白女王醫院（Queen Elizabeth Hospital）的風濕性疾病醫師，開始發表有關該國毛利人罹患代謝性疾病的情況急劇增加，以及尿酸濃度升高的論文。[22]

當西方人在紐西蘭首次遇到毛利人時，幾乎沒有證據顯示當地居民患有痛風甚至肥胖，即使當時痛風在北歐地區非常流行。然而，到了二十世紀中葉，許多太平洋島嶼居民都患有痛風。

1975 年的一項研究指出，「按照歐洲和北美洲的標準，紐西蘭、拉羅湯加島（Rarotonga）、普卡普卡島（Puka Puka）和托克勞群島（Tokelau）的半數玻里尼西亞人口，都患有高尿酸血症，二十歲以上毛利男性的痛風發生率達 10.2%。一方面是罹患高尿酸血症和痛風的傾向，另一方面是罹患肥胖症、糖尿病、高血壓和退化性心血管相關疾病的傾向，兩者分別發生在一些具有玻里尼西亞血統的太平洋島嶼居民身上，但在毛利人和薩摩亞人（Samoan，編註：薩摩亞群島上的主體民族）身上則同時出現，這顯示了對大眾健康來說相當重要的綜合性問題。」[23]

最近，來自加州大學舊金山分校、南加州大學和匹茲堡大學的科學家，已經記錄到具有玻里尼西亞血統的夏威夷原住民，也有同樣的擔憂，他們罹患肥胖症、第二型糖尿病、心血管疾病和多種常見癌症的風險，遠高於生活在夏威夷群島的歐洲裔或亞裔美國人。[24]

其原因是一樣的：在面對富含熱量的西方生活方式時，強大的節儉基因使得這些人容易遭受尿酸濃度升高及其後續影響的問題。這個流行病學家聯盟研究了四千名夏威夷原住民的 DNA，發現到一個人所具有的玻里尼西亞遺傳血統的 DNA 數量，每增加 10%，罹患糖尿病的風險就會增加 8.6%，心臟衰竭的風險也會增加 11%。

薇洛妮卡・哈克薩爾（Veronica Hackethal）博士在為網站「醫療景觀醫學新聞」（Medscape Medical News）所寫的文章中提到，「玻里尼西亞地區長達三千年的跨洋遷徙，可能為有利於肥胖的基因變異，提供了選擇優勢。」[25] 這解釋了該族群的高尿酸血症如此普遍的原因。

這個獨特的族群除了具有強大的節儉基因，使其容易罹患高尿酸血症和痛風外，還有其他的基因變異進一步增加了這種傾向。例如，針對蚊媒感染之瘧疾的演化保護，可能在數千年前就導致了基因變化，使得這些族群更容易罹患高尿酸血症和痛風。（由尿酸形成的單鈉尿酸鹽〔monosodium urate〕，會引發強烈的發炎反應。而在瘧疾寄生蟲引起的感染過程中，體內會釋出尿酸鹽。）換句話說，高尿酸濃度可能是透過演化而「選擇」的，以提高具有這種基因組變異的人們，在瘧疾流行地區的生存率。[26] 同樣的，這些都是在生存壓力下做出的妥協。

肥胖和其他代謝失調的遺傳基礎，在醫學上並不常被討論，或至少被淡化了。例如，在大多數肥胖者中，無法確定單一的遺傳因素，也沒有發現許多與肥胖直接相關的基因。在一些確認了肥胖相關的基因組部分的研究中，基因組對身體質量指數（BMI）和體重變化的總作用，估計不到 2%，這表示環境的影響比遺傳因素更加重要。

極為罕見的遺傳性肥胖症確實存在，例如普瑞德威利症候群（Prader-Willi syndrome，俗稱小胖威利）；這種症候群不僅會導致激素紊亂而使得青春期延遲，也會引發持續且無法滿足的飢餓感，還會導致行為問題、智能障礙和身材矮小。

除了普瑞德威利症候群等極不尋常的疾病之外，過去半個世紀以來，太平洋島嶼居民健康趨勢的巨大轉變，顯示了基因變異確實替那些無關於遺傳「缺陷」的代謝問題，創造了條件。這是一種很久以前就建立的生存機制，但它與二十世紀和二十一世紀的生活方式產生衝突，帶來了可怕的後果。當科學家進一步探究這個令人不安的趨勢時，發現到這些玻里尼西亞人受制於節儉基因，再加上富含嘌呤和果糖的現代飲食，無異於面臨了「飲食種族滅絕」（dietary genocide）。[27]

現今，「太平洋高尿酸血症」已成為醫學文獻中的標準專門名詞。但我可以肯定地說，我們在某種程度上都患有太平洋高尿酸血症。在醫學文獻中，將太平洋島嶼居民和白種人標記為最容易患有高尿酸血症和痛風的人。不過，即使你沒有太平洋島嶼血統，也可能擁有適合採集食物的基因，而不是適合狼吞虎嚥的基因。你的尿酸濃度可以幫忙講述這個情況。不過，這不表示高尿酸濃度本身就會導致肥胖，但它是必須考慮的複雜代謝圖譜的重要組成部分。以下的圖表改編自最近的研究，顯示尿酸濃度上升與身體質量指數和腰圍上升之間的相似之處。[28]

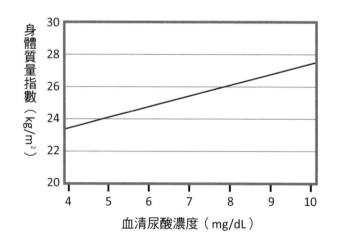

尿酸與身體質量指數的關係

改編自努沙德·阿里（Nurshad Ali）等人的研究，《公共科學圖書館：綜合》（*PLOS ONE*）期刊，2018 年 11 月 1 日。

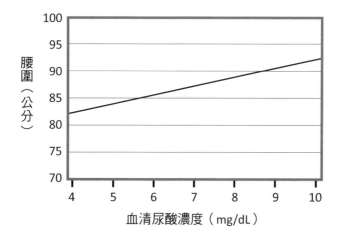

尿酸與腰圍的關係

腰圍（公分）

血清尿酸濃度（mg/dL）

改編自努沙德 · 阿里（Nurshad Ali）等人的研究，《公共科學圖書館：綜合》（*PLOS ONE*）期刊，2018 年 11 月 1 日。

脂肪的儲存與燃燒

大多數人都會被那些能幫助燃燒多餘脂肪的事情所吸引，像是可以加速新陳代謝的運動、理想的用餐時間、睡個好覺（如果你不知道睡眠為何可以燃燒熱量，請等到第五章）。但是，很多人都不知道，在人類的生理機能中，存在著能決定我們是否需要製造和儲存脂肪，或是要燃燒脂肪（也就是將脂肪用作能量來源）的機制。過去幾年的研究顯示，我們可以控制體內新陳代謝處理脂肪的方式。

關於脂肪代謝的研究，本身就可以寫滿一本書，但我想要在這裡強調人類生理學的幾個方面，這是本書主題的核心，特別是你可能從未聽過的體內分子之一：AMPK，它是「單磷酸腺苷活化蛋白質激酶」（adenosine monophosphate-activated protein kinase）英文名稱的縮寫。

AMPK 不僅會決定我們是否儲存脂肪或燃燒脂肪，對於衰老方式也有很大的影響。AMPK 等於是人體的瑞士刀，是一個可以幫助人體完成重要任務的通用工具，而這些任務可能導致我們變老、變胖，或是保持年輕及精瘦。

生物學家認為，「單磷酸腺苷活化蛋白質激酶」（AMPK）是一種抗衰老的酶（酵素），當它被活化時，無論人體是在燃燒或儲存脂肪，都會促進和幫助體內的細胞清理及其能量平衡。我不想深入研究人體的廢物，不過，AMPK 在活躍時，基本上會告訴你的身體說：「狩獵成果是好的。」這代表食物很充足，因此不需要製造和儲存脂肪，或是增加血糖。你的新陳代謝會從「儲存脂肪」轉變為「燃燒脂肪」，創造出一臺流線型的精瘦狩獵機器。

當食物充足時，「單磷酸腺苷活化蛋白質激酶」（AMPK）會幫助身體減少葡萄糖的產生。常見的糖尿病藥物「二甲雙胍」（Metformin）充分利用了這個機制，透過直接刺激 AMPK 來降低血糖濃度。這種活性解釋了為什麼人們服用二甲雙胍這種藥物，或是透過運動及補充黃連素（Berberine，又稱小檗鹼）來刺激 AMPK，經常會出現減少腹部脂肪儲存量的「副作用」。

後文將會提到，有幾種策略可以幫助活化「單磷酸腺苷活化蛋白質激酶」（AMPK），而不需要服用藥物；這些策略包括了一些食物和營養補充品、運動，以及限時進食（間歇性斷食）。雖然保持 AMPK 的活性是件好事，然而，一旦 AMPK 的邪惡雙胞胎「AMPD2」被過度活化，情況就不好了。AMPD2 是「單磷酸腺苷去胺基酶 2」（adenosine monophosphate deaminase 2）英文名稱的縮寫。AMPD2 也是一種酶，但具有相反的作用，它會降低燃燒脂肪並增加其儲存量。

基本上，人體處理脂肪的方式，是由這兩種酶來調節，並且尿酸在很大程度上決定了哪種酶會被活化。高濃度的尿酸會促進「單磷酸腺苷去胺基酶 2」（AMPD2）的活化，並減少「單磷酸腺苷活化蛋白質激酶」

（AMPK）的運作。

2015 年，研究人員對冬眠動物進行了一項研究，這些動物在夏季活躍時會有脂肪肝，並在冬季轉為燃燒脂肪的模式。研究人員發現，這些動物之肝細胞中的脂肪累積，可歸因於「單磷酸腺苷去胺基酶 2」（AMPD2）的活躍，以及「單磷酸腺苷活化蛋白質激酶」（AMPK）的活性降低。[29] 冬眠的動物會在準備冬眠之際活化 AMPD2 以儲存脂肪，並在冬眠期間活化 AMPK 以燃燒脂肪，而尿酸負責轉動這個開關。

在一項類似的研究中，研究人員發現，當餵老鼠吃蔗糖（果糖的一種來源）時，牠們一如預期地會發展出脂肪肝。[30] 但如果透過餵老鼠吃二甲雙胍藥物來活化「單磷酸腺苷活化蛋白質激酶」（AMPK），就不會發生脂肪累積在肝臟的情況。同樣的，尿酸決定了體內要採取「產生脂肪」或「燃燒脂肪」的路徑。

具體來說，當身體在分解嘌呤和果糖時，由一連串反應所產生的許多分子之中，就有「單磷酸腺苷」（adenosine monophosphate, AMP），它會觸發尿酸的產生，而尿酸是這種代謝的最終產物。單磷酸腺苷的產生，意味著能量正在被消耗，並且會告訴身體，我們需要保存能量，也就是製造和儲存脂肪。這就是環境（沒有充足食物的情況）所導致的運作方式。

而且，這項特殊研究首次揭露了，該生物序列的最終產物「尿酸」，會直接抑制「單磷酸腺苷活化蛋白質激酶」（AMPK）的運作，同時開啟「單磷酸腺苷去胺基酶 2」（AMPD2）的運作。該研究進一步指出，果糖在驅動 AMPD2 的活動中特別重要。

在下一章中，我們將深入了解這些知識，說明果糖如何以及為何具有如此大的破壞性。現在請先記住，果糖攝取量以及由此產生的尿酸濃度，密切關係到體內活化的是「單磷酸腺苷活化蛋白質激酶」（AMPK）或「單磷酸腺苷去胺基酶 2」（AMPD2）。

尿酸濃度可以說是體內主要十字路口的交通信號，會告訴身體要儲存或燃燒脂肪。因此，我們對於新陳代謝的掌控，源自於對尿酸的理解。尿酸在決定我們是否會為了永遠不會到來的冬天而保存體重上，發揮著關鍵作用，所以我們必須學會控制尿酸濃度，才能實現許多與健康相關的目標。

▌尿酸和腸道健康

幾千年來，人類和其他生物所分享的，不僅是史前祖先的獨特演化。我們也與微生物群體共同演化，而它們組成了我們體內的微生物群系。我在《無麩質飲食，打造健康腦》（*Brain Maker*）一書中，深入介紹了微生物群系的科學，我鼓勵你去閱讀書中的更多資訊。降尿酸計畫旨在培養身上健康的微生物群系，這也與控制尿酸濃度有關。但在說明這種關聯之前，我想先介紹有關生物群系的基本資訊。

腸道細菌是人類生存的關鍵，它們存在於我們所說的「腸道微生物群系」中，具有許多生理學上的功能，像是製造那些人體無法自行產生的神經傳導物質和維生素、促進正常的胃腸道功能、提供免於遭受感染的保護、調節新陳代謝和對食物的吸收，並幫助控制血糖。它們甚至會影響我們是否過重或精瘦、飢餓或飽腹。

你的微生物群系是一個整體，並且是獨一無二的；它們包含了生活在你的身體內外許多地方（例如皮膚）的微生物。儘管生活在相似環境的人們，身上的微生物群系確實存在某些模式，但個體微生物群系就像指紋一樣，沒有兩個人是完全相同的。

由於微生物群系的健康狀況，會影響你的免疫系統功能和發炎程度，因此這些微生物最終可能會影響你患有憂鬱症、肥胖症、腸道疾病、糖尿病、多發性硬化症、氣喘、自閉症、阿茲海默症、帕金森氏症，甚至癌症等各種疾病的風險。這些微生物還有助於控制腸道通透性（即腸壁的完整性），它等於是人體與充滿健康潛在威脅的外界之間的看門者。

　　腸壁破裂（稱為腸漏）會使食物中的毒素和病原體進入血液，引發具有攻擊性且持續時間通常較長的免疫反應。脂多醣（lipopolysaccharide, LPS）等細菌成分，也會穿過腸壁破裂處並引起發炎。許多有益腸道的細菌菌株，需要脂多醣來保護及維持其結構，但脂多醣不應該進入血液中，因為它是一種有害的內毒素（在實驗中，脂多醣通常用於立即在動物〔包括人類〕引起發炎）。事實上，測量血液中的脂多醣濃度，是檢測腸漏症的一種方法，因為脂多醣不應該存在於血液中。在我的領域中，脂多醣被認為在神經退化性疾病中具有核心作用。令人驚訝的是，尿酸也關係到腸道的健康，以及脂多醣是否會進入血液中。

　　腸道內壁的任何破損，不僅會影響腸道的健康與功能，還會影響其他器官和組織的健康及功能，包括骨骼系統、皮膚、腎臟、胰臟、肝臟和大腦。尿酸在這其中會有影響嗎？事實證明，體內的尿酸大部分是經由尿液排出體外，少部分則經由腸道排出。因此，腸道會接觸到尿酸，而且尿酸濃度升高會改變腸道細菌的組成，有利於那些促發炎的菌株。尿酸濃度升高也會促進腸道內壁的腐爛，進一步為全身發炎創造了條件。所以，研究人員已經發現到，高尿酸血症、腸道屏障功能異常和免疫失調之間，存在著密切的關聯。[31]

　　在一些先進的研究中，科學家透過 CRISPR 這種基因編輯技術的力量，「編輯」小鼠的 DNA，使它們的尿酸濃度異常偏高，此時，小鼠身上通常會形成有害的微生物群系，其中由促發炎的細菌占主導地位，並且腸道內壁受損的跡象很明確。由於尿酸濃度升高與腸道細菌變化之間的關係非常深遠，研究人員便在實驗環境下進行糞便微生物移植（FMT），以觀察它們是否可以治療急性和復發性痛風。

　　若要進行糞便微生物移植，必須從身體健康的捐贈者之糞便中採集微生物群系樣本，並在過濾後提供給患者。迄今為止的人體實驗顯示，在以糞便微生物移植法進行治療後，能夠立即且顯著地降低患者的尿酸濃度，並減少急性痛風發作的頻率和持續時間。有趣的是，在以糞便微生物移植法治療後，患者的內毒素「脂多醣」的數值也下降了。

更有趣的是，有一些研究將高尿酸濃度相關的壞細菌稱為「痛風細菌」。在這類研究的首次探索中，研究人員發現了十七種與痛風有關的細菌，並且，只要觀察腸道細菌，預測痛風診斷的準確度就能高達九成。[32] 不意外的是，他們發現痛風患者腸道中的細菌，與第二型糖尿病和其他代謝症候群患者腸道中的細菌非常相似。

所有這些情況都有潛在的共同點，而尿酸是生物學體系中不可再忽略的重要線索。我們越早將尿酸降至健康濃度，並且支援腸道微生物群系的強度和功能，就能越早擁有更健康的身體。我將在第二部分協助你做到這一點。現在，讓我們近距離看看長期以來一直隱藏著祕密的糖。

第 3 章

拆穿果糖謬論

尿酸如何放大果糖的威脅

在小事上不重視真相的人，在重要事務中是不可信任的。

——阿爾伯特·愛因斯坦（Albert Einstein）

喬安娜在五十歲時前往一家醫學型水療中心（medical spa），那裡有最先進的技術和駐點醫師，專門幫人們制定計畫以改善健康，並盡可能延長他們的壽命。

　　多年來，喬安娜努力控制困擾她的健康狀況，包括高血壓、糖尿病前期和過重二十七公斤的體重，如今她忍不住對自己說：「這一切真是夠了！」她的主治醫師們除了提供「只要注意你的飲食，並嘗試多運動」這類刻板的建議之外，並沒有提供任何有用的建議，也沒有人與她討論過代謝症候群。她確實患有這種疾病，但從未被正式診斷出來。

　　儘管初級保健醫師希望喬安娜嘗試藥物來控制血糖和高血壓，但喬安娜拒絕服用任何藥物，希望透過改變生活方式來實現目標。但無論她嘗試什麼，從流行的飲食法到痛苦的訓練營，全都沒有效果，直到她在這家醫學型水療中心遇到一位有先見之明的醫師。那位醫師診斷喬安娜患有代謝症候群，並問了一個簡單的問題：你攝取了多少果糖？

　　喬安娜不知道該如何回答這個問題。她立刻想到了水果，並承認自己可能沒有吃足夠的水果。然後，她想到了自己對汽水和其他含有高果糖玉米糖漿的甜飲的熱愛。含糖飲料是她飲食中的主要弱點，否則她的飲食習慣還算不錯。

　　那位醫師進行了一些基本測試來證實他的懷疑，發現喬安娜符合代謝症候群症狀清單上的全部五項指標（見第 1 章第 40 頁），而且她的血脂、三酸甘油酯和膽固醇的濃度，也顯示她的新陳代謝有問題。

　　更重要的是，那位醫師還注意到喬安娜的尿酸濃度很高。此外，檢查結果顯示喬安娜的甲狀腺功能低下，而這可能加劇了尿酸濃度升高的情況。由於甲狀腺素有助於調節新陳代謝和腎功能，因此當這些激素失衡時，尿酸就無法透過腎臟正常排出體外，因而在血液中累積。喬安娜的 C 反應蛋白數值（衡量全身性發炎的指標）也異常地高。

　　於是，喬安娜與醫師針對尿酸及許多代謝問題的關聯進行討論；這些代謝問題將會導致心臟病、失智、肥胖和癌症等多種疾病。喬安娜從來不知道尿酸與代謝症候群之間的密切關聯，並渴望了解更多資訊。

兩人談話的核心在於「果糖與尿酸的祕密關係」。喬安娜知道果糖沒有任何健康光環，也沒有獲得任何健康獎項，但她就像許多人一樣，認為果糖可以適量食用。但這位醫師分享的內容，改變了喬安娜所知道的許多事。

喬安娜很快就意識到，她對果糖的真面目以及它對健康的破壞程度一無所知。喬安娜就好像在聽一部關於身體的祕密殺手的偵探小說。正如她不知道尿酸與代謝症候群之間的關係，喬安娜也從未聽過尿酸在果糖的破壞性影響中所起的共謀作用。喬安娜牢牢記住那位醫師所說的每句話，遵循他提供的簡單方案來降低尿酸並使血糖達到平衡，在幾個月內，她的健康狀況就發生了良好的變化。

我希望你的健康也會像這樣獲得改善，因為我在第二部分列出的計畫，就類似於喬安娜為了改善疾病並控制體重所做的事。不過，在討論這些細節之前，我們還有一些科學課程要講，首先是頭號公敵：果糖。果糖與高尿酸濃度之間的關聯，絕非甜蜜。

關於果糖的假消息

2010 年代初期，美國玉米精製商協會（Corn Refiners Association）出資拍攝了誘人的廣告，宣傳高果糖玉米糖漿的安全性。該廣告活動旨在阻止高果糖玉米糖漿消費量的急劇下降，並消除許多消費者心中的負面看法。在一則引起轟動的電視廣告中，一位父親帶著女兒走過一片玉米田，他說專家向他保證，高果糖玉米糖漿跟蔗糖是一樣的，他說：「你的身體無法區分差異。糖就是糖。」[①]

西部糖業合作社（Western Sugar Cooperative）和其他糖加工商對此並不滿意，針對虛假的廣告內容，向玉米精製商協會、阿徹丹尼爾斯米德蘭公司（Archer Daniels Midland company）和嘉吉公司（Cargill corporation）提出告訴。阿徹丹尼爾斯米德蘭公司和嘉吉公司是跨國食品公司，主要是加工玉米來生產高果糖玉米糖漿。糖加工商要求玉米精製商賠償十五億美元，這促使玉米精製商反訴求償五‧三億美元。玉米精製商的主要抱怨是，糖加工商散布了有關高果糖玉米糖漿的錯誤訊息。陪審團審判於 2015 年 11 月 3 日展開。[②]

大糖業和大玉米業之間的戰爭非常激烈，該訴訟揭示了價值數十億美元的甜味劑行業的競爭，以及雙方在銷售其甜味劑時爭奪市場占有率的激烈程度。它將數百頁的公司祕密電子郵件和策略文件帶入大眾的視野中，揭露了幕後的遊說、霸凌、欺騙、誹謗和散布恐懼的行為。

在發生這場審判的幾年前，玉米精製商就竭盡全力地改變逐漸增多的反對言論，甚至要求美國食品藥物管理局（FDA）讓他們將高果糖玉米糖漿稱為「玉米糖」，因為這讓它聽起來更像是天然食品。美國食品藥物管理局在 2012 年阻止了這項嘗試。

玉米精製商協會為了平息人們對於「食用高果糖玉米糖漿，比食用普通精製糖會造成更嚴重的健康後果」之擔憂，在四年內花費了約一千萬美元來資助詹姆斯‧里普（James M. Rippe）博士所領導的研究。詹姆斯‧里普是麻薩諸塞州的心臟病專家，發表了一系列研究，質疑那些認為玉米甜味劑會對健康產生特殊影響的說法。[③] 里普透過在當地報紙刊登評論文章，聲稱「高果糖玉米糖漿並沒有比糖更危險」，而從玉米精製商協會定期獲得每月四萬一千美元的豐厚佣金。我認為，這是非常陰險的做法。

儘管企業支持其產品相關研究的情況並不罕見，但當其中涉及到顯著影響人們健康的成分和產品時，我認為規則應該有所不同。例如，為什麼你要聽一位接受菸草業資助的科學家告訴你，適量吸菸是完全可行的？這太荒謬了。但這種情況經常發生在食品和飲料行業的自我推銷世界的陰暗處，因為每家公司都在爭奪你的錢。這些公司也互相競爭，以吸引需要甜味劑來生產自家產品的食品集團的注意。那些聲稱甜味劑（添加糖）與體重增加和糖尿病之關係較微弱的研究，通常是由糖業和飲料業所資助，但這些研究沒有任何幫助。[4]

關於糖與高果糖玉米糖漿的陪審團審判，雙方在十天後休戰，達成了祕密和解。有趣的是，在這份和解聯合聲明中，對於糖或高果糖玉米糖漿是否「更健康」持中立態度。雙方只是承諾要鼓勵「安全、健康地使用其產品。」[5]

▌蔗糖與果糖有何不同？

如果你被問到有關體內的糖的科學知識，我猜你可能會答錯很多題。加工食品中的糖，可以用許多名稱來偽裝（例如，蒸發甘蔗汁、固體甘蔗汁、晶體甘蔗汁等），我將在第二部分列出清單。現在，我們先來關注果糖，因為它不同於其他類型的糖，並且與尿酸密切相關。

純葡萄糖和果糖（單醣）是最簡單的糖形式，而蔗糖（sucrose，白色顆粒狀物質，又稱食用砂糖）是由葡萄糖和果糖組合而成的雙醣（兩個分子連接在一起）。蔗糖進入人體後，會在小腸中被蔗糖酶降解，變成果糖和葡萄糖，然後被人體吸收。

前文曾提到的，果糖存在於水果、蜂蜜、龍舌蘭和許多蔬菜中，包括青花菜、朝鮮薊、蘆筍和秋葵。但我們很少會攝取過量的天然來源純果糖，因為未加工的完整食物僅含有少量的果糖，而且由於同時有纖維存在，果糖會被緩慢吸收。因此，吃下這些食物並不會增加尿酸濃度。

此外，許多水果含有可以抵銷尿酸升高情況的營養素和其他分子，例如鉀、黃酮醇（flavonol）、纖維和維生素 C（抗壞血酸），其中，維生素 C 具有降低尿酸和刺激其排出人體的能力。

飲用果汁或其他含果糖的飲料，不同於食用富含纖維的水果和蔬菜中的等量果糖。當你喝下含有果糖的飲料時，可能會在短時間內喝掉很多，這會產生不良的劇烈代謝效應。你不一定會當場感覺到它們，但身體都會知道。

1900 年代初期，美國人平均每天攝取約 15 公克的果糖（相當於一整顆水果或一杯藍莓）；如今，人們的攝取量增加了將近四倍，達到 55 公克以上，而且大部分來自非天然來源，特別是高果糖玉米糖漿。[⑥] 我必須明確指出這一點：儘管業者進行了相關行銷活動，但**高果糖玉米糖漿並非天然食材**。

我們的果糖攝取量，平均每天超過十三小匙，占了每天總能量攝取量的將近 10%。[⑦] 它是軟性飲料、糕點、甜點和各種加工食品的主要成分。絕大多數軟性飲料的糖分中，至少含有 58% 的果糖，而三種最受歡迎的軟性飲料（可口可樂、雪碧和百事可樂）所含有的糖分中，可能高達 65% 是果糖。[⑧] 果糖會透過其代謝物——尿酸，向身體發出緊急訊息：「製造並儲存盡可能多的脂肪！！！」難怪熊在準備冬眠時，會吃富含果糖的食物。牠們需要製造盡可能多的脂肪，才能度過冬天並活到下一個春天。

這些證明含糖飲料具有弊端的科學數據，還需要一段時間才能改變

> 儘管相關估計值有一些差異，而且實際數字很難確定，但目前的共識是，美國人平均每天攝取 94 公克的添加甜味劑，這是隸屬於美國衛生與公共服務部的疾病預防與健康促進辦公室（ODPHP）所提出的指南之建議限值的四倍。[⑨] 然而，我們並不需要吃添加糖，添加糖也不具有任何營養益處。更重要的是，這些指南嚴重落後於時代。美國心臟協會和美國糖尿病協會等組織所提供的建議，也跟疾病預防與健康促進辦公室的一樣，遠遠落後於相關研究。我沒聽過有哪個醫學專家說，人們和糖分有著健康的關係。

現代醫學的健康指南。而且，大多數醫師可能會暫時忽略了關於尿酸的部分。

2019 年，《英國醫學期刊》（*British Medical Journal*）報導了一項針對超過十五萬四千人的大型統合分析研究，但該研究從未成為主流新聞；其中提到，研究人員證明了含糖飲料的攝取量，與尿酸濃度升高和痛風之間具有強大的關聯。[10] 喝最多含糖飲料者患有痛風的可能性，是喝最少含糖飲料者的兩倍以上。而且飲用果汁也會增加痛風的風險。更需要注意的是，整顆水果的攝取量，與痛風之間沒有關聯性。這將會成為我提出的飲食建議之要素。

雖然含糖飲料和果汁是使人們攝取過量果糖的罪魁禍首，但那些只喝水，其他飲料皆不喝的人，仍然會透過以下食品攝取到果糖，包括醬汁、調味料、果醬和果凍、休閒食品、冰淇淋、餅乾、麥片、糖果、含糖優格、湯、商店販售的烘焙食品（如鬆餅、餅乾、糕點和蛋糕），以及其他各種加工食品。

果糖主要是透過醬汁和佐料，進入漢堡、雞肉三明治和披薩等速食食品中。果糖甚至被添加到阿斯匹靈中，以使這種苦味藥物的味道更好。因此，高果糖玉米糖漿無處不在。

> 很簡單，我們這個國家補貼高果糖玉米糖漿，但不補貼胡蘿蔔。
> ——麥可·波倫（Michael Pollan），《雜食者的兩難》
> （*The Omnivore's Dilemma*）

與大玉米業告訴你的事相反，果糖和葡萄糖並不是具有相同生物效應的手足。果糖比較像是葡萄糖的邪惡雙胞胎。當你吃葡萄糖時，身體會用它來產生能量；但當你吃果糖時，它會引發有利於以脂肪形式來儲存能量的身體變化。簡而言之，**葡萄糖是參與能量產生的糖；果糖是參與能量儲存的糖。**

一旦你了解到精製果糖在體內的代謝方式,就會發現它是最糟糕的糖。就算食品業最值得信賴的人士(包括醫師)都這麼說,但實際上,果糖並不是其他糖的「更安全的替代品」。果糖是二十一世紀的隱形殺手,就像二十世紀的菸草和人造奶油一樣。而果糖的最終代謝產物——尿酸,發揮著邪惡的作用。

果糖與酒精的相似處

儘管果糖被消化和代謝的方式,不同於其他糖類,但正如我的同事、內分泌學家羅伯特‧勒斯蒂格(Robert Lustig)博士所描述的,果糖就像是「沒有刺激性的酒精」。[11] 勒斯蒂格博士是兒童肥胖的頂尖專家,將果糖稱為「人類疾病的主要原因」,並且認為果糖的破壞性影響相當於酒精對體內的影響。

當你將過量飲酒和果糖進行比較時,會看到許多相似之處。這兩者都會產生相同的劑量依賴性(dose-dependent)毒性作用,並且引發高血壓、胰島素阻抗、不健康的血脂和脂肪肝疾病。與酒精一樣,果糖透過直接刺激人們先天的「享樂路徑」(hedonic pathway),以及間接刺激「飢餓路徑」(starvation pathway),來引起中樞神經系統的能量訊號之變化。

讓我來詳述這個過程。首先,享樂路徑的特點是,當我們並非真正需要能量時(至少在生理上),會透過吃東西來獲得愉悅。我們都知道享樂性飢餓是什麼感覺:我們一看到美味佳餚,就因為它帶來的純粹快樂,立刻想要吃下它,儘管我們的身體並不餓。

事實上,大腦中存在著獎賞系統,可以在我們吃下一口濃郁的巧克力蛋糕時,引發滿足感。我猜,你現在可能正在想像那個蛋糕有多誘人,甚至已經流口水了。那是你的享樂腦試圖主導這一切。另一方面,飢餓路徑的特徵是,我們被迫吃得更多,因為身體認為我們正在挨餓,但實際上我們並沒有!

果糖在飢餓路徑中特別具有危險性,因為它會使飢餓訊號變得無害，而且無法幫助我們感到飽腹。結果是，我們繼續狼吞虎嚥，形成一種「盲目飲食」。在果糖存在的情況下，身體會進入「保留脂肪」的模式，並且誤以為自己正在挨餓，而盡一切努力進行自我保護。

同時，胰島素也無法有效發揮作用，因而在引起發炎的同時，進一步損害整個系統（詳見後文）。享樂路徑和飢餓路徑之活化的結合，將會導致過度飲食的惡性循環，接著帶來體重增加、血壓和血糖問題，以及所有後續影響。

商業果糖發展史

全球商業果糖的主要來源，並非水果或蜂蜜，而是從甘蔗和甜菜中萃取的糖。這些食用砂糖最早在新幾內亞和印度次大陸生產；在中世紀期間，它是一種稀有且昂貴的商品，透過義大利的威尼斯和其他貿易港口進入歐洲。

如今占據主導地位的高果糖玉米糖漿，最初是由美國生物化學家理查·馬歇爾（Richard O. Marshall）和厄爾·庫伊（Earl R. Kooi），於1957年在奧克拉荷馬州立大學農業實驗站製造出來的。他們發明了一種酶，可以透過化學方式重新排列玉米糖漿中的葡萄糖成分，使其轉化為果糖。[12]

大約十年後，高果糖玉米糖漿開始穩定地滲透到人們的飲食中，因為它比食用砂糖更甜，生產成本也更低，便逐漸取代了價格更高的蔗糖。1970年左右，食品製造商開始在產品中添加高果糖玉米糖漿；1984年，可口可樂和百事可樂都宣布，要在軟性飲料中使用高果糖玉米糖漿來取代蔗糖。

到了1970年代晚期，高果糖玉米糖漿變得無所不在且難以避免。在美國，每人年度高果糖玉米糖漿攝取量，從1970年的0磅，增加到2000年的60磅（27公斤），占了每人年度糖分攝取量的一半。[13] 現今，長期流行病學研究已經指出，自1970年代以來肥胖症和糖尿病的同時增加，可能與高果糖玉米糖漿攝取量的急劇增加有關。[14]

錯誤的飲食建議

在人們的果糖攝取量急劇增加的過程中，美國農業部、美國醫學會（AMA）和美國心臟協會又錯誤地建議人們不要攝取所有的脂肪，使得人們對健康油脂的攝取量也隨之下降。

席捲西方飲食世界的低脂熱潮，偏好過多的精製含糖碳水化合物，犧牲了健康的脂肪和蛋白質。請注意，那些健康的脂肪和蛋白質，有助於讓我們感到飽腹；而且，某些脂肪（例如 omega-3）可以抵銷過攝取多糖分（特別是果糖）的一些負面影響。

過去二十五年來，人們飲食中的脂肪占比從 40% 下降到 30%，而碳水化合物的占比則從 40% 上升到 55%，所有這些都與肥胖症的爆炸性增加同時發生。[15] 值得注意的是，直到最近我們才開始了解到，果糖威脅健康的基本方式之一，就是透過尿酸濃度升高。尿酸是果糖攝取與疾病之間失落的連結。這就是果糖與其他所有糖的區別。

接下來，當我帶你進一步了解果糖在人體內的作為，以及它與尿酸的祕密關係時，你可能會開始將葡萄糖視為英雄。但請別上當了。雖然葡萄糖與細胞能量有關，在我們的生活中發揮著重要作用，但葡萄糖這種分子也必須精心管理。就像體內的許多分子（和藥物）一樣，葡萄糖可以是盟友，也可以是毒藥，這取決於它的數量；我們必須與葡萄糖建立健康的關係，並控制其濃度以獲得最佳健康。

> 在容易取得高果糖玉米糖漿的國家中，第二型糖尿病的發生率，比無法獲得高果糖玉米糖漿的國家高了 20%。[16] 到了 2030 年，世界人口中將有 7.7% 患有糖尿病。[17]

果糖代謝和尿酸超載

　　果糖代謝的生物化學過程非常複雜，涉及許多名稱又長又令人費解的分子。但你只需要知道以下這些事。首先，從胃腸道吸收果糖的機制，與處理葡萄糖的機制不同。葡萄糖會刺激胰臟釋放胰島素，但果糖則不會。這個簡單的事實，讓一些行銷活動得以聲稱，由於果糖不會引起胰島素反應，可以被視為一種「更安全」的糖。不過，果糖攝取量增加的影響，與胰島素有關且具有毀滅性，而且尿酸在這種破壞中發揮著核心作用。

　　在結構上，果糖和葡萄糖除了幾個化學鍵不同之外，幾乎完全相同。但這些看似微小的差別，卻造成了巨大的差異。當葡萄糖在被葡萄糖激酶代謝時，其過程的第一步（即葡萄糖磷酸化）會受到仔細的調節，而且身體最關鍵的能量分子「腺苷三磷酸」（ATP）之濃度，會被嚴格維持在細胞之中。果糖代謝的情況就不同了。在果糖進入人體後，很快就會被吸收到血液中，並被抽取到肝臟去代謝。在肝細胞內，果糖激酶開始運作，其中包括了消耗腺苷三磷酸。

　　請注意最後一個關鍵事實。由於果糖代謝的過程中使用了腺苷三磷酸，這代表它會消耗能量資源。果糖不會幫助產生寶貴的能量，而是竊取能量。而且，這會以一種不受任何東西管制的方式，消耗著腺苷三磷酸。如果細胞遇到大量果糖，其腺苷三磷酸的濃度可能會驟降到 40% 或 50%。[18]

　　同時，在果糖搶走腺苷三磷酸的後續影響中，除了會使粒線體功能異常之外，也會使得血液中的尿酸濃度迅速增加。由於果糖消耗了細胞中的能量，便會引發「我們的能量即將耗盡！」的尖叫求救訊號，立即迫使身體切換到能量保存模式，也就是新陳代謝變慢，以減少靜態能量消耗（即燃燒更少的脂肪），而且任何進入體內的熱量都可能會被儲存起來（即它們會被添加到你的脂肪中）。

在仔細檢視這一連串的過程後，我要補充的是，在果糖代謝的步驟循環中，腺苷三磷酸會轉化為前一章提到的單磷酸腺苷（AMP），並生成尿酸；而尿酸是這串複雜事件鏈的最終產品。由於高濃度的尿酸會進一步刺激果糖激酶，因此會出現一個自我延續的循環（在技術上稱為「回饋增強作用」）。[19]

高尿酸濃度就像是毒藥的推手，會讓果糖激酶保持在活化狀態，維持整個過程，然後加劇能量消耗和粒線體功能異常的情況，引起發炎和氧化壓力，升高血壓，增加胰島素阻抗，並引發體內脂肪的產生。如果你是處於食物短缺時期的狩獵採集者，前述的所有情況會對你很有幫助。[20]但是，在我們所處的世界裡，誰需要這些呢？

此外，果糖是一種生存訊號，會引發飢餓和口渴，進一步促使你吃得更多；但當你這樣做時，就是在將潛在的能量分流到它最有效的儲存形式（也就是脂肪）之中。

人體內通常會有一些生理機制，使其生物反應的最終產物有助於關閉可能過度驅動或不再需要的過程；這被稱為「負回饋系統」，也就是當其最終產品的數量達到臨界點時，就會促使此一生物反應停止生產。但果糖的代謝產物則不然。

果糖激酶沒有負回饋系統，而是會持續按下按鈕來產生尿酸。結果，持續進行的果糖代謝會進一步消耗能量，並且產生那些會在細胞層級造成傷害的尿酸。這種失控的系統可能在食物短缺時期對人類的祖先很有用，對那些即將遷移或冬眠的哺乳動物來說，也仍然有用。然而，這卻是現代的終極悖論：人類與生俱來的生存機制，正在殺死我們。

果糖的攝取會影響人類最深層的 DNA 程式：人類的基因會為這把槍上膛，而環境則扣動了扳機。

果糖在肝臟的代謝結果

當果糖來到肝臟進行代謝時，肝臟會發生很多事情。果糖除了會消耗能量之外，還會引發脂肪生成，也就是產生肝臟脂肪的過程。你沒有看錯：**肝臟中的果糖代謝，會直接導致脂肪產生，而且主要是形成三酸甘油酯**，而三酸甘油酯是體內最常見的脂肪類型。血液中的高濃度三酸甘油酯，正是心臟病和冠狀動脈疾病等心血管事件的主要風險因素。長期以來，三酸甘油酯濃度升高，一直被認為是攝取過多碳水化合物的標誌，但現在我們知道哪一種碳水化合物是罪魁禍首。

2017 年，紐約州立大學奧斯威戈分校的營養學教授艾咪·比德韋爾（Amy J. Bidwell）博士，在〈長期攝取果糖，成為主要的健康問題〉這篇評論文中，明確地指出：「果糖最有害的方面，在於它能夠在肝細胞內轉化為脂肪酸。」[21]

另一個基本要點是：肝細胞本身的脂肪累積，會造成嚴重的破壞，直接損害了胰島素發揮作用和儲存葡萄糖的能力。此外，果糖代謝後所產生的尿酸，也會對胰島造成氧化壓力，而胰島則是胰臟中負責生產胰島素的細胞小島。

因此，雖然果糖確實不會直接提高體內的胰島素濃度，但最終會在

令人遺憾的是，果糖曾經被宣傳為糖尿病患者的一種優質且安全的糖，因為人們誤以為果糖不會促進胰島素的流動並提高血糖濃度。但這個觀念與科學事實直接衝突。

果糖透過它在肝臟的行為，以隱密的方式發揮作用。果糖獨特的代謝過程，最終會促使尿酸濃度升高，進而導致了能量消耗、脂肪產生和胰島素系統受損等一連串不良後果，而這些都會引發全身性發炎和氧化壓力，帶來另一種生理作用上的衝擊。

尿酸的幫助下，透過肝臟而增加胰島素阻抗的情況。這正是果糖和尿酸濃度升高，與糖尿病和其他代謝失調的發展之間的關聯。尿酸不僅是代謝的副產品，還會煽動新陳代謝過程甚至整個身體中會產生有害影響的一些反應。

比較果糖和葡萄糖的影響

在一項最具啟發性的研究中，來自加州大學戴維斯分校、塔夫茨大學和加州大學柏克萊分校等不同機構的一組科學家，比較了果糖和葡萄糖所帶來的影響。他們將含葡萄糖或果糖的飲料提供給受試者，這些飲料在十週內為受試者提供了 25% 的熱量。[22] 最後，兩組受試者的體重都增加了，但果糖組的內臟脂肪組織（腹部脂肪）比較多。

我們知道，較多的腹部脂肪（最糟糕的體內脂肪種類），與發炎情況增加、胰島素阻抗增加，以及第二型糖尿病、阿茲海默症和冠狀動脈疾病有關。至關重要的是，這項研究顯示了果糖組的三酸甘油酯濃度顯著升高，肝細胞的脂肪生成情況也增加，這與胰島素阻抗直接相關。此外，果糖組的多種心血管風險標記物的數值，也有所增加。

在另一項類似的研究中，描繪出女性飲用果糖飲料十週的代謝影響，結果幾乎相同：三酸甘油酯急劇增加、空腹血糖濃度急劇增加、出現胰島素阻抗。[23]

尿酸的促脂肪生成作用，是果糖代謝的直接結果，因此尿酸不是一個無辜的旁觀者。[24] 尿酸可能是這些不良生物事件的主要嫌疑犯之一。雪上加霜的是，果糖在肝臟中的分解，不僅會提高尿酸濃度、產生合成三酸甘油酯的必要成分，還會生成那些用於生產葡萄糖的結構材料。從本質上來講，果糖會刺激肝臟中葡萄糖的生成，並在葡萄糖釋放到循環中時，打開了胰腺分泌胰島素的開關。這是一個惡性循環，其完整過程請參見右頁的圖。

尿酸對認知能力的影響

　　這些發現讓我所在領域中研究阿茲海默症風險因素的醫師感到震驚，促使他們重新思考果糖對大腦的影響。他們稱果糖是失智症風險的「潛在定時炸彈」，我非常同意。[25] 研究再次證明了尿酸與這種風險有關。英國劍橋大學和倫敦大學學院（UCL）的科學家也提出警告，他們寫道：「高果糖攝取與認知障礙風險增加之間的關聯，可能是透過攝取大量果糖，再經由血漿尿酸濃度升高所介導的。」這篇顛覆性論文中的小標題：「果糖和失智症：潛在的定時炸彈」，在醫學界引起了轟動。

　　該論文的作者接著解釋道，尿酸濃度升高是一種酶的活性增加的明確證據，而這種酶的活性增加，會產生不利的後續影響，包括了自由基增加和一氧化氮的合成減少。第二章提過，一氧化氮對於血管的健康至關重要。而一氧化氮對於大腦的健康也很關鍵，因為它在其中直接參與了訊息的傳遞和記憶的形成。我將在下一章詳細說明的是，由於胰島素

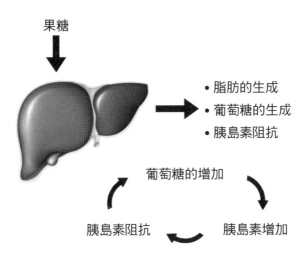

果糖在肝臟中的影響

果糖

* 脂肪的生成
* 葡萄糖的生成
* 胰島素阻抗

葡萄糖的增加

胰島素阻抗　　　　胰島素增加

需要一氧化氮來刺激身體和大腦中的葡萄糖攝取，因此果糖引起的高尿酸血症在代謝症候群中具有直接和間接的作用，而代謝症候群是腦功能異常的一個巨大風險因素。所以，大量研究證明了，尿酸濃度與認知能力下降的風險之間具有關聯性。

果糖劫持了飢餓訊號，使尿酸持續生成

　　葡萄糖和果糖之間最容易被誤解的差異之一，就是它們對食慾的影響。這也是果糖在暗中為害的地方。人體內負責控制飢餓感和飽腹感的兩種激素，分別是飢餓素（ghrelin）和瘦素。簡單來說，飢餓素會引發飢餓感，而瘦素會引發飽腹感。飢餓素會在胃中空盪時分泌，向大腦發送「需要吃東西」的訊息。另一方面，當胃部被食物填滿時，脂肪細胞會釋放瘦素，告訴大腦要停止進食。

　　2004 年發表的一項研究顯示，那些瘦素下降 18% 的人，出現了飢餓素增加 28% 的情況，這表示他們的食慾增加了 24%，促使他們去吃那些熱量密集的高碳水化合物食物，尤其是甜食、鹹味零食和澱粉類食物。[26]

　　這項研究由芝加哥大學的研究人員帶領，是最早證明了「睡眠能夠調節食慾激素」的研究之一。這些受試者體內的瘦素和肌餓素的顯著變化，僅僅是睡眠不足的結果，因為他們連續兩天每晚只睡四小時。正因如此，在我們後續提出的計畫中，充足的睡眠將是重要的組成部分。

　　我們希望這兩種激素能保持平衡並滿足身體真正的能量需求，不會讓我們吃得太少或太多。現在，果糖上場了：它對這些激素所造成的反應，不同於葡萄糖，果糖會減少瘦素的分泌，並減弱對飢餓素的抑制。[27]換句話說，果糖會阻止你在用餐時獲得飽腹感。結果是，你的食慾更旺

盛，吃得更多，而且瘦素阻抗（leptin resistance）的情況會增強。你欺騙了身體，讓它認為自己正處於飢餓路徑中。

瘦素和胰島素的關係

瘦素和胰島素有很多共同點，儘管它們往往會互相拮抗。首先，它們都是促發炎分子。瘦素是一種發炎細胞激素，在人體的發炎過程中扮演重要角色，負責控制全身脂肪組織中其他發炎分子的產生。瘦素也有助於解釋為什麼過重和肥胖的人容易出現發炎問題，包括了全身從頭到腳各個部位罹患慢性退化性疾病的風險也會大幅增加。

瘦素和胰島素都是身體指揮鏈中的高層，因此，除了它們直接控制的系統之外，失衡狀態還會往下層影響，對身體的大部分系統造成嚴重的破壞。

此外，瘦素和胰島素都會受到睡眠不足、精製糖過量等因素的負面影響。一個人攝取越多加工糖（果糖位居榜首），瘦素和胰島素的健康程度就越不正常。正如持續濫用身體的胰島素幫浦和血糖平衡系統，最終會導致胰島素阻抗一樣，持續濫用瘦素傳訊，也會產生相同的效果。當身體超過負荷並被那些導致瘦素持續激增的物質淹沒時，瘦素受體就不再聽它的訊號，而是開始關閉，你就會出現瘦素阻抗的情況。

簡而言之，這些瘦素受體放棄了控制權，而你的身體很容易生病且會進一步出現功能異常。因此，即使你的瘦素濃度升高，它也不會向大腦發送你已經吃飽的信號，讓你停止進食。

如果你無法控制食慾，罹患代謝症候群的風險就會大幅增加，進而使你面臨其他疾病的風險。

研究還顯示，三酸甘油酯濃度升高（這是飲食中果糖過多的跡象）會導致瘦素阻抗。事實上，果糖和瘦素阻抗之間的密切關係，已經得到充分的證明。一組研究人員指出：「由於胰島素和瘦素，可能還有飢餓素，在能量平衡的長期調節、循環胰島素和瘦素的減少，以及飢餓素濃度增加方面，相當於中樞神經系統的關鍵訊號⋯⋯長期食用高果糖飲食，可能導致熱量攝取增加，最終導致體重增加和肥胖。」[28]

鹽會引發糖交換過程

在 2018 年的一項研究中，研究人員在實驗動物中探索了這些關聯，發現了當他們強迫大鼠在體內產生果糖後的驚人效果。[29] 他們透過在動物的飲食中添加鹽，來活化其體內從葡萄糖到果糖的路徑。結果是，這些大鼠出現瘦素抵抗，並且變得肥胖。

讓我們思考一下。如果這些研究人員能夠透過高鹽飲食，來激發大鼠體內的果糖生成，這就代表飲食中的過多鹽分，最終可能會導致人們罹患高血壓、脂肪肝等一連串疾病。

我們將在第五章中看到，鹽如何潛在地引發尿酸的產生，它會在體內引發葡萄糖轉化為果糖，此過程稱為「糖交換」（sugar swap）。這就是高鹽飲食可能會導致肥胖、糖尿病及其他代謝疾病的部分原因。這是很清楚，也很可怕的發展過程：更高的鹽分→更高的果糖量→更嚴重的瘦素阻抗→過度食慾和暴飲暴食→肥胖→胰島素阻抗→脂肪肝。

但這不是理想的反應鏈。

尿酸對代謝症候群的作用

第一項證明了尿酸在果糖誘發的代謝症候群之角色的研究，可以追溯到 2005 年對大鼠進行的開創性工作。[30] 當時，研究人員給一組大鼠餵食高果糖飲食，記錄了其生理結果。然後，他們在另一組老鼠身上進行降尿酸藥物的實驗。

在沒有使用藥物來控制尿酸的食果糖大鼠中，清楚地顯示出尿酸會對其代謝症候群的主要特徵（胰島素濃度升高、三酸甘油酯濃度升高和血壓升高）的發展產生影響。但是，在使用藥物控制尿酸的那一組老鼠中，這些代謝標記物並沒有發生可測量的變化。

一些對人類進行的類似研究，觀察了攝取高果糖對血壓的影響，同樣也指出，尿酸在推動不利的變化方面，發揮著重要的作用。[31] 我們如何知道尿酸具有重要作用？因為當研究人員使用藥物來阻斷尿酸生成時，果糖對血壓的影響就相對低得多。

尿酸與多巴胺的關係

2017 年進行的另一項研究顯示，高果糖玉米糖漿會影響大腦中的多巴胺傳訊，[32] 使得這個過程更加複雜。儘管我們已經從人體和動物研究中得知，多巴胺傳訊的任何抑制，都會導致強迫性暴飲暴食和肥胖，但這項研究發現到，高果糖玉米糖漿可以在沒有肥胖的情況下，引發代謝失調並改變多巴胺傳訊。

作者警告說，因高果糖玉米糖漿而減少的多巴胺傳訊，可能會導致強迫性暴飲暴食和食物成癮，長期下來會導致肥胖。換句話說，即使在體重健康的情況下食用高果糖玉米糖漿，你也會進入導致新陳代謝和體重混亂的那扇大門。

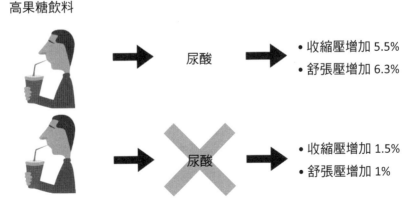

對高果糖飲食者阻斷尿酸之生成的影響

高果糖飲料

尿酸 → • 收縮壓增加 5.5%
      • 舒張壓增加 6.3%

尿酸(X) → • 收縮壓增加 1.5%
         • 舒張壓增加 1%

這些發現讓我想到了其他多巴胺相關的疾病，例如注意力不足過動症（ADHD），目前它在美國至少影響了 10% 的四歲至十七歲的兒童。㉝這相當於五百四十萬名兒童，其中有半數以上正在積極服用藥物。㉞如果他們減少對糖的攝取量，特別是高果糖玉米糖漿的攝取量，會怎樣呢？肥胖症和注意力不足過動症的同步增加，都與長期攝取糖有關，這很奇怪嗎？由耶魯大學、普林斯頓大學、佛羅里達大學和科羅拉多大學的醫學院共同進行的另一項研究，進一步將這些點串連起來：多巴胺活性減少，顯示了尿酸增加的情況。㉟

這個科學家團隊認為，尿酸可能會減少多巴胺受體的數量，進而降低了多巴胺的作用。他們發現，患有注意力不足過動症的兒童，比起沒有這種症狀的兒童，血液中的尿酸濃度更高。有關糖的攝取與注意力不足過動症等行為問題的關聯，早在文獻中被提及，卻被當成無根據的軼事來談論，直到最近，我們才知道多巴胺傳訊與尿酸濃度之間的關係。儘管研究人員早在 1989 年就發現到尿酸濃度升高與其他正常兒童的過動症狀之間的關聯，但顯然人們需要一段時間才能聽到這些傳聞並進一步探索研究。㊱

我希望，這些知識能促使我們透過生活方式，來治療這些逐漸影響到年輕人的失調情況，而不是使用藥品。此外，儘管在談到注意力不足過動症時，經常提及兒童，但美國有近千萬名成年人也面臨這種困擾。對他們來說，解決方案很可能是一樣的：少吃糖。

最近由美國國家衛生研究院帶領的研究，也追蹤了高度衝動族群的尿酸濃度升高情況，這些族群了包括輕度注意力不足過動症和較嚴重的躁鬱症等疾病之患者。㊲有趣的是，在一項針對強迫性賭徒的實驗研究中，當賭徒為了錢而玩跳棋時，尿酸濃度會增加，但當他們玩跳棋而沒下注時，尿酸濃度則不會增加！㊳

說到兒童，我想談談果糖的攝取量，以及我們在青少年中看到的情況。這個族群比任何其他年齡族群攝取更多的果糖，但直到最近幾年，

> 在以三歲至十四歲消費者為受眾的最受歡迎影片中，有 43% 是在宣傳食品和飲料，而其中有 90% 以上是不健康的垃圾食品，包括速食、糖果和汽水。[39] 健康或無品牌的食品，僅出現在不到 3% 的影片中。

人們才對其疾病風險因素進行了研究。結果令人不安，如同成年人的情況，有記錄顯示兒童的高果糖攝取量，與數種會增加心血管疾病和第二型糖尿病風險的標記物相關，而且這些關係似乎取決於內臟肥胖（或腹部脂肪）過多。[40]

我認為，對於在年輕人的代謝症候群比例激增的背景下，研究這些相關性的人來說，這個結果並不令人驚訝。儘管我們多半認為青少年在某種程度上可以免於受到含糖飲食的破壞，並且他們將會「擺脫」對糖的喜好（並減少由此產生的體重增加情況），但我認為，這是非常無知的思考方式。實際上，我們是在替他們搭建成年後的一連串健康挑戰，並為他們制定了與慢性病共存的計畫。此外，這些生命早期的刺激，將為癌症、失智症和過早死亡打下基礎。

改變情況，承認尿酸的生理作用

我個人的經驗是，製糖業試圖將糖對健康的威脅，描述得比實際情況還要輕微。2018 年，我在幾個電視節目中宣傳《無麩質飲食，讓你不生病！》（*Grain Brain*）出版五年後的新版。在一個受歡迎的晨間節目中，我提出了關於攝取糖會帶來健康威脅的言論，卻在談話一開始就受到了挑戰。

節目製作者甚至從糖業協會那裡獲得了一份聲明：「適量享用糖是最好的，數十年的研究支持了這個事實。」我堅持自己的立場，被迫挑戰這種公然的錯誤訊息。我指出，相信製糖業的荒謬之處，就像是幾十年前我們相信菸草業所說的「吸菸有益健康」一樣。不幸的是，採訪者似乎沒有抓到重點。

　　2021 年，我與史丹佛大學的醫師暨研究員凱西・米恩斯（Casey Means）博士，為 MedPage Today 共同撰寫了一封給新上任總統喬・拜登的公開信；MedPage Today 是值得信賴的網站，適合醫療專業人士和喜歡關注科學出版品中的臨床新聞的讀者。那封信的標題是「美國農業部糖分攝取指南的痛苦真相」。[41]

　　我們指出了這份指南的明顯脫節之處：「2020 年至 2025 年美國農業部飲食指南中關於添加糖的建議，是由川普政府發布的，其內容緊跟著製糖業、加工食品業和金錢。這些建議與科學背道而馳，並且會繼續對美國兒童和成人造成重大傷害，在未來幾年導致不幸的健康和經濟後果。」我們敦促政府將美國農業部關於添加糖分量的指南，從目前的占總熱量 10%，減少到 6% 以下，為美國人提供一個爭取健康的機會。

　　減少糖的攝取量，對於改善所有美國人的健康和生產力至關重要。我們特別將矛頭指向高果糖玉米糖漿，因為國會為其提供了將近五千億美元的補貼。我們寫道：「高糖飲食或血糖失調，與精神疾病、認知和學習能力下降、心臟病、阿茲海默症、注意力不足過動症和自殺有關。」更不用說癌症、中風、不孕症、慢性腎臟和肝臟疾病、勃起障礙和可預防的失明了。

　　這些結果對人類和經濟都造成了巨大的痛苦。經濟上遭受的苦難是多方面的，包括了高昂的醫療費用和生產力下降。例如，患有第二型糖尿病的人，不僅會步向腦衰竭的情況，工作效率也可能會降低 44%。

　　當我在自己的網站上發布另一篇關於果糖之危險性的文章時，區分了健康水果中的果糖，以及精製的非天然果糖，同時也呼籲人們注意尿酸，讀者的回應非常迅速。長久以來，人們對果糖感到困惑，也幾乎沒有人聽過尿酸的真相。一旦我展開了關於尿酸的對話，就向世界各地尋求澄清、建議和真相的人們，打開了詢問的大門。

　　我寫這本書的使命，是提供由最好的公正科學所支持的真相。對我來說，這就是要忘記行銷廣告，擁抱那些受尊敬的科學家所說的內容。他們一遍又一遍地說著同樣的話：糖正在慢慢地殺死人們。現在，有關果糖的事實與尿酸的情況相結合，正在改寫整個關於糖的敘述。其中有一章介紹了新的科學發現對大腦的意義，接下來我們就去看看吧。

第 4 章

大腦中的原子彈

尿酸會讓大腦衰退

總而言之，人類的大腦是宇宙中已知的最複雜物體；
只有它自己知道一切。

——美國昆蟲學家愛德華・威爾森（Edward O. Wilson）

2021 年 6 月 7 日，美國食品藥物管理局批准了一種商品名為 Aduhelm（aducanumab）的新藥，用於治療阿茲海默症，並成為媒體的頭條。這是近二十年來，第一個被批准用於治療阿茲海默症的新療法，其用意是透過降低大腦中 β- 澱粉樣蛋白的濃度，來為患有輕度認知症狀的人，減緩記憶喪失和其他認知問題的進展。疲於對抗此疾病的數百萬名患者及其家屬，皆因為新的希望而歡呼。

一些致力於神經退化性疾病的上市生物科技公司的股票，因為這項消息而大幅上漲。長期以來放棄研究中的類似療法的製藥巨頭，也突然恢復了阿茲海默症相關藥物計畫。隨著大型製藥公司和投資者關注下一款重磅藥物，數十億美元似乎要投資下去了。但消息並不都是正面的。

當用來治療這種尚無已知治癒方法的毀滅性疾病、看似前景無限的新藥出現時，你會期待有關這種救星級藥物的懷疑和攻擊，很快就會平息。但事實並非如此。

由百健（Biogen）公司生產的 Aduhelm，很快就受到了許多科學家、神經學家，甚至是美國食品藥物管理局的獨立諮詢委員會的嚴厲批評，因為該管理局在幾乎沒有確切證據顯示 Aduhelm 有效的情況下，就倉促通過了批准（該管理局的三名專家在數天內就辭職了）。

批評者也指出，Aduhelm 的成本很高（每名患者每年需花費五萬六千美元），患者每個月都要接受靜脈注射，並且因為它會導致大腦腫脹或出血，患者也需要定期進行磁振造影（MRI）掃描。

這場爭論也涉及到誰應該服用這種藥物，是每個有阿茲海默症症狀的人？還是那些處於早期階段的人？

到了七月份，美國食品藥物管理局在巨大的壓力下，提出澄清：Aduhelm 只能用於有輕度記憶或思緒問題的人，因為並沒有它在阿茲海默症後期使用的數據。該公告發布一週後，美國最大的兩個健康體系：克利夫蘭診所（Cleveland Clinic），以及西奈山醫院的保健和認知健康中心宣布，他們不會建議患者服用這款藥物。包括美國退伍軍人事務部

（VA）在內的其他單位，也很快就跟進，將這款藥物從處方中移除，甚至建議不要提供它。

圍繞著 Aduhelm 的戲劇性事件，反映了人們對於終結阿茲海默症的渴望，以及人們至少有一些工具可以對抗這種疾病的進展。我們在治療心臟病、中風、愛滋病和多種癌症等疾病方面，都有很大的進步，但在失智症（特別是阿茲海默症）方面，我們仍然處在死胡同中。

相關數字很不樂觀：現今有超過六百萬名美國人患有阿茲海默症，預計這個數字在未來四十年內將會增加四倍；目前，在美國六十五歲以上的老人裡，有十分之一患有此病症，而且這個數字還在持續上升中。在目前的最新估算中，阿茲海默症是六十五歲以上老人的第三大死因，僅次於心臟病和癌症。

2021 年，阿茲海默症和其他失智症預計將對美國造成 3550 億美元的損失；到了 2050 年，這些成本可能高達 1.1 兆美元。任何親人患有這種疾病的人都知道，這種疾病會同時給患者及其家人造成毀滅性且昂貴的後果。[1] 因此，我最好從不同的角度來看這個問題。

如果我們面對的是一種無法治療的疾病，那麼從一開始就盡一切可能阻止這種疾病出現，不是比較有意義嗎？一些優秀的科學家正在弄清楚的事實是：人們確實有工具可以實現這個目標。也就是說，我們現在可以採取一些措施，以大幅降低罹患這種疾病的風險。

如果你能預防阿茲海默症的發生，那將是無價的，對吧？所有的數據都顯示，我們可以在病理發作和症狀開始出現之前，使用生活方式療法，讓大腦保持全速運轉。根據一些民意調查，人們對認知能力下降的恐懼，超過了對癌症甚至死亡本身的恐懼。[2] 心智上的運作會慢慢萎縮到無法執行日常任務的程度，但你的身體還能繼續活許多年，這種情況實在令人不敢想像。

Aduhelm 這款藥物不會改變這一切，但我有很多經過科學驗證的方法可以分享，它們能幫助你打造具韌性的大腦。「控制尿酸」正是我們必須使用的工具之一。

血糖升高、胰島素阻抗、肥胖、糖尿病、高血壓和發炎等情況，都與認知能力下降和大腦萎縮的風險增加密切相關。正如我在《無麩質飲食，讓你不生病！》中所寫的，即使是輕微的血糖升高，也會帶來認知能力下降的重大風險。

我們早就知道，認知能力下降的一個強力預測因子，就是一個人的腹部尺寸（腰臀比）和一個人的身體質量指數；身體質量指數越高，認知能力下降的風險就越大。現在，我們可以將「尿酸濃度升高」添加到主要的風險因素清單中。

尿酸也會影響認知能力

肥胖既是尿酸濃度升高的重要預測因子，也是失智症的主要風險因素；兩者是並存的。在一項為期二十七年的縱向研究中，針對超過一萬名男性和女性進行了回顧，結果顯示，那些在四十歲至四十五歲之間肥胖的人，晚年罹患失智症的風險，比那些保持正常體重甚至過重的人，增加了 74%。[3] 我敢打賭，如果我們能回到過去，在這些人尚未表現出認知缺陷的四十歲時，就檢測他們的尿酸濃度，檢測到的尿酸濃度會高得驚人。其他研究已經證明了這一點。

2016 年，有一項針對老年人的日本研究，研究人員在失智症風險的背景下，檢測了這些老年人的尿酸濃度，而受試者中的高尿酸濃度，與失智症診斷風險增加，具有四倍的相關性。研究人員在結論中簡潔地指出：「血清尿酸濃度升高，與認知能力惡化獨立相關。」[4] 這項研究再次顯示，尿酸濃度升高是一個獨立的風險因素。如果肥胖、第二型糖尿病和高尿酸血症，都是失智症的獨立風險因素，那麼當這些條件都出現在同一個人身上時，風險就會呈現指數級的增加。

雖然這些研究人員關注的是尿酸濃度升高對大腦血管的破壞性影

響，但有許多後續影響都證明了，為什麼高尿酸濃度對大腦具有如此大的威脅。⑤

　　需要強調的是，在許多記錄到尿酸濃度升高與大腦負面結果之關聯的研究中，「高」尿酸的定義略高於醫師認為的正常濃度，並且很容易被視為在正常範圍內。早在 2007 年，約翰霍普金斯大學的研究人員就提出警告，他們發現「偏高的正常尿酸濃度可能導致幾乎無法察覺的小中風，進而使得老年人智力衰退。」⑥（關於偏高的正常尿酸濃度，男性為 5.75 mg/dL 以上，女性為 4.8mg/dL。）由於這些研究發現，我所建議的尿酸濃度限值，才會低於目前的指南（和大多數醫師）的建議。

　　自 2007 年以來，有多項研究已經證實，相較於尿酸濃度在平均值或較低的人，「偏高的正常」尿酸濃度，與大腦白質組織的體積變化，有 2.6 倍的相關性。⑦ 你絕對不會希望自己大腦的白質組織結構發生變化或病變。研究顯示，在六十歲以上的成年人中，那些具有偏高的「正常」尿酸濃度的個體，在思考速度和記憶力測驗中得分處於最低的 25% 的可能性，增加到 2.7 至 5.9 倍。

　　儘管我們通常會擔憂老年人認知能力下降的情況，但肥胖與所有年齡層的認知能力較差有關。⑧ 我們大多誤以為年輕人擁有速度最快、最敏捷、最沒有問題的大腦，但是，大量研究顯示，不良的記憶力、詞彙量、處理速度和推理能力，可以歸因於額外體重對大腦的影響。這種現象在五歲的兒童身上就已經看得到，事實上，與體重正常的同齡人相比，肥胖兒童在學業測驗中的表現更差。⑨

　　患有代謝症候群的兒童，都會出現拼字、算術能力、注意力和整體心智韌性受損的情況。我們也知道，代謝症候群與尿酸有關；尿酸濃度升高常見於患有代謝症候群的人，無論他們是五歲還是七十五歲，而這將會顯著增加他們在日後罹患失智症的風險。

　　在研究尿酸濃度升高與失智症風險之關係的學界中，有大量數據敲響了警鐘。如果你用「尿酸」（uric acid）和「認知衰退」（cognitive decline）這兩個關鍵字來搜尋，會發現一個科學論文庫，其中有許多是2010 年之後才發表的（本書的附註中列出了一部分）。這顯然是新興的先進科學。如果你閱讀這些論文，會發現到認知缺陷與糖尿病之間存在關聯，而這正是尿酸作為邪惡角色進入故事的地方。

阿茲海默症是第三型糖尿病

如今，任何有關阿茲海默症的話題，都會牽涉到糖尿病。2005 年，在有關慢性發炎的報導登上《時代》雜誌封面的一年後，將阿茲海默症描述為第三型糖尿病的研究，開始悄悄出現在科學文獻中。[10]

但是，含糖的高果糖飲食與阿茲海默症之間的關聯，直到最近才引起人們的關注。最新的研究顯示，從生物化學角度來看，攝取果糖會增加罹患失智的風險，而尿酸很可能是導致失智症的罪魁禍首。這些研究既令人擔憂又令人振奮。「只要控制尿酸濃度，就能降低阿茲海默症的風險」，這個想法令人大開眼界；這麼做除了能預防阿茲海默症，對於預防其他腦部疾病也有許多重要性。

我們開始了解到，「第三型糖尿病」的根源，是大腦中的神經元無法對胰島素做出反應的現象，而胰島素對於記憶和學習等基本任務至關重要。我們也認為，胰島素阻抗可能會導致阿茲海默症中常見的斑塊成形。這些斑塊是由一種奇怪的蛋白質所組成，將會占據大腦並取代正常的腦細胞。

一些研究人員認為，胰島素阻抗是阿茲海默症認知能力下降的核心。更值得注意的是，患有糖尿病前期或代謝症候群的人，罹患失智症和輕度認知障礙的風險會增加，而這些狀況往往會發展為全面的阿茲海默症。我必須強調，一旦出現疾病的跡象，通常不可能逆轉情況，就像火車離開車站後開始加速那樣。

果糖導致大腦惡化的方式

糖尿病與阿茲海默症風險之間的關聯，並不代表糖尿病會直接導致阿茲海默症，只是它們可能具有相同的起源。它們可能都是由長期飲食習慣所造成的，這些習慣導致代謝功能異常，再進一步導致疾病。果糖和尿酸是在哪裡發揮影響呢？相關研究閃爍著新的見解，揭穿了人們對果糖的誤解。雖然果糖不會直接升高血糖濃度，但會導致大腦惡化，而它透過許多方式做到這一點。

首先，正如前一章提到的，果糖引起的胰島素阻抗，會使身體陷入血糖保持在危險高濃度的模式。在大腦中，胰島素阻抗會阻止腦細胞接收所需的能量。胰島素是一種強大的營養激素，可以滋養神經元，而且是大腦能量的基礎。大腦能量學又稱為神經能量學，是指能量在大腦中流動，以照顧腦細胞並滿足其對氧氣、燃料和支援之高需求的系統。若是腦細胞得不到照顧，它們就會受損，或更糟的情況是死亡。

其次，人體代謝果糖的方式，會導致更多的尿酸產生並消耗能量（腺苷三磷酸〔ATP〕），進一步引發了會到達大腦的發炎情況（即神經發炎）。果糖代謝也可以直接發生在大腦；最近，人們才發現，代謝果糖的生化機制存在於神經元和神經膠質細胞等腦細胞中，而人們原本認為這些細胞不會代謝果糖。[11] 這些令人驚訝的新資料，逆轉了關於大腦中果糖代謝的舊流行教條。

第三，在人體代謝果糖的過程中，除了會消耗能量之外，還會導致一氧化氮的產生減少；而一氧化氮是血管的重要分子，能使血管正常運作並運輸胰島素。尿酸濃度升高，將會削弱一氧化氮的活性，進而增加動脈粥狀硬化疾病和血管性失智症的風險，同時升高血糖濃度並增加胰島素阻抗。

果糖與大腦的可塑性

即使是大腦中的胰島素傳訊系統的微小擾動，也會引發神經發炎。

而且，果糖會作用於大腦的特定區域，包括了涉及食物攝取和獎賞機制的調節（還記得享樂路徑嗎？），以及學習和記憶的關鍵區域。[12] 在回來繼續談尿酸之前，我們先回顧一下其他的生物學事實。

對小鼠進行的研究，顯示了果糖對大腦的作用：它會降低海馬迴（hippocampus）的突觸可塑性。[13] 其意思是，大腦記憶中心的那些細胞，建立連結的能力較差，而連結是學習和形成記憶之過程的重要組成部分。同時，新的腦細胞的生長也會減少。[14] 這兩種效應是失智症的指標。如果你不能很好地處理資訊、學習和形成新的記憶，或是生長新的腦細胞來取代舊的或垂死的腦細胞，就會走上嚴重的認知衰退和失智症的道路。事實就是這麼簡單。

好消息是，在這些研究中，原本小鼠被餵食以果糖為基礎的飲食數週，發展出代謝症候群，並表現出認知能力下降的跡象，然後，研究人員透過改變飲食和去除其中的果糖，扭轉了這些小鼠的部分狀況。這樣的觀察結果暗示著，可能存在一個機會之窗，讓我們可以扭轉大腦衰退的過程，使其遠離失智症，並回到健康和良好認知的道路上。但是，逆轉行為必須盡早開始，一旦嚴重的疾病開始生根發芽，就很難消除它所造成的損害或扭轉局面。

我們也知道，果糖在總體上會損害大腦的能量，尤其是在我們最需要它的地方：海馬迴的粒線體。加州大學洛杉磯分校大衛格芬醫學院的科學家宣稱：「攝取果糖會降低神經彈性，並可能使大腦容易出現認知功能異常，而且終生都容易罹患神經系統疾病。」[15]

這是一個重要的發現，原因有二。首先，神經彈性對於大腦的長壽和所謂的認知儲備（防止衰退的能力）是必要的。這就像你多準備了一雙鞋子，以防舊鞋穿壞了的情況。眾所周知，認知儲備程度高的人可以避免失智，即使他們的大腦可能出現衰退的實體跡象（例如斑塊和纏結）。

我們是透過對老人的大腦進行驗屍而得到這些知識，其中一些老人已經活到一百多歲了。他們的大腦看起來病得很嚴重，充滿了各種問題，但他們直到最後都能保持心智的敏銳度。他們的祕密是什麼？他們在一生中打造了一些神經通道，可以彌補那些運作不再良好的通道。

這就是大腦如此非凡的原因；它是人體中最具延展性或可塑性的器官。不同於人體的其他器官會隨著年齡增長而自然磨損，大腦可以隨著歲月的流逝而得到改善，但前提是，我們必須用正確的輸入來支持它，尤其是那些涉及新陳代謝的輸入。

果糖攝取與阿茲海默症

其次，請記住，大腦是人體中最需要能量的器官。它可能只占體重的 2% 到 5%，但在休息時所消耗的能量，卻高達人體總能量的 25%。那麼，當我們剝奪了大腦的能量時，會造成什麼影響呢？我們正在促進大腦的功能異常和衰竭。

一些先進的研究顯示，大腦能量受損可能是導致阿茲海默症的最重要機制。而其中最狡猾的主要罪犯，便是果糖。

2017 年，當佛拉明罕心臟研究（第一章曾討論過）的研究人員，將注意力轉向所謂的「症狀出現前的阿茲海默症」的跡象時，證明了每天喝果汁對大腦的害處有多大。

所謂「症狀出現前的阿茲海默症」，是指個體尚未表現出認知能力下降的跡象，但如果你觀察他們的大腦，會發現有些不對勁之處。他們正處於疾病的早期階段，尚未在其行為和認知上顯現出來。大腦中的疾病病理可能需要數年甚至數十年的時間，才會轉變為外在症狀（因此，重要的是利用症狀出現前的時間，來預防疾病的發生和進展）。

在這項由波士頓大學領導的研究中，針對數千名接受神經心理測驗和磁振造影的人進行研究，以確定含糖飲料（包含汽水和果汁）對他們的大腦有何影響（如果有的話）。他們比較了受試組與每天飲用不到一份含糖飲料的組別，結果不言而喻。[16]

含糖飲料與大腦的萎縮

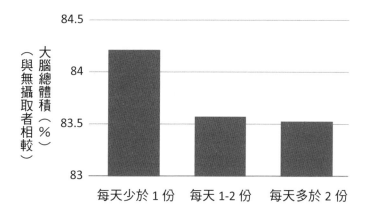

改編自馬修·帕斯（Matthew P. Pase）等人的研究，《阿茲海默症和失智症》（*Alzheimer's & Dementia*），2017 年

- ➤ 攝取更多的含糖飲料，與大腦總體積較小、海馬迴體積較小，以及記憶力測驗的分數較低有關。
- ➤ 每天攝取一份或多份果汁，與大腦總體積較小、海馬迴體積較小，以及較差的記憶力測驗分數有關。

　　他們在結論中直接指出糖（此處以果糖為主）對大腦的影響：「這些發現令人震驚，因為它們在中年樣本中的展現很明顯，而且即使在對盛行的糖尿病、總熱量攝取和身體活動等眾多混雜因素，進行統計調整後，仍然觀察到這些發現。研究中觀察到的關聯程度，相當於大腦總體積老化了 1.5 年至 2.6 年，情節記憶相關的大腦老化了 3.5 年至 13 年。」（情節記憶是指對特定日常事件的記憶。）作者在撰寫研究結果時，引用了其他實驗的類似發現：<u>阿茲海默症的病理發展，與果糖的攝取有關。</u>那麼，尿酸與此有何相關？

尿酸是果糖的助手

　　儘管這項研究沒有觀察受試者的尿酸濃度，但其他研究做到這一點，並且一次又一次顯示，果糖對大腦產生有害影響的重要機制，是由尿酸協助的。[17] 這是果糖和大腦退化之間的一個難以捉摸的失落環節。由於果糖會升高尿酸濃度並損害胰島素傳訊，腦細胞就失去了正確使用葡萄糖的能力。

　　這種大腦能量的功能異常，解釋了為什麼生酮飲食對阿茲海默症患者是有效的介入措施，因為它提供了「酮」這種替代燃料。[18] 紐西蘭的神經學家馬修·菲利普斯（Matthew Phillips）博士研究了阿茲海默症相關的大腦能量，當我去採訪他時，他解釋了使用生酮飲食來治療帕金森氏症的功效，因為帕金森氏症也是一種大腦能量有缺陷的疾病。我的觀點是：這種生物能量問題，是胰島素阻抗的結果，而我們現在知道尿酸在這種情況中扮演了關鍵角色。

　　我們也不要忘了前一章簡短提到的英國研究。它強調了果糖和尿酸在大腦衰退中的共同作用。其標題說明了一切：「增加果糖攝取量，是失智症的風險因素。」這些科學家清楚地指出，過量攝取果糖會促進失智症的發展；那些接受糖分的大鼠，都迅速出現了胰島素阻抗和認知障礙的情況。

　　他們進一步闡明了，果糖會損害大腦的處理、學習和記憶能力，並且指出了尿酸所扮演的角色。尿酸濃度升高，與自由基形成的增加、一氧化氮合成的減少有關，而這種情況會損害血液的流動，包括了流向大腦的寶貴血液。此外，血管中一氧化氮的減少，會直接損害胰島素處理血糖的能力。

　　最後，這些研究人員發現，一氧化氮合成酶（大腦中生產一氧化氮的酶）的減少，會降低突觸神經傳遞和記憶形成。突觸傳遞是神經元與鄰近神經元連結及對話的方式。因此，這代表了尿酸與一氧化氮相關的破壞性影響，大過於簡單的血液供應減少和胰島素活性受損。它對一條神經與另一條神經的溝通方式，有直接的損害作用。換句話說，尿酸會使大腦進入一種靜電干擾的模糊狀態，就像一部舊電視機在第三頻道上無法提供清晰的影像一樣。

大腦具有透過突觸來保持快速且清晰的訊息傳遞之能力，而這是其健康和功能的基礎。這個過程中的任何干擾，都會產生嚴重的後續影響，包括心智和認知能力下降的風險。

降尿酸藥物對大腦的益處

要了解尿酸對認知能力下降的影響，只要看一看降尿酸藥物對於降低失智症風險的作用。2018 年，一項使用醫療保險索賠資料的回顧性研究，揭示了降低尿酸具有預防失智症的功效。[19] 阿拉巴馬大學的科學家比較了兩種改善尿酸濃度和痛風的流行藥物：異嘌呤醇（allopurinol）和非布索坦（febuxostat），發現了相較於低劑量（每日少於 200 毫克）的異嘌呤醇，更高的異嘌呤醇劑量和每日 40 毫克的非布索坦，與新診斷出失智症的風險降低 20% 以上有關。這是巨大的成果，尤其是目前我們對阿茲海默症沒有任何有效的治療方法。

這類研究推動了尿酸與失智症風險之關係的後續研究，現在，人們對於使用降尿酸藥物作為預防失智症的手段，產生了濃厚的興趣。

儘管這項研究並非確定誰患有或未患有失智症的安慰劑介入實驗，仍然檢視了因為其他原因（例如痛風和腎結石）正在或未服用降尿酸藥物的個人，以及哪些人似乎會從服用降尿酸藥物中受益，降低了罹患失智症的風險。未來的研究將會為這些關聯和潛在的機制，提供進一步的線索。

此外，由於胰島素阻抗和全身發炎所帶來的重度風險因素，當我讀到「用異嘌呤醇降低尿酸濃度，可以改善無症狀高尿酸血症的胰島素阻抗和全身發炎」等研究時，就知道我們正在了解一種可以預防甚至治療腦部疾病的全新方法。[20]

2021 年，在《美國老年精神病學雜誌》（*American Journal of Geriatric Psychiatry*）的一篇社論中，杜克大學的醫師珍・加利亞迪（Jane P. Gagliardi）博士寫道：「將可改變的風險因素設為目標，是失智症管理的重要策略。」[21]

尿酸濃度升高是我們最近才發現的巨大風險因素。正如醫學界所說，當你改變土壤時，種子就不會生長。如果我們能夠控制尿酸以及完美「土壤」的其他重要元素，就可以支持大腦的最佳健康和功能。

雖然這項研究顯示了服用降尿酸藥物對大腦具有顯著的益處，但這種方法並不是降尿酸飲食的目的。從現在開始，我將介紹所有不需使用藥物的行動措施，以幫助你將尿酸濃度降低到不會威脅大腦健康的程度。我們只需要控制一些在生活方式上可以輕鬆實現的事情，相關策略將在第二部分分享。

為了讓大家明白這一點，我在右頁的圖表中，改編了約翰霍普金斯大學的科學家於 2007 年提出的研究資料，也就是：尿酸濃度輕微升高也會產生問題，並增加老年人認知能力下降的風險。[22] 當尿酸濃度輕微升高，即使仍被視為正常，也與認知能力有關。

對我來說，像這樣的圖表講述了很多事實。

我在本章開始時，介紹了與阿茲海默症相關的統計數據，以及我們現在的處境和未來的發展方向。請記住，針對這種疾病，我們並沒有任何有效的藥物治療方法。我們別無選擇，只能注重預防策略，而這些策略正在由全球最好的研究團隊進行驗證。

身為一名神經科醫師，我對新興研究特別感興趣，這些研究顯示了我們的日常選擇將會決定心智的健康命運。然而，還有另一個因素促使我公布這些資訊。當我寫下這些文字時，想起了我握著父親的手，看著阿茲海默症奪走他生命的那一刻。這種經驗遠遠超出了我身為神經科醫師的使命，促使我分享阿茲海默症真相的另一面，也就是消費者沒有被告知的部分。那個訊息是，我們應該過好自己的生活，而且希望透過藥

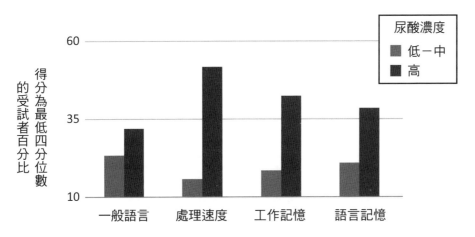

尿酸與認知損傷

改編自大衛・施雷特倫（David J. Schretlen）等人的研究，《神經心理學》
（*Neuro-psychology*），2007 年第 1 期

物解決問題，是不公平和殘酷的。

當我在電視上論及「減少糖攝取量，是一種有益大腦健康的生活方式」的重要性時，面對了製糖業的聲明。那份聲明基本上強化了這樣的觀念：我們應該繼續快樂的生活，繼續吃糖，並且抱持著最好的希望。但我們值得更好的生活。

現在，我們已經在尿酸和健康的關係中減少了糖（特別是果糖）這個成分，那麼下一個合乎邏輯的問題就是：還有什麼東西會提高你的尿酸濃度？

第 5 章

高尿酸濃度與生活型態

睡眠、鹽、乾癬、海鮮和久坐的影響

經驗的價值不在於見多識廣，而是看得明智。

——醫學博士威廉·奧斯勒爵士（1849-1919）

在一個多世紀之前,威廉‧奧斯勒爵士是當時最有遠見的醫師之一,也是敏銳的觀察者,理解到並傳授著向患者學習的價值就跟教科書一樣多。現今,他被譽為現代醫學之父。1892 年(與亞歷山大‧海格的書同年),他出版了開創性著作《醫學原理與實踐》(*The Principles and Practice of Medicine*),將痛風稱為「營養失調」,並建議應採用低碳水化合物飲食法來治療此慢性病;在該飲食法中,「針對食物中的澱粉和糖精(Saccharin,編註:一種不含熱量的人工甜味劑)的攝取量,限制得非常低。」[1]

他也建議要限制痛風患者的水果攝取量,以防止關節炎復發。當時,他對糖和果糖有一些了解,但不太可能知道吃一塊新鮮水果與喝液態糖之間有什麼區別。而且,高果糖玉米糖漿也還沒登上世界的舞臺。

在了解果糖如何提高體內的尿酸濃度之後,接著,我們該來了解其他因素和習慣如何參與其中。有許多因素都會阻止你從體內適當地清除尿酸,而且自 1960 年代中期以來,相關科學證據持續在增加。[2] 其中一些來自現代日常生活的因素,可能會讓你感到驚訝,不過,我將會提供管理它們所需的指南。讓我們來瞧一瞧。

睡眠是身體的良藥

我們一生中有三分之一的時間都應該在睡眠中度過。如今,我們已經從前所未有的科學角度,理解到睡眠的價值。尖端的實驗室和臨床研究都指出,身體的每個系統都會受到睡眠品質和睡眠量的影響;關於這一點,你可能已經在線上媒體和書籍中看過了。但有一個你可能沒有聽過的新訊息:睡眠對身體的影響,觸及了身體的所有生化作用,其中也包含尿酸相關的生化作用。

在討論睡眠和尿酸的關聯之前,我先快速總結一下睡眠的好處:它可以幫助我們控制飢餓感、食量、新陳代謝的速度、胖瘦程度、抵抗感染，也決定了我們的創造力和洞察力，以及輕鬆做出正確決定、應對壓力的能力、處理資訊和學習新事物的速度，還有組織、儲存和喚起記憶的能力。③

「晚安，睡個好覺」這句話起源於十九世紀，並在 1968 年成為披頭四《白色專輯》（*White Album*）其中一首歌的歌詞後，獲得普遍的流行。大約就在當時，人們開始慢慢了解到睡眠對身體的神奇作用，但直到幾十年後才開始進行對照實驗，來證明睡眠不足（而不是「緊繃」）會引起發炎、損害激素傳訊和血糖調節，並從根本上破壞了新陳代謝的健康。

破壞的過程非常快速。第一項對照研究評估了週期性部分睡眠不足對激素和代謝變量的影響，研究人員讓非糖尿病患者之年輕健康男性，連續六天將睡眠時間減少到每晚僅四小時。④ 到了第五天，相較於他們可以睡更長時間的日子，他們對葡萄糖的耐受性降低了 40%。這項具有里程碑意義的研究，是由伊芙・范考特（Eve Van Cauter）與同事於 1999 年在芝加哥大學進行的。

第一項提到睡眠不足與死亡率之普遍關聯的研究，發表於 1964 年。該研究涵蓋了超過一百萬名成年人，發現到那些擁有七小時充足睡眠的人，死亡率最低。但是，此研究未能準確指出睡眠期間發生的所有潛在生物性甚至分子層級的情況。從那時起，大量研究加深了我們對睡眠與死亡率之關係的理解，並填補了許多空白，像是睡眠如何影響 DNA 的行為。⑤

儘管已經有一些傳聞類的證據，但人們直到最近才知道睡眠與尿酸之間隱藏的關聯。痛風患者往往會在夜間睡眠期間急性發作，而且在心臟病最容易發作的清晨，體內的尿酸濃度也正處於高峰；這些事實進一步告訴我們：睡眠和尿酸有著複雜的關係。

對大多數人來說，充足的睡眠至少需要七小時，而且睡眠是否充足也會影響到我們的基因。英國科學家發現，僅僅是一週睡眠不足，就會改變 711 個基因的功能，其中包括了有關壓力、免疫、新陳代謝和發炎的基因。⑥ 對身體這些重要功能產生負面影響的任何因素，都會影響身體的一切，包括我們的感受和想法。我們依靠這些基因來產生可持續供應的蛋白質，以便替換或修復受損的組織，如果它們在睡眠不足一週後停止運作，就會加速身體狀況的各種惡化。我很快就會回來談這個部分；首先，我們先來進一步認識睡眠的力量。

睡眠週期及其益處

睡眠是由一系列平均長度約為九十分鐘的週期所組成（不過，每個人的時間長度差異很大），在其中，大腦會從深層的「非快速動眼睡眠」，轉變為「快速動眼（REM）睡眠」。（快速動眼睡眠是一個獨特的階段，其特徵是眼睛會隨機地快速運動。）雖然貫穿整個夜晚的睡眠週期變化相當穩定，但「非快速動眼睡眠」與「快速動眼睡眠」的比例則會發生改變；隨著逐漸接近黎明，我們會從「非快速動眼睡眠」轉向較淺層的「快速動眼睡眠」。

一些研究顯示，相較於會讓人做夢的快速動眼睡眠，非快速動眼睡眠更能讓人恢復活力，但這兩種睡眠具有不同的重要益處，我們都需要有充足的分量。非快速動眼睡眠有助於身體的恢復和自我更新，而快速動眼睡眠則是學習和記憶的關鍵。

睡眠不佳的後果

我們可能不會注意到睡眠不佳在基因層級的副作用，但一定會經歷到長期睡眠不足的其他跡象，像是思緒混亂、記憶喪失、腦霧、免疫力低下和慢性感染、渴望吃碳水化合物、體重增加和肥胖、心血管疾病、糖尿病、慢性焦慮和憂鬱。這些後果都與睡眠有著獨特的關聯，包括了你的定期睡眠量，以及睡眠期間更新細胞和控制系統的能力。你是否一整晚都經常進入深層的恢復性睡眠？你能否不受打擾地安睡一整晚？你醒來後是否感覺神清氣爽？你有維持固定的睡眠時間嗎？

研究顯示，睡眠不足除了會對基因的行為產生影響外，也會直接增加強效促發炎分子（細胞激素）的濃度，例如：「介白素 -6」、「介白素 -1β」、C 反應蛋白和腫瘤壞死因子 -α（TNF-α）。[7] 白血球也會被活化，而這是身體處於壓力之下並且可能容易損傷的跡象。這些發炎標記都與許多疾病的風險因素相關。就算只是二十四小時內睡眠不足，也會導致這些發炎因子急劇增加。此外，即使每晚睡眠時間只是減少兩小時（即每晚睡六小時，而不是八小時），也會增加發炎化學物質的產生。

不過，一夜好眠不只取決於睡眠的小時數；如果你缺少恢復性睡眠，或是有睡眠呼吸中止症之類的干擾，在完整健全的睡眠週期中產生漏洞，就會進一步提高那些發炎分子所帶來的影響。

2016 年，一份針對包含五萬人的七十二項研究所進行的大型文獻評論指出，睡眠障礙顯然與發炎標記物的增加有關。[8] 「睡眠過多」也被證明是一個問題，因為每晚睡眠時間超過八小時（長時間睡眠）的人，也會導致發炎化學物質的增加。在其他研究中，睡眠過多與全因死亡率增加 23% 至 30% 有關。[9]

此外，「睡眠過多」也被認為是認知能力下降的潛在早期標誌。2017 年，《神經病學》（Neurology）期刊的報導指出，每晚睡眠超過九小時，可能會增加十年內發展為臨床失智症的風險。[10] 這是一個相當重要的聲明，而且，這項研究也測量出長時間睡眠者的腦容量會減少。

睡眠不足與代謝問題

顯然，有一個充分利用睡眠益處的最佳狀態，對大多數人來說，這就是每晚睡七到八小時。但大多數人都無法做到這一點。大約 25% 的美國人抱怨自己偶爾會失眠，近 10% 的人患有慢性失眠。[11] 這種情況也與孩子有關，最新的數據顯示，睡眠不足（即沒有獲得足夠的睡眠來滿足身體需求）在年輕人之間很常見。有 30% 的六歲到十一歲兒童無法獲得安穩且充足的睡眠，導致了該年齡層代謝症候群患者的增加。[12] 那些睡眠時間短的兒童，肥胖風險的增加高達了驚人的 89%。[13]

事實上，睡眠不佳對代謝症候群風險的影響，是睡眠醫學備受關注的另一個領域。睡眠是支持關鍵身體作用歷程的最具影響力的活動之一；這些歷程包括了葡萄糖代謝，以及胰島素對於飢餓激素（飢餓素）和飽腹感激素（瘦素）的傳訊。

任何有關睡眠不足的討論，都會觸及新陳代謝，以及肥胖和糖尿病風險。一項又一項的研究顯示，睡眠不足會增加胰島素阻抗，並大幅增加各種代謝問題的風險。為何會如此呢？

「睡醒週期」（sleep-wake cycles）會為我們的晝夜節律（circadian rhythms）定下基調，並且反過來影響體內各種激素濃度的上升和下降、體溫的波動，以及有助於健康的某些分子的增減。當我們的睡眠模式無法滿足身體的生理需求時，有多種影響會同時發生，像是會使人增加對垃圾食物的強烈渴望的體內複雜激素之變化。第三章曾提到的開創性研究，就闡明了睡眠在平衡食慾和飽腹感相關激素上的主導作用。睡眠不足會導致飢餓素失衡，其結果是產生對不良食物的渴望，而這些食物將與健康的生理機能產生衝突。

2017 年，一項針對一萬八千名成年人所進行的研究顯示，對於糖尿病前期患者，每晚睡眠時間少於六小時者，發展為糖尿病的風險增加了 44%，而每晚睡眠時間少於五小時者，發展為糖尿病的風險增加了 68%。[14] 該研究得出的結論是，「充足的睡眠時間對於延緩或預防糖尿病前期發展為糖尿病，具有非常高的重要性。」請記住，冠狀動脈疾病、糖尿病前期和糖尿病都是發炎性疾病，可能會引發其他疾病。因此，如今已證明，「習慣性睡眠不足」會使人因各種原因死亡的風險，增加高達 12%。

睡眠不足的破壞力

睡眠不足會透過生物路徑的複雜組合，增加以下情況的風險。

- 過重和肥胖
- 胰島素阻抗、代謝症候群與糖尿病
- 記憶喪失、意識混亂與腦霧
- 失智症和阿茲海默症
- 免疫功能降低
- 心血管事件，包括心臟病發作
- 癌症
- 性慾低落和性功能障礙
- 情緒低落和憂鬱
- 易受感染
- 衝動
- 成癮
- 預期壽命縮短

睡眠期間的尿酸濃度變化

前面的段落中幾乎沒有提到尿酸，但你可能會看出這是怎麼回事。由於尿酸濃度升高與那些會受到睡眠習慣影響的疾病相關，因此尿酸是幕後因素之一。2019 年的一項研究中，揭露了睡眠持續時間與血液中尿酸濃度之間，具有強烈的負相關性；充足的優質睡眠等同於低尿酸濃度。[15] 其他研究也證實了這種相關性，包括那些顯示了反向關聯的研究：低品質、短時間的睡眠，與高尿酸濃度相關。[16]

對於易患痛風的人來說，在夜間發作的原因之一，是睡眠期間發生的生理變化，會催化關節中的尿酸結晶形成。這些變化包括了體溫下降、呼吸模式改變和皮質醇濃度降低。皮質醇（cortisol）是一種抗發炎分子，在睡眠期間的生產量會減少，因此，有助於緩解痛風性發炎的皮質醇濃度就會隨之降低。脫水也可能是這個問題的一部分；當身體在睡眠期間透過呼吸和出汗而失去水分時，尿酸在血液中的濃度會越來越高，並且聚集在關節中形成結晶。

但你不必患有痛風，才能意識到自己有尿酸濃度升高的問題。許多人從未經歷過痛風發作，但如果你在他們處於不安穩的夜晚睡眠中觀察其身體狀況，可能會發現他們的尿酸濃度飆升並且造成了無聲的傷害。

對許多人來說，入睡並不是問題，問題在於保持睡眠狀態並避免被干擾。阻塞性睡眠呼吸中止症（Obstructive sleep apnea, OSA）是一種會擾亂睡眠週期的常見睡眠障礙。當支撐喉嚨軟組織（例如舌頭和軟顎）的肌肉暫時放鬆時，就會發生這種情況。你的呼吸道會變窄並開始停止呼吸，直到你半夢半醒地意識到這個問題；而當你重新入睡後，這個過程可能會重複發生。

導致阻塞性睡眠呼吸中止症最常見的原因是什麼？肥胖，因為頸部區域的額外重量，會引發導致呼吸紊亂的一系列事件。現在我們知道，那些患有阻塞性睡眠呼吸中止症的人，罹患失智症的可能性是正常人的兩倍以上。他們失去了維持新陳代謝健康的重要睡眠，而大腦需要健康的新陳代謝，才能茁壯並避免疾病。

一項研究顯示，隨著睡眠越來越受到阻塞性睡眠呼吸中止症的干擾，體內的尿酸濃度就會大幅上升；我已經調整了下頁圖中的結果（呼吸中止－呼吸不足指數，反映了睡眠中斷的嚴重程度；呼吸不足只是指異常淺或緩慢的呼吸）。[17]

> 良好的睡眠有助於控制尿酸濃度。你的睡眠品質越好，並且越注意確保身體所需的睡眠時間，就能將尿酸濃度控制得更好。

尿酸濃度與睡眠呼吸中止症的關係

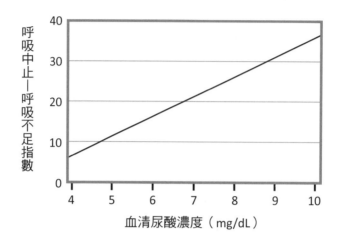

改編自鄭彩玉（Caiyu Zheng）等人的研究，《疾病標記物》（*Disease Markers*），2019 年 4 月 3 日

這項研究所針對的，是身體質量指數屬於過重類別的第二型糖尿病患者，不過，這些人有阻塞性睡眠呼吸中止症，並不是奇怪的事，因為這三種情況經常同時發生，而且有一個共同的因素將它們連結在一起：代謝症候群。

檢測睡眠品質

直到最近，人們為了徹底了解自己的睡眠品質，都必須到睡眠實驗室接受「睡眠多項生理監測檢查」（Polysomnography, PSG）。這是一項非常有價值但複雜的檢查，不僅可以確定人們的睡眠時間有多長，還可以確定不同階段的睡眠品質如何。例如，確定我們有多少時間處於快速動眼睡眠之中，是很重要的，因為這是我們鞏固記憶的時間。

同樣的，深層睡眠也很重要，因為這是大腦活化其膠淋巴系統（glymphatic system）的時間，就類似於「洗髮和沖洗的循環」，有助於清除大腦中累積的有毒代謝廢物和其他各種成分，包括與阿茲海默症有關、具危險性的 β- 澱粉樣蛋白。[18] 有趣的是，使用複雜的腦部掃描所進行的新研究顯示，即使只是一個晚上睡眠不足，也會導致受試者大腦中的 β- 澱粉樣蛋白數量升高。

令人興奮的是，如今我們有機會輕鬆獲得睡眠品質相關指標。隨著各種穿戴式裝置及其支援應用程式問世，我們可以追蹤各種資訊，包括運動期間的心率和血氧濃度，甚至任何特定時刻的血糖濃度。我們還可以追蹤自己的睡眠狀況。

在第二部分中，我將提供更多要點來幫助你結束睡眠不佳的狀況。現在，我們先繼續討論促使尿酸濃度升高的其他誘因。別錯過了「鹽」的影響。

鹽會誘發代謝症候群

在世界上的許多地方，人們每天的食鹽攝取量超過十公克，而實際上的應攝取量只是其中的一小部分。大多數人都知道，攝取過多的鹽分將會增加高血壓和心血管疾病的風險。科學文獻中也早就記載了，高鹽飲食與肥胖、胰島素阻抗、非酒精性脂肪肝和代謝症候群的發生頻率之增加有關。經由高鹽飲食，人類在短短五天內就可以誘發胰島素阻抗。

然而，直到最近，鹽對身體產生作用的確切機制，以及它對新陳代謝的影響，仍然有些難以捉摸。正如前文提到的，人類可以透過將葡萄糖轉化為果糖，在體內產製內源性果糖，而這是藉由活化「醛糖還原酶」（aldose reductase）而發生的。研究者使用小鼠來研究這個過程，發現了鹽具有活化醛糖還原酶的可能性，因此會增加內源性果糖的產生。[19]

這項研究也發現，高鹽飲食會在小鼠身上誘發代謝症候群。然而，缺乏果糖激酶（果糖代謝所必需的酶，它會促使尿酸產生）的小鼠，就不會出現代謝症候群，也不會變得肥胖。這表示，阻斷果糖代謝（以及尿酸產生），能夠使小鼠免於出現代謝問題。這不僅揭露了鹽分的攝取與果糖的形成之間存在關係，也顯示果糖本身的代謝會促進代謝症候群特徵的發展。

此外，這些實驗指出，在具有果糖激酶的野生小鼠（表示牠們會將果糖轉化為尿酸）身上，高鹽飲食與一連串問題有關，包括了瘦素阻抗、飲食不受控且過量而導致肥胖、胰島素阻抗、脂肪肝等。當研究人員評估人類的情況時，也記錄了相同的因果關係。

2018 年的一篇文獻評論中，評估了一萬三千名健康成年人，結果顯示，高鹽飲食（其定義為每天超過十一公克）可以預測糖尿病和非酒精性脂肪肝疾病的發展。[20]

要記得，非酒精性脂肪肝疾病是糖尿病的先兆；這些代謝狀況都是相互關聯的。因此，重點是：**喝含果糖的飲料已經夠糟糕了，如果你還在飲料中添加鈉，就等於是在傷口上撒鹽。**

請注意，我們還沒有足夠可靠的研究，可以確定鹽在很大程度上會刺激人體內果糖的產生，但相關證據越來越多。涵蓋幾項精心設計之研究的文獻評論指出，飲食中的鹽攝取量可能與代謝症候群發病率的增加有關，即使在調整總熱量的攝取之後也是如此。鹽沒有熱量，但它可以透過觸發體內果糖的產生及其代謝，來刺激食慾。

當內源性果糖刺激了暴飲暴食反應和瘦素抵抗，使我們吃得更多時，後續的連鎖反應就開始了。我們知道，在齧齒動物身上，果糖的攝取會刺激鈉的吸收，然後透過活化果糖激酶，來增加果糖的代謝。我在這裡看到了一個惡性循環，而未來可能會透過對人類進行的相關研究，來得到科學上的驗證。

《自然》（*Nature*）期刊特別關注先前提到的 2018 年那份文獻評論，強調了科學家的結論：「我們的研究結果，挑戰了只應針對管理高血壓來控制鹽攝取量的教條，並促使我們建議，應針對不同族群密切監控鹽攝取量。」[21]

我還想提醒一下，飲食中的鹽已被證明會損害實驗動物之內皮的一氧化氮，從而導致認知功能異常。我們知道，一氧化氮在血液供應和血管健康中發揮重要作用，也參與了阻止「濤蛋白」（Tau proteins；編註：Tau 為 Tubulin associated unit〔微管蛋白相關單位〕的縮寫）的形成，而濤蛋白正是阿茲海默症的明顯徵兆。

2019 年，《自然》期刊發表了威爾康奈爾醫學院（Weill Cornell Medicine）的菲爾家族大腦與心智研究所（Feil Family Brain and Mind Research Institute）一個小組的論文，其標題說明了一切：「飲食中的鹽會促進認知障礙」。作者群在論文中解釋道，該機制會透過受損的一氧化氮路徑來發揮作用，促使那些惡名昭彰的濤蛋白團塊的累積。[22]

我希望，未來的人類研究能夠更明確地指出鹽與人類生理之間的多重相互作用，並重新定義健康的鹽攝取量。糖和鹽是絕大多數美國人日常飲食中的主要成分。這些成分本身就會導致人體脫水，過量食用的話，它們還會破壞身體的正常功能，以及提高體內的尿酸濃度。

▌藥物也會增加尿酸

某些藥物會增加體內的尿酸量。[23] 我不會詳細介紹每種藥物如何發生這種情況，但簡而言之，這些藥物會增加尿酸的再吸收、減少尿酸的排出，以及增加嘌呤的產生，而嘌呤在血液中會降解為更多的尿酸。這些是最常見的機制，但請注意，由於化療藥物具有細胞毒性（殺死癌細胞的能力），當這些細胞被破壞時，也會透過釋出嘌呤來增加尿酸（稍後將詳細介紹）。

以下是會升高尿酸濃度的藥物成分及商品名之清單。然而，當你決定要停用、減少或持續服用這些藥物時，應諮詢醫師。

➤ 阿斯匹靈（每日劑量 60–300 毫克）。

➤ 睪酮（用於男性睪酮替代療法）。

➤ 妥癲平（Topiramate），例如抗驚厥藥「妥泰」（Topamax）。

➤ 替格瑞洛（Ticagrelor），例如血液稀釋劑「倍林達」（Brilinta）。

➤ 西地那非（Sildenafil），例如威而鋼（Viagra）

➤ 奧美拉唑（Omeprazole），例如用於治療胃酸逆流的「普利樂」（Prilosec）。

➤ 環孢素 Cyclosporine，一種免疫抑制劑。

➤ 菸鹼酸（維生素 B3），例如 Niacor。

➤ Acitretin（一種口服維他命 A 酸），例如用於治療乾癬的 Soriatane。

➤ 非格司亭（Filgrastim），例如用於治療低白血球的 Neupogen。

➤ L-dopa，或稱左旋多巴，例如用於治療帕金森氏症的心寧美錠（Sinemet）。

➤ 茶鹼（Theophylline），例如用於治療氣喘和慢性支氣管炎等肺部疾病的 Theo-24。

➤ 利尿劑

➤ β 受體阻斷劑（乙型阻斷劑），例如普萘洛爾（propranolol）和阿替洛爾（atenolol）。

許多人都忘了每年檢查藥櫃一到兩次，以確認自己真正的需求。他們已經習慣吃藥了，但實際上他們可能不必吃藥。我舉一個常聽到的典型例子：對抗胃食道逆流的藥物——氫離子幫浦抑制劑（簡稱 PPI，商品名有 Nexium、Prilosec、Protonix、Prevacid）。儘管這些藥物不會像上述藥物那樣直接升高尿酸濃度，但據估計有一千五百萬名美國人使用氫離子幫浦抑制劑來治療胃食道逆流，並可能使自己受到連帶的傷害。

這些藥物會阻止胃酸的產生，但胃酸是身體正常消化所需的物質。這些藥物可能使人們缺乏營養和維生素，容易受到感染（其中一些可能危及生命），還會增加罹患心臟病和慢性腎衰竭的風險，而慢性腎衰竭會影響身體排出尿酸的能力。這些藥物會對腸道益菌產生大量影響，又進一步對身體清除尿酸產生不利的影響。

一項又一項的研究顯示，在服用氫離子幫浦抑制劑治療胃灼熱等胃腸道症狀的患者中，有 70% 的人沒有感受到任何益處，而且其腸道微生物群系都經歷了不利的變化。[24] 而且，這種情況在服藥後一個星期內就會發生。這些藥物會快速破壞你的消化系統和新陳代謝的完整性。

好消息是，如果你長期患有胃食道逆流症，降尿酸飲食可能有助於改善這種疾病。你的腸道細菌會很高興，並且進一步幫助你達到理想的尿酸濃度。

▌少碰酒精和木糖醇

雖然木糖醇本身不是藥物，但我想特別談論它，因為它是許多食品中常見的代糖。由於木糖醇的升糖指數比蔗糖更低，每克所含的熱量也更少，因此被當成一般糖和人造糖的健康替代品來行銷，而且許多糖尿病患者都被告知要以木糖醇來取代其他糖。

木糖醇被添加進許多烘焙食品、口香糖和牙膏中；它是一種天然糖（所謂的糖醇，其實是指不含酒精的碳水化合物），在含纖維的蔬果中含量很少，可以忽略不計。由於木糖醇會透過刺激體內嘌呤的分解而引起尿酸增加，我們最好要避免那些添加了木糖醇的食品。

我們可以適量飲用酒，但需要注意飲酒的種類，因為有幾種酒比較容易提高體內的尿酸濃度。例如，啤酒比白葡萄酒更容易增加尿酸，而適量飲用葡萄酒並不會增加尿酸。從生物化學角度來看，酒精主要透過三種方式增加尿酸：(1) 它可能是嘌呤的來源，而嘌呤被人體分解後會產生尿酸；(2) 它會使腎臟排出酒精而非排出尿酸，使得更多尿酸留在循環中；(3) 它會增加核苷酸的代謝，而核苷酸是嘌呤的來源之一，嘌呤則會轉化為尿酸。

有趣的是，啤酒是最糟糕的一種酒，因為它是用啤酒酵母製成的，因此嘌呤含量很高（我將在第二部分分享尋找無嘌呤啤酒的技巧；編註：酵母本身含有嘌呤）。大量喝啤酒的人，不僅會出現腹部肥胖（啤酒肚）的情況，還會有脂肪肝、高血壓和不健康的三酸甘油酯濃度。不同於烈酒和葡萄酒等其他形式的酒，啤酒具有雙重功效：嘌呤含量高，又含有會促使更多尿酸產生的酒精。酒精的代謝方式與果糖類似，也就是會將能量分子「腺苷三磷酸」（ATP）轉化為「單磷酸腺苷」（AMP），並為尿酸的形成創造了條件。

除了你所喝的酒精種類會產生影響，你的性別也會。[25] 事實證明，女性喝葡萄酒與尿酸濃度下降有關，而在男性身上則沒有可測量的影響。目前的看法是，葡萄酒中的一些非酒精成分，例如具有抗氧化特性的多酚，可能對女性發揮了預防尿酸濃度升高的作用。但這並不是說女性可以盡情飲用葡萄酒。我將在第二部分提供具體的建議。

富含嘌呤的食物

許多食物都含有嘌呤，而嘌呤會代謝成尿酸。嘌呤最集中的來源是動物性食物，例如：牛肉、羊肉和豬肉等紅肉；肝臟和腎臟等內臟；以及鯷魚、沙丁魚和鯡魚等油性魚類。扁豆、豌豆、蠶豆，以及許多蔬菜水果也含有嘌呤。但事實上，某種食物富含嘌呤，並不代表它們就會升高人體內的尿酸濃度。我會在第二部分介紹其中的細微差別，並概述降尿酸飲食法，讓你可以透過調整飲食來降低尿酸濃度。

雖然吃大量的紅肉、鯷魚、內臟、含糖飲料和酒精，肯定會讓你增加了尿酸濃度升高及其相關疾病的風險，但你不會因為大量食用豌豆、蘆筍和菠菜這些富含營養素的食物，而有高尿酸濃度。幾項大型研究都證明了，食用蔬菜（甚至是富含嘌呤的蔬菜），與體內尿酸濃度升高之間沒有關係。事實上，這些含嘌呤的食物，包括了富含維生素 C 的水果、蔬菜，以及一些大豆和乳製品，可以幫助你避免尿酸濃度升高的情況。不過，我們需要特別注意大豆，避開那些基因改造的品項。（我將在第二部分提供相關指導。）

為了正確看待這一點，我們來看一下 2018 年進行的一項大型文獻評論，其中評估了十九項橫斷式研究，以確定攝取各種食物的相關痛風風險。[26] 以下是會增加和降低風險的食物清單。

- 海鮮：風險增加 31%
- 紅肉：風險增加 29%
- 果糖：風險增加 114%
- 酒精：風險增加 158%
- 乳製品：風險降低 44%
- 豆製品：風險降低 15%
- 蔬菜：風險降低 14%
- 咖啡：風險降低 24%（僅限男性，詳見後文。）

即使不考慮痛風的風險，當研究人員將這些食物種類與高尿酸血症或尿酸濃度升高的風險聯繫起來時，百分比也非常相似：海鮮、紅肉、酒精和果糖在增加風險方面居於領先，而咖啡、乳製品和豆製品在降低風險方面居於領先。對男性來說，咖啡是其中的贏家，因為它會顯著降低痛風和高尿酸血症的風險，但對女性來說，咖啡似乎會略微增加高尿酸血症的風險（儘管不是痛風）。在第二部分，我將詳細說明這對男性和女性的攝取量會有什麼影響。

注意飲食中的「鮮味」

另外，我想指出的一件事是，我們都會嘗到五種基本味道：甜、鹹、酸、苦和鮮。其中，鮮味（Umami）在日文中的字面意思是「令人愉悅的味道」或「美味」，其令人垂涎欲滴的特質主要來自於麩胺酸（glutamate），它是麩胺酸鈉（Monosodium glutamate，簡稱 MSG，俗稱味精）中常見的一種胺基酸。所有高嘌呤食物都是鮮味食物；當你對鮮味垂涎欲滴時，就會渴望富含嘌呤的食物。[27] 這些食物非常美味，讓我們想一再品嘗，但也會讓身體進入享樂路徑。即使未來沒有真正迫在眉睫的饑荒，鮮味也會讓我們去大吃大喝並儲存脂肪。

食品製造商喜歡使用味精形式的鮮味，來增強食品的風味並刺激人們吃下它，但這些食品大多都會因為兩個主要原因而引起體內尿酸濃度升高。第一，麩胺酸鈉存在於嘌呤含量高的食物中。第二，麩胺酸鈉通常是以那些會轉化為尿酸的添加劑製成的，例如肌苷酸鹽（inosinate）和鳥苷酸鈉（guanylate）。

研究顯示，如果在小鼠的生命早期餵食麩胺酸鈉，會導致牠變得肥胖。[28] 此外，向成年小鼠餵食麩胺酸鈉，會導致牠們出現胰島素抵抗、三酸甘油酯濃度升高、高血壓和腰圍增大的情況，而這些都是代謝症候群的特徵，也都可以在尿酸相關的背景下解釋。在人體實驗中，一項針對健康成年人進行為期五年多的追蹤研究顯示，當受試者體重飆升，大量攝取麩胺酸鈉與身體質量指數較高相關。[29] 還有幾項人體研究也發現，大量攝取胺酸鈉與高血壓相關。[30]

科學家仍在研究這些結果的潛在機制，其中可能涉及多種路徑，包括影響胰臟、葡萄糖代謝和整體血糖控制的過程。此外，麩胺酸鈉還會透過增加食物的嗜食性和干擾瘦素傳訊，來破壞人體的能量平衡。研究也顯示，麩胺酸鈉會引發介白素 -6 和腫瘤壞死因子 -α 等發炎化學物質的釋放，進而加劇了胰島素阻抗的情況。[31]

2020 年，智利的一項研究顯示，向肥胖大鼠餵食麩胺酸鈉，會導致其血液膽固醇、葡萄糖和尿酸濃度升高。[32] 肥胖大鼠會有高濃度尿酸的情況，是可以預期的，因為**額外的體重會使腎臟更難排出代謝物**。但是在麩胺酸鈉存在的情況下，可能會發生其他生物事件，進而使尿酸濃度升高。請注意，**由麩胺酸鈉引起的肥胖和高血壓，會使尿酸濃度高於正常值，因為這些情況都會阻止腎臟有效地排出尿酸。**

我們都知道麩胺酸鈉並不是一種有益健康的成分，不應該大量攝取，尤其是隱藏在高度加工食品中的麩胺酸鈉。過去，麩胺酸鈉被誤以為會引發頭痛和偏頭痛，但它絕對與尿酸濃度升高有關。一旦不攝取這種成分，我們的生活將會更好。

有些病症會導致尿酸濃度升高

你已經知道代謝失調與尿酸濃度升高密切相關，以下則是要添加到清單中的其他病症。

乾癬

乾癬、乾癬性關節炎和痛風之間的關聯，已有數十年的記錄。但直到最近，科學家才發現，三者的共同點是尿酸濃度升高；尿酸是皮膚細胞快速更新和系統性發炎的副產品，此情況可見於遺傳上易患乾癬的族群。乾癬是一種免疫相關的慢性發炎性皮膚病，而且 25% 的乾癬患者也都會有關節疾病（即乾癬性關節炎）。

2014 年的一項大型研究中，從兩個大型資料庫找到將近九萬九千名受試者，其中包含近兩萬八千名男性和七萬一千名女性。研究人員發現，乾癬男性患者罹患痛風的可能性，是無此疾病之男性的兩倍；乾癬女性患者罹患痛風的可能性，則是無此疾病之女性的一·五倍；那些同時患有乾癬和乾癬性關節炎的男性與女性，罹患痛風的可能性是健康人士的五倍。㉝

　　目前，科學家正在進行研究，以充分了解這些關聯背後潛在的交互作用機制。毫無疑問的是，它們之間的交互作用非常複雜，涉及了全身性發炎和代謝功能異常，而這會影響到免疫功能。2020 年，一群法國研究人員為同時患有痛風（gout）和乾癬（psoriasis）的病症取了一個名字：psout，並呼籲要進行更多研究，希望乾癬患者能夠透過控制尿酸濃度來管理病情。㉞

腎衰竭和慢性腎臟病

　　腎衰竭（腎臟難以過濾廢物）和慢性腎臟病（CKD）困擾著許多人。伴隨腎衰竭而來的腎臟疾病，大約影響了三千七百萬名美國人，也就是成年人口的 15%（即超過七分之一的成年人），而且大約有九成的慢性腎臟病患者不知道自己有這種疾病。三分之一的美國成年人（約八千萬人）有慢性腎臟病的風險。這種關聯是可以想見的：當腎臟過濾和排出尿酸等廢物的速度不夠快時，尿酸就會開始在體內累積。

甲狀腺功能低下

　　據估計，有兩千萬名美國人患有某種形式的甲狀腺疾病，而根據美國甲狀腺協會（American Thyroid Association）的資料，有超過 12% 的美國人在一生中會罹患甲狀腺疾病。

　　自 1955 年以來，人們就知道甲狀腺功能低下與尿酸濃度升高之間的關係。但直到 1989 年，人們才釐清了尿酸濃度升高與甲狀腺功能低下和甲狀腺功能亢進之間的關係。㉟

　　若是缺乏適當濃度的甲狀腺素（甲狀腺功能低下的情況），就會影響尿酸的排出，並且會升高血液中的尿酸濃度。

在甲狀腺功能亢進的情況中，甲狀腺功能升高會導致組織分解，進而釋放嘌呤；嘌呤在後續的處理過程中則會變成尿酸。此外，甲狀腺是新陳代謝的主要調節者，並且會大幅受到瘦素的影響；而瘦素在最近已經被標記為可調節尿酸的激素之一。體內的瘦素不平衡或缺乏，以及尿酸濃度升高，都是代謝症候群的預測因子，而且瘦素和尿酸密切相關。

鉛中毒

1848 年，英國醫師阿爾弗雷德・巴林・加羅德（Alfred Baring Garrod）發現到，痛風患者血液中的尿酸濃度異常地高，這使得痛風首度被認為是由尿酸過多所引起的。以前沒有人建立過這種關聯。在這段時期，英國痛風病例的增加，主要歸因於鉛中毒，而加羅德很清楚鉛與痛風和腎臟疾病之間的關聯。

基本上，鉛會阻止尿酸被腎臟排出，導致尿酸在體內堆積。在加羅德的時代，人們很常接觸到鉛，因為它存在於許多酒精飲料中（你可以立即看到其中的雙重打擊）。當時許多流行的酒精飲料，包括蘋果酒和加了蒸餾酒的葡萄酒（如波特酒和雪利酒），都是在含鉛的設備和酒桶中生產及儲存的。人們的日常用水中也含有鉛；在此同時，糖也被添加進酒、茶、咖啡和甜點中，使得人們的糖攝取量顯著增加（儘管高果糖玉米糖漿大約在一個世紀之後才被發明出來）。

如今，我們更加意識到鉛中毒的危險，並努力控制重金屬的來源。但鉛仍然潛伏在我們的生活環境中，事實證明，非常低的鉛接觸量，就會導致體內尿酸濃度升高。2012 年，《內科醫學年鑑》（*Annals of Internal Medicine*）發表了一項研究，研究人員指出，即使成年人的血鉛濃度比美國疾病管制與預防中心設定的標準低了數倍，其痛風風險也會增加。㊱

關於體內的鉛，並沒有所謂安全、可接受的含量，而且鉛很難從體內去除。如果你居住的老房子的油漆剝落且含有鉛，你可能需要檢測體內的鉛含量。所有人都應該避免使用鉛汙染水；2014 年到 2019 年間，密西根州弗林特市（Flint）就發生了鉛汙染水事件。這類汙染肯定會再次發生，而我們通常在傷害發生後才會知道鉛汙染的事。

腫瘤溶解症候群

如果你正在接受癌症治療，可能會患有所謂的「腫瘤溶解症候群」（tumor lysis syndrome）。

雖然這種情況非常罕見，但其特徵是：當大量腫瘤細胞迅速死亡時，會發生一連串代謝失調，而這通常是接受化學治療的後果。這些代謝失調中包括了嘌呤的釋出，而嘌呤會被代謝為尿酸。

請記住，**任何與組織（細胞）分解有關的事情，都會導致尿酸濃度升高**。因此，其他事件也可能導致這種情況，例如身體創傷、過度運動，甚至是斷食。斷食期間尿酸濃度升高的原因，聽起來應該很熟悉：斷食的狀態會告訴身體「食物短缺」，而尿酸是身體進入「儲存模式」的信號，此模式是節省能量並在需要能量時分解組織（進而釋出嘌呤）。[57]因此，在斷食後適當安排尿酸檢測的時間，非常重要。

然而，如果時機正確，斷食有很多好處（詳見下一章）：它可以幫助恢復胰島素的敏感度，有助於減肥，並活化自噬過程，進而清除細胞碎片。在結束斷食二十四小時之後，尿酸濃度通常會回到基準值。

我將在第二部分說明如何進行限時進食（間歇性斷食），如果你想要採用極低熱量的生酮飲食和嚴格限制碳水化合物來減肥，可以採取我建議的方式。

如同斷食，生酮飲食會導致尿酸濃度短暫升高，但減肥的總體目標讓它值得一試，而且，在停止生酮飲食之後，尿酸值通常會恢復到正常水準，對大多數人來說，尿酸濃度暫時升高是可以接受的。你只需要密切監測尿酸濃度，特別是如果你有痛風或腎臟問題病史的話。

對於不想在計畫中加入生酮元素的人來說，降尿酸飲食法已經足以幫助減肥和降低尿酸濃度。[38] 簡而言之，你不需要透過生酮飲食來獲得降尿酸飲食法的好處。這種飲食法滿足了巧妙管理尿酸濃度，以及改善整體生理機能的所有要求，能夠讓你恢復容光煥發的健康。

▎久坐的後果

久坐的生活對人們有害處，這有什麼好奇怪的嗎？我寫了大量關於運動之神奇力量的文章，指出運動能讓人們的新陳代謝保持活躍、開啟長壽相關的基因、對大腦的健康有正面影響，也能預防各種可能襲擊人們的疾病。人類生來就是運動員，也就是說，天擇促使早期人類演化成非常敏捷的生物，我們長出了長腿、粗短的腳趾、很大的大腦和複雜的內耳，能幫助我們保持平衡和協調地使用兩條腿（而非四條腿）行走。

在數百萬年的時間裡，隨著人類尋找食物的過程，基因組也為了因應身體所面臨的挑戰而演化。人類的基因組期望我們經常運動來維持生命。不幸的是，如今很少人尊重這項要求。人們的慢性病和高死亡率，就足以證明這一點。專家計算出，全球將近一成的死亡率，可以歸因於久坐生活方式的增加，[39] 世界衛生組織也指出，缺乏身體活動是造成疾病和失能的主要原因。[40]

許多媒體都以「坐著即是新的吸菸方式」的角度來報導這件事。2015 年，由《內科醫學年鑑》發表的一項統合分析和系統性文獻評論，成為許多媒體的頭條新聞；該研究指出，久坐與各種原因導致的過早死亡，以及心血管疾病、糖尿病和癌症的風險之增加有關。[41]

雖然這聽起來並不令人驚訝，但事實證明，無論在以久坐為主的生活方式中進行多少身體活動，都會有同樣的結果。換句話說，一小時的運動，並不能彌補你在一天中的其他時間都坐著的情況；一週裡，僅在週末進行強力運動，但其他日子都不運動，也同樣無法彌補。

此外，打破久坐的例行運動，已經被證明可以預防疾病和死亡，而且你不一定要進行大量的運動。例如，2015 年的另一項研究對人們進行了數年的評估，結果顯示，每個小時從椅子上站起來，進行兩分鐘的輕度活動，就能將因任何原因而過早死亡的風險降低 33%。㊷

　　當身體在進行活動時，有多種效應會結合在一起。運動不僅是一種有效的抗發炎劑，還可以提高胰島素敏感度，幫助管理血糖的平衡，並減少蛋白質的糖化；後者是指葡萄糖和蛋白質纏結在一起的生物過程，會導致組織和細胞變得僵硬及缺乏彈性。人們透過研究運動對糖化標記物之一「糖化血色素」（hemoglobin A1c）的影響，明白了這件事。事實證明，運動還能促進大腦中新神經元的生長，幫助我們提高思緒敏銳度、建立認知儲備並避免認知衰退。

　　在過去幾年裡，研究人員終於開始研究運動對尿酸濃度的影響，並且發現了我在第一章提到的 U 形曲線：過度劇烈運動會導致體內的腺苷三磷酸（ATP）這種組織增加，進而導致嘌呤（尿酸的前驅物）增加；但運動太少也會增加尿酸濃度升高的風險。

　　2019 年，韓國的研究人員最早注意到久坐與高尿酸血症之間的關聯；他們發現，比起每天不活動的時間少於五小時的人，那些每天久坐十小時或更長時間的人，更有可能罹患高尿酸血症。㊸這是一項大型研究，調查了超過十六萬名健康男性和女性。研究人員也計算出，對於尿酸濃度升高的風險，中低強度的身體活動能減少 12%，高強度的身體活

接受兩分鐘的挑戰：專家說，如果你每個小時都站起來，進行兩分鐘的輕度活動（上下跳、做幾次深蹲和弓箭步、繞著街區快步走），因任何原因而死亡的風險將會降低 33%！這是為了延長壽命而犧牲的微小時間。

動能減少 29%。雖然我們還不知道所有潛在的生物學原理，但已經知道：久坐和高尿酸血症，都與胰島素阻抗及肥胖有關，而且，當身體活動與減肥相結合，將可以顯著改善體內的尿酸濃度。[44]

我不太擔心那些經常活動的運動狂熱分子，雖然他們的活動強度會促使身體組織的分解並提高尿酸濃度。我比較關心那些沒有流汗或是挑戰身體來獲得運動益處的人。好消息是，有許多簡單、方便且經濟實惠的方法，可以讓你進行充足且愉快的體能訓練。我將在第二部分提供一些想法。

第 6 章

培養降尿酸的新習慣

五種關鍵營養補充品、監測血糖和限時進食

吃是為了活著；活著不是為了吃。

——蘇格拉底

如果你讀到一個標題，上面寫著「糖會導致過早死亡，但不是因為肥胖」，你認為罪魁禍首會是什麼？這聽起來像是在耍把戲，因為我們都知道，攝取過多糖分會導致肥胖，而肥胖會致命。

這是美國科學促進會（AAAS）在 2020 年 3 月發布的新聞稿之標題，當時由英國醫學科學（Medical Sciences）的 MRC 倫敦研究所領導的一項新研究，反駁了「由於攝取過多糖分所造成的肥胖，是愛吃甜食者過早死亡的主要原因」之普遍觀點。[①]

研究人員指出，攝取過多糖分所導致的過早死亡，與尿酸累積有關，而不是糖尿病之類的代謝問題所導致的結果；而我們通常將代謝問題與高糖飲食連結在一起。

這項發現讓研究人員感到驚訝，他們得出的結論是：糖分攝取過多所導致的過早死亡，並不一定是肥胖本身的直接後果。

儘管這項研究是以果蠅為研究對象，但來自德國基爾大學（Kiel University）的合作者在人類身上得出了相同的結果，指出：飲食中的糖攝取量，與腎功能下降和血液中的嘌呤增加有關，而這種情況會反過來導致尿酸濃度升高。[②]

高尿酸濃度會在體內繼續造成傷害，導致壽命縮短。就跟人類一樣，那些被餵食高糖飲食的果蠅，表現出許多代謝疾病的特徵，牠們變得肥胖，也出現胰島素阻抗。但現在我們需要承認，導致這些結果（包括過早死亡）的隱形罪魁禍首是「尿酸濃度升高」。這表示，如果你的尿酸濃度持續超標，你不必變得肥胖或患有肥胖相關的代謝問題，就會失去生命。

在全面了解尿酸於生物學中的角色，以及引發尿酸濃度升高的因素之後，我們來研究一下控制這個鬼祟罪犯的方法，首先，我們從科學文獻中詳細記錄的五種關鍵營養補充品開始，以便直接降低尿酸濃度。[③]

可降尿酸的五種營養補充品

槲皮素

　　槲皮素（quercetin）是一種重要的膳食多酚；多酚是一種微量營養素家族，其中包括了類黃酮，具有有效的抗氧化、抗發炎和抗病原體的特性。它是一種色素，可以為許多植物提供顏色，並且是一種免疫調節劑，可以預防或減緩退化性疾病的發展。它存在於各種食物中，主要是水果和蔬菜，如蘋果、莓果、洋蔥（特別是紅洋蔥）、櫻桃番茄、青花菜和其他綠葉蔬菜中。

　　槲皮素不僅具有抗氧化和抗發炎的特性，也被證明了有助於控制粒線體的運作程序。新的研究顯示，補充槲皮素可能對神經退化性疾病特別有益；在模擬阿茲海默症症狀的實驗室小鼠模型中，槲皮素可以減少與該疾病相關的斑塊蛋白的不良累積。槲皮素還可以抑制體內糖化終產物（AGEs）的形成。（糖化終產物是在某些情況下發生不良化學反應，進而在體內形成的有害化合物，其縮寫名稱「AGE」很貼切，因為它們的累積會使你從內到外都逐漸老化；後文會再談到。）

　　槲皮素成為降低尿酸之寶物的原因如下：它會抑制黃嘌呤氧化酶（xanthine oxidase）的作用，這是人體產生尿酸的最後一個步驟所必需的酵素。任何可以抑制這種酵素的物質，都能減少尿酸的產生（這就是異嘌呤醇等降尿酸藥物的作用原理，它們也會干擾這種酵素的活性）。

　　在 2016 年的一項知名研究中，以尿酸濃度較高但仍在「正常」範圍內的健康成年人為對象，當他們每天服用槲皮素（每劑 500 毫克）一個月後，尿酸濃度都顯著降低了。[④] 在那些尿酸濃度高於正常水準的人身上，槲皮素的降尿酸作用更加顯著。

　　作者表示，「槲皮素可能是一種具有前景的方法，它可以降低那些血液尿酸濃度高於最佳值之個體的尿酸濃度；這些人包括了屬於高危險群但尚未發展成任何疾病的人，以及治療後康復的患者。」此外，在針對心血管事件之高風險個體的研究中，槲皮素也被證明可以降低血壓和血液中的低密度脂蛋白濃度。⑤

我建議的攝取量為每天 500 毫克。

木犀草素

如同槲皮素，木犀草素（Luteolin）的降尿酸能力，歸功於其抑制黃嘌呤氧化酶的能力。驚人的是，木犀草素的降尿酸特性，已經被證明了幾乎與異嘌呤醇相當。它也被證明可以預防胰臟中 β 細胞的功能異常。有鑑於尿酸濃度升高會對胰臟造成直接損害，而其中的 β 細胞是生產胰島素的關鍵，這是一個相當重要的發現。

2017 年，日本針對輕度高尿酸血症患者，進行了一項雙盲安慰劑對照研究，發現了那些服用木犀草素營養補充品的患者，尿酸值明顯低於對照組患者。⑥

木犀草素這種類黃酮物質，不僅存在於菊花萃取物中，有許多水果和蔬菜也富含這種成分，尤其是青椒、芹菜、柑橘類水果和青花菜。百里香、薄荷、迷迭香和奧勒岡（牛至）等香草，也都含有木犀草素。就跟大多數的類黃酮物質一樣，木犀草素具有強大的功效，可以抗發炎和抗氧化，而且在動物研究中，也顯示出它具有保護心臟和神經作用的跡象。一些探索木犀草素之抗癌功效的研究，也正在進行中。⑦

我建議的攝取量為每天 100 毫克。

DHA

在我的領域中，也許沒有其他分子像 DHA（中文名稱是「二十二碳六烯酸」，為一種 omega-3 脂肪酸）這樣受到如此多的關注。DHA 是腦細胞周圍之膜的重要組成部分，尤其是突觸；而突觸是大腦具有高效功能的核心。DHA 有助於減少大腦和全身的發炎情況，並且似乎可以增加腦源性神經營養因子（BDNF），這是大腦中新神經元的首選「養分」。DHA還可以對抗由於不良飲食所引起的腸道發炎。它也可以阻止高糖飲食（尤其是果糖）的破壞性影響，並且有助於預防代謝功能異常。

DHA和果糖的關係特別有趣，而且與尿酸的控制有關。在第四章中，我提到了加州大學洛杉磯分校的科學家在2017年進行的一項研究，該研究從尿酸參與其中的角度，來研究果糖對大腦的破壞作用。該研究小組還發現了DHA可以幫助抵銷這些負面影響，稱DHA為終極的「抗果醣脂肪酸」。[8]

他們在這項巧妙的實驗中，一開始先訓練老鼠走迷宮。接下來，他們將老鼠分成三組：第一組喝加了果糖的水；第二組喝同樣的糖水，再加上吃富含DHA的飲食；第三組喝不含果糖或DHA的白開水。

六週後，研究人員對這些老鼠進行了測試，觀察牠們走同一個迷宮的過程。哪一組在途中遇到困難？那些喝了糖水的老鼠穿過迷宮的速度，大約是只喝水的老鼠的一半，這表示果糖影響了牠們的記憶力。但是，那些喝糖水並吃富含DHA之飲食的老鼠，完成迷宮的速度跟僅喝白開水的那一組相同。這是DHA可以防止果糖之負面影響的明確證據。

DHA在調節血管內皮細胞的功能上，也發揮著重要作用。回想一下，過量的尿酸會損害一氧化氮的產生及其功能，導致血管的健康狀況下降，也會降低了血管正常擴張（並支持血管內最佳的胰島素傳訊）的能力。DHA對血管內皮細胞具有顯著的正面作用，能夠有效抵銷尿酸濃度升高的不利影響。

2016年，《美國臨床營養學雜誌》（*American Journal of Clinical Nutrition*）的一篇報導指出，DHA在抗發炎特性方面，擊敗了另一種流行的omega-3脂肪酸：EPA（中文名稱為「二十碳五烯酸」）。[9]（不過，我們可以購買那種添加了EPA的DHA營養補充品。）我們的身體可以製造少量的DHA，並且能夠從常見的α-亞麻酸（簡稱ALA）這種膳食omega-3脂肪酸，來合成DHA。但我們很難從食物中攝取到所需的全部

DHA，也不能依賴人體自然產生 DHA。人們每天至少需要攝取 200 毫克至 300 毫克的 DHA，但大多數美國人的攝取量不到此目標的 25%。我們可以選擇魚油營養補充品，或是萃取自海藻的 DHA。

我建議的攝取量為每天 1,000 毫克。

維生素 C

眾所周知，維生素 C 在支持免疫力上，具有長期的功效。維生素 C 也稱為「抗壞血酸」，必須從食物中獲取，因為人體無法自行製造這種重要的營養素。維生素 C 對於所有組織的生長、發育和修復都是必需的；這些組織包括了血管、軟骨、肌肉、骨骼、牙齒和膠原蛋白。維生素 C 對於許多身體運作過程也至關重要，包括傷口癒合、對鐵的吸收，以及免疫系統的正常運作。

在痛風的治療和管理中，維生素 C 經常被譽為英雄，[10] 並且理由很充分。許多研究都顯示，維生素 C 的降尿酸能力，甚至足以保護那些易出現痛風發作的人。

《內科醫學檔案》（Archives of Internal Medicine）發表了一項為期二十年、針對將近四萬七千名男性所進行的研究；英屬哥倫比亞大學（UBC）的研究人員發現，服用維生素 C 補充品的人，痛風風險降低了 44%。[11] 約翰霍普金斯大學的科學家也進行一項嚴格的統合分析，結合了兩千多篇出版物所發表的隨機對照試驗結果，其結果是一致的：「補充維生素 C 能顯著降低血清尿酸（SUA）濃度。」[12]

為什麼維生素 C 可能有效？根據約翰霍普金斯大學的研究，維生素 C 可以增加尿液中的尿酸排泄，可能會減少腎臟對尿酸的再吸收，而且，由於維生素 C 是一種強大的抗氧化劑，可能會減少對組織的損害，進而減少了尿酸的產生。許多富含維生素 C 的柑橘類水果有益於降低尿酸，部分原因肯定與這種微量營養素的作用有關。

我建議的攝取量為每天 500 毫克。

小球藻

你可能沒有聽說過小球藻（chlorella），這是一種單細胞淡水藥用藻類。它有很多種類，但被研究最多且可以降低尿酸的種類是 *C. vulgaris*，而且市面上已經有由它製成的營養補充品。

小球藻通常被用於幫助改善代謝症候群的特徵，因為它有助於降低血糖和 C 反應蛋白濃度。它還可以降低三酸甘油酯濃度、提高胰島素敏感度和改善肝臟酵素。它也是一種很好的解毒劑，可以與血液中的農藥和重金屬結合，幫助將它們從體內清除。

2017 年，一項使用小球藻來治療非酒精性脂肪肝患者的研究中，研究人員發現到，服用小球藻八週的患者與服用安慰劑八週的患者之間，存在顯著的差異。[13]

相較於服用安慰劑的患者，那些服用小球藻的患者，除了空腹血糖濃度、發炎標記和尿酸濃度下降，以及出現肝功能改善的跡象之外，體重也明顯減輕了。

請記住，非酒精性脂肪肝患者有體重增加的風險，因為他們有胰島素阻抗，並且會因為病況而產生脂肪（90% 的非酒精性脂肪肝患者，至少具有代謝症候群的一個特徵）。如果這種營養補充品對非酒精性脂肪肝患者可以發揮上述的作用，那麼它對無此類疾病的人來說，作用應該更強。小球藻是一種生物增壓器。

由於小球藻具有抗發炎的作用，因此還有其他用途。例如，目前的研究正在證明小球藻用於治療憂鬱症的效果；憂鬱症已逐漸被視為一種發炎性疾病。

在一項針對重度憂鬱症患者，為期六週的前導性研究中，研究人員發現，同時接受標準抗憂鬱治療並服用小球藻的患者，病情有顯著的改善。[14] 他們的憂鬱相關身體和認知症狀，以及焦慮症狀都有所緩解。

我建議每天服用 1,200 毫克的 *C. vulgaris* 小球藻。

我將在第二部分提醒這五種關鍵營養補充品的建議劑量，並列出每週計畫表。你會在第一週的開頭就服用營養補充品。現在，讓我們繼續討論在整體轉型計畫中，另外兩個有用的策略：連續血糖監測（CGM）和限時進食（間歇性斷食）。它們將幫助你降低尿酸濃度，並改善全身的整個生理機能。這些是整體行動計畫中的重要補充策略。

定期進行連續血糖監測

我必須要強調控制血糖的重要性。血糖（葡萄糖）是人體新陳代謝的關鍵基質，提供了細胞產生能量的原料，而所有細胞過程（cellular processes，編註：包括了生長、免疫、發炎和壓力反應等）都需要這些能量來提供動力。我們的身體努力將血糖保持在一個狹窄的範圍內，其範圍相當於整體血液中約有一小匙的糖分，因為血糖過多或過少都會給身體帶來問題，並且會降低代謝過程的效率。

到目前為止，我在書中主要關注的是尿酸，但我必須花更多時間討論血糖及其失衡時的破壞性影響。因為這些情況都跟控制尿酸濃度有關。這就像是一張巨大的蜘蛛網，當你拉動其中一條線，整張網都會移動。我們必須考慮到血糖的這條交織線拉動尿酸的情況。這兩項指標都有助於身體完成複雜的模式。

由於過量的葡萄糖會產生許多有害的影響，絕大多數與尿酸濃度升高相關的慢性病，也源自於血糖控制不良。從生物學的角度來說，要讓其中一個參數（尿酸或血糖）得到很好的控制，而另一個參數卻無法得到很好的控制，是很困難的。這兩個生物標記物反映了：**血糖和嘌呤代謝在人體生物學的整體性與複雜性中相互合作。**

我們可以這麼說，在美國的十大死因中，有九個與血糖失調有關，或是因血糖失調而加劇，只有意外事故是其中的例外！[15] 而且，由於尿酸在代謝過程中具有核心參與作用，尿酸失調或慢性高尿酸血症正是這種情況的共犯。過去，人們主要死於傳染病和飢餓，而現在，人們主要死於代謝相關疾病。

葡萄糖是一種糖分子，來自於我們從飲食中攝取的碳水化合物。當葡萄糖進入血液時，它會向胰腺發出「釋放胰島素」的信號；胰島素會告訴細胞要吸收葡萄糖，並讓細胞對葡萄糖進行處理，進而將血糖濃度恢復到理想的狹窄範圍內。

進入細胞的一些葡萄糖，會被粒線體處理，並形成細胞可以使用的能量（即腺苷三磷酸〔ATP〕）。過量的葡萄糖會以名為「肝醣」的葡萄糖鏈，儲存在肌肉和肝臟中。葡萄糖也可以轉化為脂肪（通常是三酸甘油酯），並儲存在脂肪細胞中。相反的，如果有需要，身體也可以透過「糖質新生」的過程，使用脂肪或蛋白質來製造葡萄糖。

另外，當葡萄糖持續進入身體時（通常是由於過量食用了富含精製糖的過度加工食品），會導致胰島素阻抗，進而使得胰島素濃度處在峰值。最終，我們的細胞會減少其表面對胰島素做出反應的受體數量，來適應這種情況。

換句話說，細胞會對胰島素變得不敏感，就好像它們在反抗胰島素的氾濫一樣。這會導致典型的胰島素阻抗，而胰臟則會透過分泌更多胰島素來做出回應。如此一來，細胞將需要高濃度的胰島素才能吸收糖分。這會產生一個週期性問題，最終導致第二型糖尿病。

但葡萄糖並不是其中唯一的惡棍。當今的尖端研究告訴我們，尿酸不僅在促進胰島素阻抗和糖尿病方面發揮重要作用，也會誘發更多的葡萄糖－胰島素活性，進一步加劇了代謝問題。

根據定義，糖尿病患者的血糖濃度較高，是因為他們的身體無法將糖輸送到細胞中；糖在細胞中可以被儲存為能量。血液中的糖則會帶來許多問題。以下是簡短的概要說明。

發炎

　　慢性高血糖會透過多種路徑引發發炎，包括了釋放發炎分子、發炎基因的表現，以及體重增加；隨著過量的葡萄糖變成脂肪，體重增加的情況通常會與高血糖同步發生。多餘的脂肪，尤其是腰部脂肪，會促進免疫細胞活化並分泌大量的促發炎化學物質。糖尿病在本質上是一種葡萄糖失調的疾病，其本身也是一種嚴重的促發炎狀態。

糖化

　　當「黏性」葡萄糖分子附著在體內的蛋白質、脂肪和胺基酸（例如DNA）上，就會發生「糖化」這種化學反應，並產生糖化終產物（AGEs）。它們會與糖化終產物受體（RAGE）結合，並導致了會促進慢性病的發炎情況。

　　透過糖化血色素（A1c）檢測，可以推算九十天內的平均血糖值（編註：紅血球的平均壽命約四個月，被葡萄糖附著的血色素稱為「糖化血色素」），因此，糖化血色素也是發炎的標記物。

　　若要了解糖化終產物的作用，你只需要觀察過早老化者的皮膚，上面會有很多皺紋，也會下垂、變色和失去光澤；而這就是蛋白質與糖結合後的物理效應。高血糖也會導致血管產生具破壞性的糖化終產物，引發心血管問題。我們也可以在那些暴露於高溫的食物中攝取到糖化終產物，例如那些經過燒烤、煎炸和烘烤的食物。遵循典型西方飲食習慣的人，會攝取大量的糖化終產物，但按照降尿酸計畫，你不會吃到這些具破壞性的食物。

氧化壓力

　　長期以來，高血糖一直與過量自由基的產生有關；自由基是那些會損害細胞的不良反應分子。人們認為，糖尿病中出現的許多併發症，是由於活性氧過度產生而直接引起的；活性氧也是一種自由基，是因高血糖濃度而產生的。即使體內只是短暫出現高血糖濃度，也會透過產生自由基和減少抗氧化劑的產生量，導致組織受損。

過多的自由基活動，會產生不平衡的狀態，我稱之為「氧化壓力」。這種狀態可能會損害一氧化氮傳訊，而一氧化氮傳訊有助於血管擴張和利用葡萄糖。此外，高血糖也會導致那些儲存於脂肪細胞的游離脂肪酸氧化，加劇了發炎情況。最後，過量的葡萄糖會導致低密度脂蛋白（LDL，即壞膽固醇）氧化，進而增加血管中斑塊堆積的風險。

粒線體功能異常

由於那些無法有效產生能量的細胞，就難以正常運作，因此，對粒線體功能的任何損害，都會引發無數的健康狀況。前文解釋了果糖代謝如何消耗細胞中的能量（即腺苷三磷酸〔ATP〕），並阻礙了粒線體（細胞珍貴的能量產生器）。請記住，活性氧會對粒線體造成損害，進而降低了細胞將燃料轉化為能量的能力。這將會導致細胞內有毒脂肪代謝物的累積。這些脂肪代謝物將會堵塞在細胞內部，並損害胰島素傳訊路徑，進一步破壞細胞的能量平衡。

基因表現的變化

有關空腹血糖濃度急劇升高的實驗，已經證明了這種情況會改變數百個基因的表現，這些基因涉及了能量代謝、免疫反應等多種細胞過程。在基因表現的變化中，有一些會導致額外的發炎情況。

因此，結論很清楚：我們需要保持血糖平衡。**如果不控制血糖，就無法控制尿酸。**近年來，醫師和研究人員都呼籲人們要持續監測血糖，即使是那些沒有胰島素阻抗或糖尿病的人也該如此。為什麼？因為將近二十年前的研究顯示，早在第二型糖尿病被診斷出來之前，高血糖（即使只是輕微升高）也會增加心血管事件、癌症，甚至死亡的風險。現今，我們在尿酸方面也看到了這種情況：長期高尿酸濃度的情況會比較早出現，並且預測了這些相同的有害結果。

目前在美國，通常會使用血糖值來判斷一個人是否患有糖尿病前期和糖尿病。美國預防服務工作小組（USPSTF）建議，四十歲至七十歲的過重或肥胖的成年人，無論是否有糖尿病症狀，都應該進行血糖篩檢。其實，無論體重或糖尿病風險有多高，對每個人都進行血糖篩檢的趨勢正在日漸形成。

在那些血糖值處於糖尿病前期的人之中，至少有五成會罹患糖尿病，而其中絕大多數人並不知道自己的病情！[16] 尿酸濃度升高的情況也是如此，絕大多數人的尿酸濃度可能處於正常範圍內，卻直到為時已晚並出現代謝疾病之際，才知道自己已經跨過了罹病的門檻。

在發表於《新英格蘭醫學期刊》（*The New England Journal of Medicine*）的一篇具里程碑意義的論文中，一組以色列研究人員指出，隨著空腹血糖值從低於 81 mg/dL 增加到 99 mg/dL，罹患糖尿病的風險就會增加，而且風險可能高達 300%，儘管這個範圍仍屬於正常的空腹血糖濃度。[17] 此外，研究人員也發現，隨著空腹血糖濃度增加，心血管疾病、心臟病和血栓性中風的風險也會急劇增加。這種風險的上升情況，在血糖值不到 90 mg/dL 之際就開始了，遠遠低於傳統的正常空腹血糖值臨界點：100 mg/dL。因此，重點是：如果要幫助人們盡可能保持健康，那麼「空腹血糖值低於 100 mg/dL 是安全且無風險」的說法，是有缺陷的。

血糖檢測的挑戰

目前，以血糖檢測來進行診斷的挑戰之一，是它不能及早發現代謝問題。研究顯示，相較於未患糖尿病的人，那些罹患糖尿病的人在診斷出此疾病的三年到六年之前，就有胰島素分泌濃度較高、胰島素敏感度較低的情況。[18]

另一個重點是，持續的高血糖濃度，可能不像大幅度的血糖波動度（又稱血糖變異度〔glycemic variability〕）那麼糟糕。隨著血糖濃度急劇上升和下降，會形成具破壞性的自由基，對組織、血管和整個神經系統產生不利的影響，同時發炎的情況也會很嚴重。

隨著一個人的血糖控制狀況進入糖尿病範圍，其血糖變異度也會增加。這是我們為何要持續監測血糖的另一個原因。你可以藉此發現血糖濃度的高低峰，並將其考慮在內。為了獲得最佳健康，我們要以產生最小血糖波動的方式來飲食，而降尿酸飲食法將幫助你實現這個目標。

連續血糖監測的優點

傳統上，空腹血糖測量是在禁食八小時後進行，這很容易在一夜之間完成。但出於先前提到的原因，你可以使用連續血糖監測儀（CGM）發現更多事實；即使你沒有糖尿病或是不認為自己的血糖平衡有問題，我也鼓勵你嘗試這項技術。每天刺手指以檢查血糖濃度，確實提供了一些資訊，但只能為你提供單一個時間點的快照，而不是一天中血糖濃度變化的動態圖片。它們無法提供有關血糖變異度的資訊。

這就是連續血糖監測儀技術的強項。凱西‧米恩斯博士表示，連續血糖監測儀就像「一部關於葡萄糖的完整電影，提供了更多資訊和背景」。[19] 米恩斯博士是代謝健康公司 Levels 的聯合創始人兼首席醫療官，而我必須坦誠告知，我是該公司的董事會成員，很高興看到這些先進技術能夠讓醫學界以外的人使用。

為了說明單點血糖測量與連續血糖監測儀測量之間的差異，米恩斯博士喜歡引用史丹佛大學於 2018 年的一項研究（她沒有參與）。研究人員發現，即使是血糖濃度被認為正常的個體，在使用連續血糖監測儀時，也會表現出較高的血糖變異度；事實上，其血糖濃度有 15% 的時間會達到糖尿病前期的範圍。[20] 因此，如果你在這些峰值期間不測量血糖濃度，就無法檢測出這些符合糖尿病前期之條件的情況。

2016 年，紐西蘭和比利時進行了另一項相當令人震驚的研究，研究人員在六天的時間裡對一組運動員進行了追蹤。他們使用連續血糖監測儀，發現十分之四的受試者，其血糖濃度在總監測時間的 70% 中，都高於健康血糖濃度，並且十分之三的受試者的空腹血糖濃度，處於糖尿病前期的範圍內。[21]

當然，這是一份小規模的研究，但在更大規模的調查中也發現了類似的結果。一項報告指出，有 73% 的非糖尿病患者之健康受試者，血糖濃度在一天中的某個時刻會達到 140 mg/dL 至 200 mg/dL 的範圍，高於正常水準。[22] 需注意的是，在血糖濃度不到 140 mg/dL 的情況下，葡萄糖就會開始殺死 β 細胞（這是負責生產胰島素的細胞）。有一項研究發現，空腹血糖濃度在 110 mg/dL 至 125 mg/dL 之間（此為官方認定的糖尿病前期範圍）的人，已經失去了高達 40% 的 β 細胞。[23]

儘管連續血糖監測儀尚未被當作診斷工具，但我預測在不久的將來就會往這個方向發展。而你可以領先趨勢，從今天就開始利用這項技術，藉此來改善自己的飲食，以便穩定血糖且最大限度地降低血糖變異度。本書介紹的飲食將可以幫助你控制血糖濃度，並控制餐後血糖濃度劇烈升高（即所謂的餐後高血糖）的情況。如果你可以密切注意自己的血糖濃度，並觀察餐後血糖濃度升高的程度，就可以對飲食進行精確的個人化調整，而這在最終將能幫助你控制尿酸。

然而，請別忘記，除了飲食之外，還有許多因素會影響血糖濃度和胰島素敏感度，像是健康狀況、服用的藥物、晝夜節律的節奏、運動量、睡眠量，甚至壓力程度。當你長期有高血糖濃度時，不僅會損害壓力反應系統，長期的高壓狀態也會影響你的身體利用葡萄糖的能力。例如，在小鼠實驗中，急性心理壓力（使其足部反覆受到電擊，需要逃離籠子），會導致葡萄糖負荷（glucose load）後的葡萄糖清除率大幅降低，以及急性胰島素阻抗。[24]

許多糖尿病患者會使用這種設備來即時連續監測血糖濃度。這組設備包含了將一個小型感測器放在你的腹部（或手臂），並用一根粗細度接近人類頭髮的微小塑膠管，輕輕地穿透皮膚表層；還有一個貼片會將感測器固定在適當的位置，使其能夠全天候讀取組織液（體內細胞周圍的液體）中的葡萄糖讀數。感測器通常需要每十天到十四天更換一次。它會以無線傳輸方式，將即時讀數顯示在智慧型手機的應用程式中。

連續血糖監測儀能帶來精確數值

在一個完美的世界裡，我們要控制糖的攝取量來管理血糖濃度，是很容易的事。但我們並不是生活在完美的世界裡。根據國際食品資訊理事會（IFIC）基金會的資料，有 59% 的美國人表示，關於營養的矛盾資訊，讓他們懷疑自己的飲食選擇。[25]

米恩斯博士解釋說：「我們發現，在這個社會上要持續做出健康選擇，非常具有挑戰性，而穿戴技術也許能夠為我們提供一些回饋，讓我們保持在正軌上，幫助我們除去那些食品行銷宣傳和令人困惑的營養建議，並為自己制定個性化的、具掌控權的計畫。此外，比起遵循一系列『吃這個，避免吃那個』食物，要保持血糖濃度的恆定，是更加複雜的事。」[26]我完全同意。

我們可能會嘗試透過監測體重，來獲得有關飲食的回饋，但體重計上的微小變化，很難與特定的食物連結起來。同樣的，有關膽固醇和血糖濃度的血液檢查，可以為我們的飲食提供一些回饋，但通常是反映連續累積了數個月（或多年）的結果。如果你的相關數值超出範圍，醫師可能會告訴你，要「吃得更好」，但這些建議缺乏改變行為所需的具體性。但是，藉助連續血糖監測儀等穿戴式技術，可以將行為與其後果直接配對。例如，如果你吃了一包洋芋片或玉米片，並發現自己的血糖濃度大幅升高，就會知道這是什麼原因造成的。

此外，持續追蹤血糖可以為你提供一個責任夥伴，有助於你堅持目標。

將來，我們需要追蹤的不僅僅是血糖。許多公司正在開發融合許多數據的系統，這些數據包括了尿酸和發炎分子等其他有用的生物標記，以及睡眠和運動等活動。

限時進食

「什麼時候吃」和「吃什麼」是一樣重要的。至少相關資料這麼說。你可以這樣思考：你的生命密碼（DNA）中的每種激素、大腦化學物質和基因表現，在一天二十四小時中都會有不同的作為，而你的身體節律，包括飲食和睡眠模式，都會對此作為產生影響。甚至，你的腸道微生物群系也會遵循身體的晝夜節律，例如，當你有幾個小時沒進食，腸道環境就會發生變化，進而影響腸道細菌的組成，以及微生物群系的集體作為。

思考一下，人類的祖先並沒有一天吃幾頓飯和零食的享受，也不會在每天一大早就吃豐富的食物（因為他們必須在白天打獵和覓食，然後在下午或晚上吃一頓大餐）。我們現代的飲食習慣，比較像是豐饒之地的文化和習慣的產物。

儘管過去我們被告知要經常吃東西，以防止身體進入飢餓模式，並保持新陳代謝旺盛，但其背後的理論與事實相差甚遠。人體是為了反覆斷食而設計的。我甚至可以說，人體更喜歡並期望反覆斷食。這就是它自動重新設定、更新和清除故障的方式，就像將電腦關閉電源後再重新開機一樣。正如班傑明·富蘭克林（Benjamin Franklin）所說：「最好的藥物就是休息和斷食。」簡而言之，透過安全的限時進食法，暫時剝奪身體的營養，是增強細胞健全性的最佳方法之一。

有關生理時鐘與進食時間的研究

索爾克生物研究所（Salk Institute for Biological Studies）的薩奇達南達·潘達（Satchidananda Panda）博士，是《晝夜節律密碼》（*The Circadian Code*）一書的作者，對於如何實踐限時進食法，來尊重個人的生理時鐘略知一二。[27]

他一生致力於研究限時進食法。事實上，潘達博士發現了下視丘中的「視交叉上核」（suprachiasmatic nucleus, SCN），是人體的主要時鐘，並且會直接接收來自眼睛光感測器的輸入。潘達博士釐清了這些基於眼睛的感測器如何運作，以及身體其他部位的細胞計時器如何發揮作用，以維持整個身體按照預定程序運作。我們的視網膜包含一個藍光感測器，可以測量周圍的光亮度並設定人體內在的時鐘。這個時鐘會告訴我們，什麼時候該睡覺、什麼時候該起床。

潘達博士在探索肝臟的日常循環如何運作的過程中，發現到，那些每天被限制在一段八到十二小時的時間內進食的老鼠，比起那些在較長時間範圍內攝取相同熱量的老鼠，變得更苗條、更健康。[28]

這表示「時間安排」確實很重要；將每日攝取熱量的時間限制在八到十二小時內（正如一個世紀之前人們所做的那樣），可以幫助避免高膽固醇、糖尿病和肥胖。潘達博士也發現，生理時鐘甚至可以調節免疫系統。實驗結果顯示，那些缺乏必要的晝夜節律分子的小鼠，發炎程度比其他小鼠更高。

潘達博士和世界各地的其他科學家，對限時進食和新陳代謝所進行的其他研究顯示，將每日進食時間限制在八到十二小時之內，可以改善胰島素敏感度、血壓、脂肪代謝（即脂肪燃燒），以及腎臟、肝臟、大腦、胰臟、腸道（消化和微生物群系）和免疫系統的功能。

與我們最相關的訊息是，限時進食可以減少發炎情況，並有助於長期降低尿酸濃度，因為限時進食對體重管理和新陳代謝具有益處。在短期斷食期間，尿酸濃度暫時升高（僅是短期）對於最終結果是值得的；

其結果是：體重減輕，代謝更健康，以及尿酸管理更容易。

2021 年秋天，潘達博士發表了一項研究，進一步將時間範圍縮小到八至十小時，再次顯示，在這段時間內攝取每日的熱量，對於預防和管理糖尿病與心臟病等慢性病，是一種強力的策略。[29] 這麼做還可以改善睡眠和整體生活品質。他在受訪時提出了一個很好的觀點：限時進食法需要的算數比計算熱量更少；它很容易遵循，並且能支持身體內部排程的同步性。[30]

斷食對身體的多種好處

在斷食期間，細胞處於輕微的壓力下，而這是一種「好的」壓力，可以透過增強應對壓力的能力，來回應壓力，進而抵抗疾病。正如前文所說，雖然斷食可能會導致尿酸濃度暫時升高，但結果是值得的，因為斷食的好處勝過了尿酸濃度短暫升高的壞處。即使你依照本書第二部分的建議，定期進行限時進食，也不會導致慢性高尿酸血症。你不必經常這樣做。

那些過重的人通常一整天都在吃東西並且攝取大量的碳水化合物，在細胞層級上習慣不斷燃燒葡萄糖而不是脂肪。這樣的人可能也會有胰島素阻抗。胰島素阻抗是由長期高胰島素濃度引起的，這又會導致脂肪儲存，並抑制脂肪的動員，亦即脂肪會被鎖在脂肪細胞中。

美國人平均每日進食時間至少十二小時。事實上，潘達博士運用 myCircadianClock 應用程式進行了一項研究，發現到使用該程式的成年人裡，超過半數以上的人，每日進食時間超過十五小時或更長時間！[31] 全天候飲食會導致代謝災難，以及高尿酸血症、體重增加、肥胖、胰島素阻抗、糖尿病、發炎和慢性病的必然風險因素。

有許多不同形式的限時進食法，但最簡單的方法，是決定一個開放飲食的時段，並在此時段攝取當日的熱量。我建議從十二小時開始，再縮減到十小時，然後縮減到八小時，以延長斷食的間隔（我將在第二部分介紹範例）。

　　我們通常在攝取最近的一餐並進入斷食狀態的十二小時之後，才能開始獲得其生理作用上的益處。因此，不吃早餐是達到斷食狀態的一種簡單且毫不費力的方法；你可以利用自然的隔夜禁食，並將當天的第一餐推遲幾個小時。對於無潛在疾病且未服用糖尿病藥物的健康人士來說，可以長時間進行斷食而不會出現低血糖的情況，因為非糖尿病性低血糖極為罕見，而且通常與某些藥物有關。[32]

　　請別誤以為斷食會讓你容易失去肌肉量。事實證明，在斷食期間，生長激素會升高，進而有助於保護肌肉。生長激素會在斷食期間釋放，具有演化上的意義：當人類的祖先長時間沒有食物時，必須保持身體和精神上的強壯，否則他們將無法找到食物，並面臨滅絕的危險。

　　與流行的觀點相反，你的新陳代謝在斷食期間不會減慢；它甚至可能會加速，尤其是斷食時間越長的情況下。針對斷食長達七十二小時者所進行的研究顯示，他們的「戰或逃」交感神經系統會活化，並且會釋放一些能促進新陳代謝的生化物質，像是腎上腺素、去甲腎上腺素和多巴胺。[33] 這同樣具有演化上的意義：我們希望交感神經系統在白天被活化，以便我們找到食物和水，然後我們在晚上吃飯時，依靠副交感神經系統來休息和消化。

斷食可觸發自噬作用

　　關於限時進食法，我想提出最後一點：當身體進入長時間斷食狀態時，就會觸發自噬作用（參見第一章）。這是一個重要的細胞過程，可以幫助身體自我清潔和排毒。猜猜看，是什麼觸發了自噬作用？答案是「單磷酸腺苷活化蛋白質激酶」（AMPK），這是一種將身體變成脂肪燃燒機器的抗衰老分子。當 AMPK 被活化時，也會告訴細胞，要透過自噬來清除內部汙染物。

　　透過自噬作用，我們可以增強免疫系統，並大幅降低罹患癌症、心臟病、慢性發炎，以及憂鬱症和失智症等神經系統疾病的風險。我們也幫助了粒線體，因為自噬作用恰好能調節細胞能量產生器的功能。

我們對自噬作用的了解，大部分來自於對酵母菌、小鼠和大鼠的研究。而針對人類的前導性研究，展現了限時進食在促進自噬作用方面的潛在力量。阿拉巴馬大學伯明翰分校和彭寧頓生物醫學研究中心（Pennington Biomedical Research Center）在 2019 年進行一項有趣的研究，記錄了限時進食對於改善血糖濃度的積極作用；血糖濃度是人類生理時鐘、老化和自噬作用的標記物。[34] 一群過重的成年人參與了這項隨機交叉研究，其中一組在上午八點至下午兩點之間進食（稱為限時進食組），另一組在上午八點至晚上八點之間進食（對照組），持續進行四天。所有受試著都接受了連續血糖監測，並抽血來評估他們的心血管代謝風險因子、激素和全血細胞中的基因表現。

雖然研究人員可以透過檢測血液中的化學成分，例如葡萄糖、胰島素和脂肪，來追蹤限時進食帶來的積極代謝作用，但也設法記錄了限時進食對於基因表現相關的晝夜節律和自噬作用的影響。相較於對照組（受試者可以在上午八點至晚上八點之間進食），限時進食組所獲得的代謝益處是：血糖控制和脂肪代謝更佳，以及與生理時鐘和長壽相關的基因表現更佳。研究人員在結論中指出，限時進食也可能增加自噬作用，有助於人類抗衰老。

雖然這是針對少數人的小規模研究，而且大多數有關自噬作用的研究都指出，人類可能需要整整斷食兩天，才能有效激發自噬作用。但我認為，這個重要的過程值得一提，未來的研究可以對此進行探索，並且告訴人們，如何在不必斷食數天的情況下，就啟動體內的自噬作用。

除了斷食之外，包含運動和充足的睡眠等習慣，都是降尿酸計畫的一部分，將有助於刺激自噬作用。重要的是，自噬過程並不像是只有「開」和「關」的按鈕，而比較像是一個調光的旋鈕，在體內總是處於某種程度的開啟狀態，但我們希望它能夠更經常地轉往大開的方向。限時進食、適當的運動和充足的睡眠相結合，將在這方面有所幫助。

　　食物、睡覺、營養補充品、運動、大自然、用餐時間，這些將會是降尿酸行動計畫的核心重點，此外，還有一些具選擇性的補充內容，例如檢測（特別是尿酸和血糖），以及在展開計畫之前斷食一天。儘管這個計畫只進行三週，但它將會是你開啟全新生活方式的起點。準備好出發吧！

PART
2

降尿酸行動計畫

現在，你已經了解了本書第一部分的內容，雖然其中涉及許多科學知識，但你已經發現了最先進的工具之一，可以讓你過著健康、苗條、長壽的生活，也就是：降低尿酸濃度。如果你還沒有根據讀到的內容，開始改變一些習慣（例如放下汽水！），現在你將有機會這麼做。在本書的這個部分中，我們將提供為期三週的結構化計畫，讓你可以透過降尿酸飲食來改善新陳代謝；養成一些有助於改變的習慣，例如安穩的睡眠、規律的運動、沉浸在大自然中，以及最佳的用餐時間；並學會將這個新藍圖變成終生的習慣。

令人震驚的是，只有 12%（即八分之一）的美國人，被認為是代謝健康的。[1] 另外 88% 的人，則表現出一種或多種代謝功能異常的特徵。根據定義，代謝健康的人不需要使用任何藥物，就具有健康的血糖、三酸甘油酯和高密度脂蛋白（HDL）膽固醇濃度，以及健康的血壓讀數和腰圍尺寸。這是大多數人達不到的高標準。讓我們成為這個少數族群的其中一員，並幫助提高成員數量吧！

由於每種細胞類型都需要能量才能發揮作用，因此代謝功能異常並沒有種類上的區別。當代謝適應性較差時，其影響可能是巨大且多樣的，既微妙卻又明顯。透過檢測尿酸濃度（管理整體健康的新工具），你將保持在健康新陳代謝的目標範圍內，並避免你的生理運作中任何即將發生的異常狀況，才不至於帶來麻煩並觸發多種疾病的發展。

當然，我們的目標是讓你的新陳代謝旺盛，並讓你感到精力充沛。這個計畫不僅能幫你控制尿酸濃度，還能顯著改善你身體的整體功能。你一定能將血糖和胰島素濃度、發炎標記、血壓，甚至血脂都控制得更好。同時，你的脂肪量和腰圍，以及罹患各種疾病的風險因素都會減少。而且，你還將獲得大量的精神獎勵：有更多的信心和動力，來輕鬆應對生活的壓力，也有更多的靈感來提高工作效率。總而言之，你的生活將會變得更好、更令人滿足。

每當我們要改變生活方式，即使是很小的改變，一開始也會感到不知所措。你可能會擔心如何才能避免舊有的習慣。你會感到被剝奪和飢餓嗎？你會想念心愛的含糖飲料和甜點嗎？你會發現自己不可能永遠維持這種新行為嗎？考慮到你所擁有的時間和必須做出的承諾，這個計畫是否可行？你能否遵循這些準則，並使其成為第二天性嗎？

這個計畫將會提供答案。它簡單明瞭，並且根據你的個人喜好，在結構和適應性之間實現了適當的平衡。在你完成為期三週的計畫後，將獲得知識和動力，可以在餘生中控制尿酸濃度，並保持在健康的道路上。你越嚴格地遵守指導方針，就會越快減少尿酸並獲得積極的結果。

你有能力重整體內可能存在多年的代謝混亂情況，並將其轉變為對你有利的方式。請記住，你需要啟動「單磷酸腺苷活化蛋白質激酶」（AMPK），這是燃燒脂肪和清潔細胞的開關。這一切都取決於控制尿酸濃度。

在你展開此計畫之前，最好先諮詢醫師，尤其是你有任何健康問題的話。如果你打算選擇後文概述的一日斷食，這一點特別重要。在接下來的二十一天，你將實現三個重要目標：

➤ 學習如何定期檢測尿酸和血糖。
➤ 讓你的身體遠離尿酸觸發因子，包括不當的飲食，以及睡眠品質不良和缺乏足夠的運動等習慣。
➤ 建立新的節奏並終生維持這些健康的習慣。

你將先進行簡單的飲食調整，並添加有助於降低尿酸濃度的特定營養補充品，然後專注於睡眠、運動、接觸大自然和限時進食。我將計畫分為三週，每一週都致力於特定的目標。在展開第一週（「啟動你的引擎」）之前，我鼓勵你去看醫師並進行一些檢測，這將為你提供代謝健康的基線圖。你還將利用這段時間，了解並開始服用降尿酸的營養補充品，考慮連續血糖監測（你很快就會知道原因），並以一日斷食來啟動該計畫。

第一週的主題是「如何透過降尿酸飲食改變新陳代謝」，包含了菜單計畫和飲食建議，同時你也要開始檢測尿酸和血糖值。你將體會到食物所具有的藥物般的力量。許多食物含有天然化合物，可以當作降低尿酸濃度的藥物。一個重要的事實是：血液中尿酸的含量，取決於尿酸的生成量和排出量。請記住，身體產生尿酸的最後一步，取決於黃嘌呤氧化酶的作用。任何可以抑制這種酵素的物質，都能減少尿酸的產生。這就是異嘌呤醇等降尿酸藥物的作用原理。

食物中存在著黃嘌呤氧化酶的天然抑制劑，大多是水果和蔬菜中含有的某些類型的類黃酮。類黃酮是植物所含有的天然物質（植物營養素），具有強大的抗氧化和抗發炎特性。它們是由植物製造的，可以幫助保護植物，但也被應用在人類醫學中。

第二週的主題是「睡眠、運動、大自然和飲食之窗」，我會鼓勵你展開定期運動的計畫，並為你提供增加全天運動量的建議。我還將提供改善睡眠習慣、利用大自然的力量和用餐時間的建議。

第三週的主題是「學習降尿酸並快樂地生活」，你會把注意力放在將所有要素整合在一起，同時，我會提供在生活中永久執行這些新行為的策略。它不僅僅是一個為期三週的計畫，也是一種生活模式，而這三週是你遵循這種新模式的磨合期。

不要懷疑你在這方面取得成功的能力，如果你需要花更多時間來養成這種新的飲食習慣，請隨意延長計畫。你可以花兩週時間專注於飲食部分，然後讓你的支持夥伴——運動和睡眠習慣——參與其中。按照你自己的步調。使用這三週做為你的啟動器。它所帶來的回報，非常值得你在過程中投入時間和精力。而且你永遠不會回到讓你陷入新陳代謝混亂的舊習慣。向降尿酸生活問好吧！

第 7 章

降尿酸的前奏

啟動你的引擎

維持身體健康是一種責任，否則我們將無法維持
心智的強健和清醒。

——釋迦牟尼佛

梅麗莎是一位忙碌的企業主，也是兩個孩子的母親，她在四十歲時就注意到自己的思維和記憶出現了一些令人擔憂的問題，應該去尋求幫助。身為一個注重健康的女性，她認為自己吃得很好，也喜歡舉重，每週還有幾天會做有氧運動，她無法理解自己為何會長期精力不足，以及出現讓她非常健忘的「腦霧」情況。

　　最近的談話內容似乎從她的腦海中消失了，而且她必須每天設定鬧鐘，才能記住何時要去學校接孩子。到了晚上六點，梅麗莎已經覺得自己可以上床睡覺了，因為她的精神和身體都很疲憊。同時，由於她要照顧經常發怒的兒子，夜晚的生活充滿了焦慮。儘管她認真關注並調整飲食，還是發現自己越來越無法克制對糖的渴望，也開始暴飲暴食，尤其是在晚上。她加強了日常的運動量，嘗試改善睡眠，甚至拜訪了自然療法醫師。

　　然而，直到她發現了我的書，並學會如何透過飲食來促進大腦的健康之後，一切才有所好轉。她一戒掉小麥、麩質和糖，尤其是在她沒有意識到的情況下潛入飲食中的果糖，就開始積極地改變了自己的生理運作，並經歷了身體和大腦狀況的巨大改善。她也減少攝取肉類，轉向以植物為主的飲食。

　　我喜歡在自己的網站上收集並展示那些牢記我的建議之人的真實成功故事，而梅麗莎在網站上勇敢地分享了她的故事。「我感覺棒極了。我的頭腦很清醒。事實上，我感覺它一天比一天更清醒。我想，我忘了頭腦清醒是什麼感覺！我開始記起自己把東西放在哪裡，或是我剛剛進行的對話內容。腦霧的情況完全消失了。我對食物的強烈渴望也消失了。我吃得比較少。我不會在晚餐時暴飲暴食或是感到有壓力。我只是像正常人一樣吃飯。」

　　每天早上，梅麗莎醒來時，都感到思緒敏銳、自我感覺良好，這讓她感到很開心。她終於感到平衡了，而這是她之前費盡心力要達成的狀態。最重要的是，當梅麗莎參考「降尿酸飲食」來重塑自己的飲食習慣，並把新的飲食方式帶給家人時，她注意到孩子們的行為也發生了變化，發脾氣和問題行為都減少很多。這對整個家庭來說是雙贏的。

這類的感言總是會促使我繼續寫作、教學，以及設計有效且實用的計畫，來幫助像梅麗莎及其家人這樣的人。畢竟，這不僅僅是一個人的事。當家庭中的一個人改變生活方式時，這種轉變往往會影響到其他人。當你執行我的策略時，請考慮這一點。我相信，無論你和所愛的人目前面臨什麼樣的狀況，你都會找到集體和緩改善的方法及新的生活模式。如果你認為你和家人已經很健康，請準備好加速前進，畢竟總是有改進的空間。

血液檢查

如果可能的話，在你展開飲食計畫之前，進行以下的血液檢查會有所幫助。我已經納入了理想的健康水準。這些檢測可以在診所、醫事檢驗所或醫院進行。或者，如果你最近去看醫師並做了抽血檢查，可以索取檢查結果的副本，因為這些都是血液常規檢查的項目。

檢測	理想濃度
空腹血糖	<95 mg/dL
空腹胰島素	<8 μIU/mL（理想情況下，<3 μIU/mL）
糖化血色素	4.8% 至 5.4%
C 反應蛋白	0.00 mg/L 至 3.0 mg/L（理想情況下小於 1.0 mg/L）
尿酸	5.5 mg/dL 或以下

＊「mg/dL」是指「毫克／分升」（1 分升為 100 毫升），「μIU/mL」是指「微國際單位／毫升」。「mg/L」是指「毫克／公升」

請注意，你可能需要幾個月的時間，才能看到其中一些指標有顯著改善，尤其是糖化血色素，因為它代表的是你在前三個月的平均血糖濃度。但如果你從第一天就開始遵循此計畫，應該會在三週內看到尿酸、血糖和胰島素濃度的正向變化，可以激勵你繼續堅持下去。

　　請記住，男性的尿酸濃度通常高於女性，主要有兩個原因：男性傾向於吃更多的肉，另外，雌激素有助於降低停經前女性的尿酸濃度（女性在停經後，尿酸濃度會上升）。

　　大多數檢查結果只有在尿酸濃度達到 7.5 mg/dL 時才會將其標記為紅色，目的是警告可能有痛風和腎臟疾病的風險。但我們可以做得更好。尿酸濃度所代表的不僅是痛風和腎臟疾病。

　　我要鼓勵你自己進行尿酸和血糖這兩項檢測，但如果你不喜歡或是想要等到自己已經抓到這個計畫的節奏，也可以不進行檢測就遵循此計畫。如果你從未做過上述檢查（或不知道是否做過），也沒關係。我知道自己正在向廣泛的受眾傳遞資訊，包括「生物駭客」（biohackers），也就是那些密切關注自己的健康，並使用所有最新技術追蹤相關健康數據的人，還有另一些人是不依賴血液檢查，也不追蹤其他較不精細的指標，例如自己的感覺和外觀、晚上的睡眠品質，以及精力水準。這都沒關係，請做適合你個人需求的事。也許這個生活計畫是一個很好的開始，讓你之後會想要去做檢測。

　　對於想要隨著本計畫進行檢測的人，請至少每週檢測一次尿酸濃度，然後是至少每兩週檢測一次。我推薦的尿酸檢測品牌為 UASure，這是一種簡單且快速的工具，你只需無痛地刺穿手指，即可在任何時間測量血液中的尿酸濃度。正如我之前指出的，目標是將其設定為早上一起床要做的第一件事，在用餐或運動之前就檢測。選擇一天檢測，並將其標記在月曆上。

　　對於血糖，至少每週檢測一次，這也是早上一起床就要做的第一件事，在進食或運動之前檢測（並將其標記在月曆上，並請注意，你可以同時進行尿酸和血糖檢測）。你當地的藥局可能有販售多種不同品牌的檢測試劑盒。對於那些想要透過連續血糖監測儀（CGM），讓檢測結果更精確的人，請不要猶豫！連續血糖監測儀是一種更有用的工具，可以全天自動檢查你的血糖值。這可以幫助你發現血糖變化的模式。你可以從傳統的單點式葡萄糖檢測開始，然後再將連續血糖監測儀加入日常生活中。再次強調，請遵循你的個人喜好。

請記住，食用富含果糖、酒精或嘌呤的食物後，尿酸濃度會升高；尿酸濃度也可能會受到斷食和生酮飲食的影響。另外，進行鐵人三項訓練、跑馬拉松或高強度間歇訓練（HIIT）等激烈運動後，如果有肌肉受傷，也可能會暫時增加尿酸。但別忘記，從長遠來看，定期運動與降低尿酸濃度有關。運動的好處遠遠超過了尿酸濃度短暫升高的風險。尿酸濃度也可能會因熱壓力而短暫增加，因此，如果你經常進行桑拿或蒸氣浴，可能會在短期內看到尿酸濃度升高的情況。

當你記錄這些數值時，需要記下環境中發生的情況，以便追蹤身體反應，並建立兩者之間的關聯。

▌開始服用可降尿酸的營養補充品

你將要每日服用專為降尿酸而設計的營養補充品。我所列出的營養補充品，並不是唯一需要考慮的品項，但我在這裡主要關注於超級明星，也就是那些在科學文獻中詳細記錄了其降尿酸功效的營養補充品。（有關所有科學細節，請參閱第六章。）

這些營養補充品可以在保健食品店、藥局、超市和網路上找到。你可以在我的網站 DrPerlmutter.com 上，了解有關營養補充品的更多資訊。通常最好每天在固定的時間服用營養補充品，比較不會忘了服用；對很多人來說，最好的時間是早上。

➤ 槲皮素：每天 500 毫克

➤ 木犀草素：每天 100 毫克

➤ DHA：每天 1,000 毫克

➤ 維生素 C：每天 500 毫克

➤ 小球藻：1,200 毫克 *C. vulgaris* 小球藻

益生菌（依個人喜好選擇）

正如我在第一部分所解釋的，腸道微生物群系的健康狀況，會影響新陳代謝的各個方面，而患有慢性高尿酸濃度的人，體內往往有不健康的微生物群系。你可以採取許多措施來滋養腸道微生物群系的健康，包括食用富含益生菌的發酵食品，例如泡菜和優酪乳，以及在餐盤中添加富含益生元的食物。益生元就像微生物的肥料，可以幫助它們生長和繁殖。益生元存在於大蒜、洋蔥、韭菜和蘆筍等常見食物中（許多含益生元的食物也會抑制產生尿酸所需的酶，因此你會獲得雙重好處）。

你還可以透過避免基因改造食物，並盡可能食用有機食物，來支持腸道細菌的健康。在動物研究中，已經證明了栽培基因改造作物時所使用的除草劑，會對微生物群系產生負面影響。

我在《無麩質飲食，打造健康腦》一書中，撰寫了有關微生物群系的文章，並提供了補充建議。由於益生菌可以減少體內的發炎狀況，並改善血糖和尿酸的代謝，我強烈建議把它們放進營養補充品項目中，我之所以將它們設為依個人喜好，是因為我發現很多人不喜歡每天服用超過五種營養補充品。

目前，相關研究正在了解補充益生菌和降低尿酸之間的具體關聯，特別是想要確定最能降低尿酸的菌株。但這一連結可能不如清單中其他補充品的連結那樣直接。儘管如此，益生菌有助於支持健康的消化、新

陳代謝、發炎程度、尿酸濃度，如果可能的話，我鼓勵將它們添加到你的養生方案中。

　　若要找到最優質的益生菌產品，請前往一家以其天然營養補充品專區而聞名的商店，並與最熟悉該商店一系列品牌的銷售人員交談，他們可以提供公正的意見。益生菌產品並不受到美國食品藥物管理局的監管，因此你應該避免選擇一個實際成分與其宣稱不符的品牌。價格也可能相差很大。商店人員可以幫助你了解所有術語，因為有些菌株會以多個名稱銷售。

　　大多數產品都含有多種菌株，我鼓勵患者尋找至少含有十二種不同菌株的營養補充品。具體來說，其中必須包含乳酸桿菌屬、雙歧桿菌屬和芽孢桿菌屬的菌株。這些菌株都擁有最好的研究和數據支持。確保你購買的益生菌產品也帶有低過敏性和非基因改造標籤。益生菌應該在飯前空腹服用。

▎斷食（依個人喜好選擇）

　　理想情況下，你要在斷食一整天後，展開第一週的計畫。斷食是加速身體代謝轉變並提供各種基礎的絕佳方法。對許多人來說，週日斷食（週六晚上吃完最後一餐後），並在週一早上展開始飲食計畫，效果最好。或者，你可以在週五晚上吃最後一餐，然後在週日早上展開該計畫。

　　斷食方案很簡單：二十四小時內不吃食物，但要喝大量的水；也要避免咖啡因。如果你有服用任何藥物，請務必繼續服用；但如果你需要服用糖尿病藥物，請先諮詢醫師。如果斷食的想法對你來說太令人畏懼，你只需要在採買食材時，戒掉「不宜食用的清單」（見第八章）上的項目幾天。當你的身體對那些會導致尿酸升高的糖和碳水化合物越上癮，這項計畫就越具有挑戰性。

當你為生活制定了降尿酸飲食法，並想要為了更進一步的益處而斷食時，你可以嘗試七十二小時斷食，但進行之前一定要諮詢你的醫師，特別是如果你有任何健康狀況需要考慮。我建議每年至少斷食四次，每次至少二十四小時，在季節變化期間（例如九月、十二月、三月和六月的最後一週）。斷食期間，你可以暫停檢測尿酸濃度，直到斷食結束二十四小時之後。或者，如果你想要看看斷食如何影響你的尿酸濃度，請在斷食之前、期間和之後進行檢測。

生酮飲食（依個人喜好選擇）

如果你想要修改「降尿酸飲食」來滿足生酮飲食，我會在 DrPerlmutter. com 上解釋如何做到這一點。我不在書中這樣做，是因為大多數人不會選擇生酮飲食，而且遵循「降尿酸飲食」就足以開始轉變情況。不過，我會為不熟悉這種飲食的讀者簡單介紹一下。

生酮飲食是當今最受關注的飲食趨勢之一，而身為臨床醫師，我推薦該飲食可以做為多種疾病之患者的介入措施，也適合那些尋求改善新陳代謝、體重、認知健康和尿酸濃度的人。

你可能聽過名人、運動員和鄰居對這種飲食方法的好處讚不絕口。相關研究也支持其快速普及：生酮飲食已被證明可以降低心臟病的風險，提高胰島素敏感度，以及改善第一型和第二型糖尿病患者的血糖控制，幫助肥胖患者降低身體質量指數，甚至改善或控制帕金森氏症和癲癇等神經退化性疾病的症狀。甚至有一些證據顯示，生酮飲食可以在癌症的治療中發揮作用。

如果生酮飲食實施得當，可以成為對抗各種慢性病的強大工具。在痛風的治療和管理中，有證據顯示生酮飲食可能有助於減少該疾病的關節發炎特徵。但在有關尿酸的任何因素中，生酮飲食最強大的好處是它對減肥的作用。簡而言之，減肥是降低尿酸濃度和預防痛風發作的最有效方法。對許多人來說，生酮飲食是減肥的門票，而最後則是降低了尿酸濃度。

雖然生酮飲食聽起來很新穎，但它與人類祖先在農業出現之前的飲食方式相似；人類進行農業，栽培了馴化的小麥和玉米等主要作物，這些作物富含碳水化合物和糖，尤其是它們加工後的形式。人類祖先所吃的野生植物和動物種類繁多，對於碳水化合物和糖的攝取量則比現今的人類更少。這種飲食迫使人類祖先的身體進入酮症狀態，也就是燃燒脂肪或酮類作為燃料，而不是燃燒碳水化合物，而這正是生酮飲食的主要目標。

為了進入酮症，人們必須攝取富含健康油脂，而且糖和碳水化合物含量極低的飲食。巨量營養素的最佳比例因人而異。有些人適合 80% 的熱量來自健康油脂，20% 的熱量來自碳水化合物和蛋白質；其他人則適合 60% 至 75% 的熱量來自脂肪，並攝取較多的蛋白質。我鼓勵你嘗試找到最適合你的方法。

請注意，由於生酮飲食傾向於強調肉類蛋白質，因此會增加你攝取的嘌呤量，並增加尿酸的產生。但如果你明智地選擇，就可以雙管齊下，也就是在不增加更多尿酸觸發因子的情況下，獲得生酮飲食的好處。而你將在這個計畫中做到這一點，其中主要是以葉菜、富含纖維的蔬菜和低嘌呤肉類作為配菜。更重要的是，即使你是嚴格的素食主義者，也可以進行生酮飲食。

如果你想進一步了解更多關於生酮飲食的資訊，請造訪我的網站，以便了解這種強大的飲食和生活方式。為了在遵循「降尿酸飲食」的同時，產生酮的進出循環，你必須做出明智的替代選擇，包括水果和菰米（wild rice，又稱野米）等有助於降尿酸的碳水化合物。

儘管大量的酮類對應於高濃度的尿酸，但研究顯示，一旦在預設的酮症期之後，將碳水化合物和蛋白質重新添加到飲食中，尿酸濃度暫時升高的情況就會迅速改善。在進行生酮飲食的期間，酮類的短期升高，可能會與尿酸相互競爭排泄，因此酮症期間的尿酸排泄量較少。但好消息是，一旦體重減輕，尿酸濃度就會降到低於生酮飲食開始時的水準。換句話說，由生酮飲食實現的體重減輕，會導致基線尿酸濃度下降。

在 2020 年的一項研究中，一組女性接受了含有非常少量的碳水化合物的生酮飲食三個月，平均體重減輕了近 20%，脂肪量顯著減少。[1]光是這個作用就有助於降低尿酸濃度，事實上，在研究結束時，受試者的尿酸濃度明顯低於開始時的水準。

我在這裡要表達的觀點是，短期內，生酮飲食可能有助於實現降低尿酸的目標，但請注意，在酮症減肥期間，尿酸可能會升高，尤其是如果你將生酮飲食發揮到了極致。對於進出輕度酮症的人來說，尿酸濃度不應出現任何顯著或有意義的升高。此外，在我看來，遵循極低熱量的生酮飲食，並嚴格限制碳水化合物來實現減肥，是一個不錯的選擇。在最後階段值得忍受尿酸濃度暫時輕微升高。我唯一的警告是針對有痛風或腎結石病史的人：如果你是這類人的話，請在斷食或遵循任何生酮飲食時，仔細監測你的尿酸。

第 8 章

第一週
以調整飲食來降尿酸

運用降尿酸飲食法改變新陳代謝

未來的醫師不會開藥，而是指導患者如何照顧人體，
並關注飲食、疾病的原因和預防。

——湯瑪斯・愛迪生（Thomas A. Edison）

目前，全球有五分之一的死亡可歸因於不良飲食。[①] 不良飲食與危險的尿酸累積有關，因為尿酸會對身體造成嚴重的破壞。這意味著每年有一千一百萬人不必要地從地球上消失，只因為他們不食用或無法獲得可支持健康和預防疾病的食物。比起因吸菸、高血壓或任何其他健康風險而造成的死亡人數，因飲食而造成的死亡人數還要更多。更重要的是，過去幾十年來發布的營養指南根本沒有用。

如果當今的十大死因中，有九個可歸因於不良飲食的後續影響，那麼我們可以說，飲食是世界上慢性病的主要原因。它與每種想得到的疾病都有關，像是憂鬱症、失智症，甚至癌症。我們不會去考慮所吃的食物和罹患某些疾病的風險之間的關係。我們知道吸菸會導致肺癌，但是吃太多甜甜圈或乳酪漢堡加蘇打汽水，如何增加罹患阿茲海默症、心臟病和癌症的機會？彼此間的連結不是那麼明顯。

食物的重要性遠超過其營養作用。我們很早就知道「食物就是資訊」，我們吃下的食物會向我們的生命密碼（DNA）傳送訊號。我們放入口中的所有東西，都有可能改變基因的表現（即行為）。想一想這個事實：「你有能力改變你的 DNA 的活性，無論是變好或變壞！」我們將這種由外在影響所帶來的改變，稱為「表觀遺傳學」。事實證明，DNA 中與長壽相關的基因，有九成以上的開關都受到了生活方式的顯著影響，包括我們吃的食物和喝的飲料。

我經常用來說明的例子是：富含精製碳水化合物的飲食，會降低那個負責製造腦源性神經營養因子（BDNF）的基因之活性，而腦源性神經營養因子可以保護大腦，是大腦中支持神經元存活和生長的必需蛋白質；當我們吃健康的脂肪和蛋白質時，該基因的活動就會增加，並生產更多腦源性神經營養因子。[②] 更多腦源性神經營養因子，意味著更健康的腦細胞。誰不想要這樣？

人類的 DNA 在遠古飲食中表現得最好，這是有道理的。相較於現代人所吃的飲食，在人類存在於這個星球上的 99% 以上的時間裡，所吃的飲食中，精製碳水化合物的含量低得多，健康油脂和纖維的含量更高，而且營養密度更高。那時的人類也不會吃加工食品或速食，而是吃那些在自然界中找到的東西。事實上，現代西方飲食不利於人類 DNA 的保護健康和長壽的能力，而我們每天都在經歷這種不匹配的後果。

即使你可以戒菸，卻無法戒掉飲食。不幸的是，我們的食品環境不太可能很快就會大幅改善。更重要的是，大多數醫師認為，嚴重的代謝和體重問題是無法治療的，因此他們經常在患者面前迴避這個話題。

在醫學院中幾乎不會教授營養學。即使在我那個時代，我也一直在等待醫學教育的營養部分，但它從未出現。在看到健康與營養之間的重要連結後，我成為美國營養學院（American College of Nutrition）的院士，並在其科學顧問委員會任職。我們必須把情勢掌握在自己手中。這是一場只有民眾和消費者才能解決的公共衛生危機。

現在我們有了實現最佳健康的新路徑：降低尿酸濃度。**如果尿酸濃度升高的情況，早於並可預測大多數慢性病的生理損害和未來風險，那麼我們必須開始關注這種重要的代謝物。**你可以將其視為，在發現自己正駛過危險的十字路口的很久之前，就可以看到交通信號燈閃著「停止」的字樣。尿酸濃度是健康的新風向標。歡迎參加「降尿酸計畫」，而此計畫必須先考慮飲食。③

▋降尿酸飲食規則及清單

以下是降尿酸飲食中應遵循的十大規則。

1. 不含麩質和基因改造食品。
2. 多吃植物性食物，包括可降尿酸的完整水果和蔬菜。
3. 不食用精緻碳水化合物、添加糖或人工甜味劑。

4. 不吃動物內臟。

5. 限制高嘌呤肉類和魚類的食用量，尤其是沙丁魚和鯷魚。

6. 吃堅果和種子。

7. 吃有機雞蛋。

8. 如果你選擇食用乳製品，請限制食用少量乳製品。

9. 多用特級初榨橄欖油。

10. 加入可降尿酸的「抵銷食物」（例如櫻桃、青花苗、咖啡）。

　　為什麼要無麩質？你可以在《無麩質飲食，讓你不生病！》中，閱讀有關麩質的所有內容；簡而言之，避免食用含麩質食物的主要原因，是麩質會加劇體內的發炎情況。許多含有大量的糖和碳水化合物，會升高尿酸濃度的食物中，也含有麩質，我們最好避免吃這些食物。當你戒掉麩質時，要吃什麼來維持健康的新陳代謝，就變得容易多了。

　　在本章最後，將會提供為期一週的飲食計畫範例，幫助你了解如何將上述指南付諸實踐。接下來，降尿酸飲食規則會按照「不宜食用」、「可以食用」和「適量食用」來分類。

✖ 不宜食用的食物清單

　　首先，刪除以下清單中的項目。

➤ **所有麩質來源**，包括全麥形式的麵包、麵條、麵食、糕點、烘焙食品、餅乾和穀物（請參閱我的網站或《無麩質飲食，讓你不生病！》，來取得完整的列表，以及為什麼要去除麩質）。

➤ **所有形式的加工碳水化合物、糖和澱粉**，包括薯條、餅乾、糕點、鬆餅、披薩麵團、蛋糕、甜甜圈、含糖零食、糖果、能量棒和零食棒、冰淇淋、冷凍優格、雪酪、果醬、果凍、蜜餞、番茄醬、商業醃料和醬汁、商業沙拉醬和義大利麵醬、加工乳酪醬、果汁、果乾、運動飲料、軟性飲料和汽水、油炸食品、龍舌蘭、糖（白糖和黑糖）、玉米糖漿和楓糖漿。請參閱後文有關蜂蜜的說明。

- **所有人工甜味劑和用人工甜味劑製成的產品**，包括以「天然」名義銷售的糖替代品：安賽蜜（Sunett, Sweet One）、阿斯巴甜（NutraSweet, Equal）、纖而樂代糖（Swee'N Low, Sweet Twin, Sugar Twin）、蔗糖素（Splenda，又稱三氯蔗糖）和紐甜（Newtame）。此外，也要避免使用任何被當作普通糖和人造糖的健康替代品來銷售的糖醇。除了我在前文提到的木糖醇會導致尿酸升高之外，還要注意其他物質，如山梨醇（sorbitol）、甘露醇（mannitol）、麥芽糖醇（maltitol）、赤藻醣醇（erythritol）和異麥芽酮糖醇（isomalt，又稱巴糖醇）。另請參閱後文有關人造甜味劑的說明。但不要恐慌，我對市場上的一種新型甜味劑──阿洛酮糖（allulose）有正面的評價；當你需要一點甜味時，除了其他一些選擇之外，阿洛酮糖也是一個明智的選擇。

- **人造奶油、植物起酥油，以及任何商業品牌的食用油**，包括大豆油、玉米油、棉籽油、菜籽油、花生油、紅花油、葡萄籽油、葵花油、玄米油和小麥胚芽油，即使它們是有機油。人們通常認為植物油（vegetable oil，直譯為蔬菜油）是從蔬菜中提取的，但其實不是。這個名稱具有誤導性，是當初食品製造商為了將這些油脂與動物脂肪區分開來而取的。這些油通常來自穀物、種子和其他植物，例如大豆。它們都經過高度精煉和化學改變。如今，大多數美國人從這些具有促發炎作用的油中攝取油脂。不要食用它們。

- **加工肉類**，包括培根、香腸、火腿、薩拉米香腸、生火腿、培根、罐頭肉、肉乾、熱狗、鹹牛肉和冷盤。大多數加工肉類含有大量的嘌呤和添加劑，最終會引起身體發炎。

- **內臟（動物的器官）**，包括肝臟、心臟、大腦、腎臟、舌頭、肚和腸。大多數內臟來自牛、豬、羔羊、山羊、雞和鴨。肚是指動物胃的內壁，通常來自牛。胸腺和胰腺也是內臟肉。儘管內臟肉營養豐富，但也是嘌呤含量最高、最容易讓尿酸濃度升高的食物之一。

➤ **非發酵豆製品（如豆腐和豆漿），以及大豆加工食品。**在成分清單中尋找「大豆分離蛋白」，避免使用大豆乳酪、大豆漢堡、大豆熱狗、大豆塊、大豆冰淇淋和大豆優格。請注意，發酵的豆製品，包括納豆、味噌和豆豉，如果是有機且非基因改造的，則可以接受；它們為素食者提供蛋白質來源，適合以植物為主的飲食。

糖的其他名字

以下是食品標籤上常用的糖名稱（提示：原文中任何以「ose」結尾的成分都是糖的一種）。透過尋找這些不熟悉的名字，來發現糖的藏身處。

五種最常使用的甜味劑是玉米糖漿、高粱糖、蔗糖、高果糖玉米糖漿和濃縮果汁。

乙基麥芽酚（Ethyl maltol）
大麥芽（Barley malt）
木糖（Xylose）
木薯糖漿（Tapioca syrup）
半乳糖（Galactose）
奶油糖／奶油糖霜（Buttered sugar/ buttercream）
玉米甜味劑（Corn sweetener）
玉米糖漿（Corn syrup）
玉米糖漿固形物（Corn syrup solids）
甘蔗汁（Sugar cane juice）

甘蔗汁（結晶）〔Cane juice（crystals）〕
米糖漿（Rice syrup）
佛羅里達水晶（Florida crystals，由甘蔗製成的金色糖）
角豆糖漿（Carob syrup）
乳糖（Lactose）
帕拉內紅糖（Panela sugar，一種未精製的蔗糖）
果汁（Fruit juice）
果糖（Fructose）
花蜜（Nectar，包括所有水果花

蜜，例如桃子和梨花蜜、龍舌蘭花蜜和椰子花蜜）

金黃糖／糖漿（Golden sugar/syrup）

紅糖（Brown sugar）

原糖（Raw sugar，未經漂白和精煉的蔗糖）

核糖（Ribose，一種五碳糖；其他糖大多為六碳糖）

高果糖玉米糖漿（High-fructose co-rn syrup, HFCS）

高粱糖漿（Sorghum syrup）

液體果糖（Liquid fructose）

甜菜糖（Beet sugar）

甜菜糖漿（Sugar beet syrup）

細白砂糖（White granulated sugar）

雪蓮果糖漿（Yacon syrup）

麥芽糊精（Maltodextrin）

麥芽糖（Maltose）

麥芽糖漿（Malt syrup）

棕櫚糖（Palm sugar）

棗糖（Date sugar）

無水葡萄糖（Anhydrous dextrose）

焦糖（Caramel）

結晶果糖（Crystalline fructose）

結晶葡萄糖（Crystal dextrose）

黃糖（Yellow sugar）

黑糖（Muscovado sugar）

黑糖蜜（Blackstrap molasses）

椰子糖（Coconut sugar）

椰棕糖（Coconut palm sugar）

楓糖漿（Maple syrup）

葡萄糖（Dextrose, Glucose, Grape sugar）

葡萄糖麥芽糖（Glucomalt）

葡萄糖漿固體（Glucose syrup solids）

圖爾比納多糖（Turbinado sugar，由甘蔗製成的黑糖）

精煉糖漿（Refiners syrup）

蒸發玉米甜味劑（Evaporated corn sweetener）

蒸發甘蔗汁（Evaporated cane juice）

德梅拉拉糖（Demerara sugar，由甘蔗製成的黑糖）

糊精（Dextrin）

蔗糖（Cane sugar, Saccharose, Sucrose）

樺樹糖漿（Birch syrup）

濃縮果汁（Fruit juice concentrate）

濃縮葡萄汁（Grape juice concentrate）

糖化麥芽（Diastatic malt）

糖粉（Confectioners'/powdered, Icing sugar）

糖蜜（Molasses）

糖漿（Treacle）

龍舌蘭糖漿（Agave syrup）

糙米糖漿（Brown rice syrup）

簡單糖漿（Simple syrup）

轉化糖（Invert sugar）

蘇卡納特糖（Sucanat，一種未精製的蔗糖）

● 可以食用的食物清單

以下的食物可以隨意食用。盡可能選擇有機、非基因改造和在地生產的天然食物；急速冷凍的品項也很好。

- **健康油脂**，包括特級初榨橄欖油、芝麻油、椰子油或中鏈三酸甘油酯（MCT）、酪梨油、草飼動物脂肪和有機或牧場飼養的奶油、酥油、橄欖油、乳酪、堅果和堅果醬、全蛋（見後文的說明）和種子（亞麻籽、葵瓜子、南瓜子、芝麻子、奇亞籽）。

- **香草、調味品和佐料**。只要你仔細看標籤，就可以盡情食用這些品項。告別番茄醬和酸辣醬，但可以享受芥末醬、辣根醬、橄欖醬和莎莎醬，如果它們不含麩質、小麥、大豆和糖。對香草和調味品幾乎沒有任何限制，但是，請注意那些由加工小麥和大豆的工廠所生產的包裝產品。發酵調味品都富含益生菌，如發酵乳美乃滋、康普茶芥末醬（kombucha mustard）、酸奶油、發酵辣醬、酸開胃菜（relish）、發酵莎莎醬。泡菜是一種發酵蔬菜（通常是用大白菜），也是一個很好的選擇。

- **完整的水果及瓜果**，包括酪梨、青椒、莓果、櫻桃、石榴、黃瓜、番茄、櫛瓜、南瓜、南瓜、茄子、檸檬和萊姆（青檸）。請注意，含糖量高的水果都可以，包括蘋果、香蕉、桃子、李子、杏子、甜瓜、芒果、木瓜、鳳梨、葡萄、奇異果和柳橙等，但應該優先考慮前面列出的低糖水果及瓜果。事實上，所有水果及瓜果在完整、純淨的狀態下食用，都可以降低代謝症候群和尿酸濃度升高的風險（請參閱後文的說明）。唯一要避免的水果是果乾，它含有濃縮果糖，可能會升高尿酸濃度。

- **蔬菜**，包括綠葉蔬菜和生菜、羽衣甘藍、菠菜、青花菜（以及青花苗，更多內容見後文）、羽衣甘藍、甜菜、高麗菜、洋蔥、蘑菇、花椰菜、球芽甘藍、酸菜、朝鮮薊、苜蓿芽、青豆、芹菜、白菜、蘿蔔、水田芥、蕪菁、蘆筍、大蒜、韭菜、茴香、紅蔥頭、青蔥、生薑、豆薯、歐芹、荸薺、芹菜根、大頭菜和櫻桃蘿蔔。

➤ **植物性蛋白質來源**，包括煮熟的豆類，如黑豆、腰豆、斑豆、蠶豆、菜豆、扁豆、豌豆和鷹嘴豆，以及發酵的非基因改造豆製品，如豆豉和味噌。

▲ 適量食用的食物清單

動物來源的蛋白質必須適量食用或避免。

➤ 將富含嘌呤的海鮮（沙丁魚和鯷魚），限制為每週最多一次。雖然大多數人不會一次攝取大量的鯷魚，但要小心以鯷魚為基底的魚露和凱撒沙拉醬。

➤ 大多數澱粉類（含糖）蔬菜和那些生長在地下的蔬菜，包括豌豆、胡蘿蔔、防風草（歐洲蘿蔔）、地瓜和山藥，都可以適量每週食用幾次。

➤ 每週二至三次，將下列食物限制在 110 公克到 170 公克以內：鮭魚、鱈魚、鰈魚、鬼頭刀、鮪魚、石斑魚和鱒魚；貝類和軟體動物，包括蝦、蟹、龍蝦、淡菜、蛤蜊和牡蠣；草飼肉類，包括牛肉、羊肉、豬肉、野牛、鴨肉、鴕鳥和小牛肉；和野味。

➤ 想要一點甜度：黑巧克力（至少含 70% 的可可）、阿洛酮糖、天然甜菊糖、蜂蜜和羅漢果（請參閱後文的說明）。

各類食物的注意事項

關於代糖、阿洛酮糖、蜂蜜和其他天然甜味劑

儘管過去我們認為，糖精、蔗糖素和阿斯巴甜等代糖不會產生代謝

方面的影響，因為它們不會提高胰島素濃度，但事實上它們確實會造成嚴重的破壞，而且所帶來的代謝失調情況，就跟真正的糖所導致的一樣。為什麼？因為它們透過改變微生物群系，促使了細菌失衡（又稱腸道菌叢失衡〔dysbiosis〕）、血糖失衡和整體不健康的新陳代謝。

2014 年，《自然》期刊發表了一項具有里程碑意義的研究，確立了代糖與腸道菌叢失衡之間的關聯，之後的其他研究也重複了這個發現。[④]若是飲用含有人工甜味劑的「零卡」（diet）飲料，會因腸道菌叢失衡而增加糖尿病的風險；一些研究顯示，每天喝兩種零卡飲料的人的風險會增加一倍。而這正意味著新陳代謝混亂以及阿茲海默症等退化性疾病的風險。

2017 年，《中風》（Stroke）期刊發表了一篇重磅論文，揭示了飲用人工加糖飲料的人，罹患中風、阿茲海默症和失智症的風險。[⑤] 他們的發現非常引人注目：每天喝一種或多種人工加糖飲料的受試者，中風的風險幾乎是三倍，罹患阿茲海默症的風險也是三倍。

在有關尿酸的情況下，我們需要記住以下幾點：重要的是要避免任何會干擾身體分解和過濾化合物及毒素之能力的東西，其中就包括了代糖。還要記住，一些糖替代品，尤其是木糖醇，可以透過刺激體內嘌呤的分解，來直接提高尿酸濃度，因此請特別留意這類替代品。木糖醇是許多食品和個人護理產品中的成分，甚至是標有「天然甜味劑」的產品中的成分，因此，請閱讀完整的成分清單，以便發現它的存在。

雖然你不太可能從無糖口香糖、牙膏和漱口水中，攝取過多的木糖醇，但它會潛入烘焙食品、花生醬、飲料粉、糖果、布丁、番茄醬和燒烤醬等調味品，以及商業鬆餅糖漿中。那些會在嘴裡融化的藥物和維生素，也可能含有這種糖，不過含量很少，而且你不必太擔心那些你可能需要的藥物。

比較嚴重的問題，是常見食品中的木糖醇。

◆ 認識阿洛酮糖

你會發現我的許多食譜中都使用了阿洛酮糖，它也是一種甜味劑，是類似果糖的糖（有些人稱之為假果糖），但它對血糖或胰島素濃度幾乎沒有影響；身體會吸收阿洛酮糖，但不會將其代謝成葡萄糖，因此它幾乎不含熱量。新的研究顯示，阿洛酮糖對人類血糖有良好的影響，並可能提高胰島素敏感度。[6] 此外，研究顯示，阿洛酮糖可能對脂肪細胞產生抗發炎作用；脂肪細胞是發炎性細胞激素的來源，而細胞激素會導致代謝症候群及尿酸濃度升高的風險。

阿洛酮糖存在於某些食物中，例如無花果和葡萄乾，但你可以在網路上購買顆粒狀和液體形式的阿洛酮糖。我喜歡的品牌是 RxSugar，它經過有機認證，淨碳水化合物為零。

編註：阿洛酮糖在美國為「公認安全」（GRAS）的食品添加物，但目前在台灣衛生福利部食品藥物管理署的「食品原料整合查詢平臺」中，屬於「未確認安全性，尚不得使用之原料」，原因是：無相關資料佐證其長期食用安全性，故尚不得供為食品原料使用。本書後續相關內容仍遵照作者原文刊出，敬請讀者多加注意。

◆ 蜂蜜的益處

過去，我曾寫過有關蜂蜜的文章，並建議人們應不惜一切代價避免食用蜂蜜。這個立場是基於「蜂蜜含糖量非常高」的事實。事實上，大多數蜂蜜中的實際果糖含量約為 40%，但該百分比可能在 21% 至 43% 之間，具體取決於蜂蜜採收和加工的方式及地點。當我深入研究有關這種來自大自然的甜蜜花蜜的文獻時，發現研究支持著「它可能沒有那麼糟糕」的觀點。或許我們可以在生活中為蜂蜜騰出一塊小空間。那麼，我對蜂蜜的立場改變了嗎？是的，這反映了科學研究不斷在為我們提供新資訊。[7]

蜂蜜中大約有 85% 的固體是右旋糖（dextrose，葡萄糖的另一個名稱）和果糖的組合。蜂蜜中還含有其他多種糖，以及微量元素和礦物質，包括鋅、銅、鐵、錳、鉻、硒、鎂、鈣和鉀。蜂蜜含有多種維生素，包括維生素 B_1、B_2、B_3、B_5、B_6，以及維生素 A、E、C。它還含有類黃酮，以及槲皮素和木犀草素，而這些物質都可以幫助降低尿酸濃度。因此，可以公平地說，蜂蜜不是一種只用糖製成的甜味劑。蜂蜜獨特的成分，根據土壤和氣候條件，以及環境的其他方面（例如蜜蜂採的是哪種花的花蜜），會有很大差異。可惜，並沒有標準化的方法可用來生產蜂蜜或驗證其品質。

本書最重要的目標之一，是幫助你控制血糖，而目前有充分的資料顯示，蜂蜜也可以幫助你實現這個目標。針對葡萄糖代謝而言，蜂蜜似乎沒有明顯的危險。事實上，多項人體試驗顯示，食用蜂蜜與改善胰島素反應和降低血糖濃度有關。一些研究人員甚至將蜂蜜描述為「新型抗糖尿病劑」，因為它對肝臟和胰腺都有影響，已被證明可以改善血糖控制，而且它對胃腸道也有影響，可以積極地改變腸道微生物群系。[8] 這些是果糖含量高的產品無法產生的效果。

就像完整的水果一樣，由於其複雜的成分而不會提高人體的尿酸濃度，蜂蜜也因為其化學成分，而被歸為一個特殊的類別。

儘管我們需要更多研究來了解蜂蜜的好處和潛在風險，但我相信，目前的證據已經顯示我們可以適量享用蜂蜜。簡而言之，在菜餚或飲料中添加一小匙蜂蜜以獲得一絲甜味，不會讓你進入危險區域。蜂蜜是一種眾所周知的抗發炎、抗氧化和抗菌劑，幾個世紀以來一直在醫學中使用。只是你要明智並謹慎地使用它。盡可能選擇生蜂蜜，比起經過加工或巴氏殺菌的種類，生蜂蜜能提供更多益處。例如，你可以在優格或茶飲中添加少許蜂蜜。

另一種在 2010 年代突然出現的流行甜味劑,是龍舌蘭糖漿或龍舌蘭花蜜。我們必須對這個產品貼上警告標籤。龍舌蘭糖漿是由多種龍舌蘭製成,尤其是藍色龍舌蘭(一種多汁植物)。這也是用來釀造龍舌蘭酒的植物。但是,當龍舌蘭與「花蜜」一詞連結在一起時,請別被「花蜜」這個詞給欺騙了,誤以為龍舌蘭糖漿是跟蜂蜜一樣的健康甜味劑。與蜂蜜不同,龍舌蘭糖漿經過高度加工,含有更多的果糖。事實上,它可能含有 75% 至 90% 的果糖,並且缺乏蜂蜜中的許多營養成分。這種甜味劑應該保留在不宜食用的清單上。

我認可的甜味劑,只有阿洛酮糖、天然甜菊糖、偶爾加入的蜂蜜和羅漢果(monk fruit)。沒聽過羅漢果?羅漢果是另一種可取代食用砂糖的甜味劑,不含熱量且不會影響血糖。它來自於一種原產於東南亞的圓形水果,看起來有點像甜瓜。幾個世紀以來,它在東方醫學中一直被用作感冒藥和助消化劑,現在,由於它的甜度比食用砂糖高一百五十倍到兩百倍,經常被用來為食品和飲料增加甜味。它以顆粒、液體和粉末形式出售。它的名字來自於十三世紀時最早使用它的佛教僧侶。

當需要甜味劑時,我的所有食譜都使用阿洛酮糖,因為它比羅漢果便宜,但你可以輕鬆地用羅漢果來取代阿洛酮糖,或是將它們混合在一起,並嘗試不同的口味和質感。我希望你開始嘗試這些糖,並學會將它們安全地納入你的日常菜單中。

關於無麩質穀物

當無麩質穀物被加工(例如,磨碎全燕麥和準備包裝米)以供人類食用時,它們的物理結構會發生變化,這可能會導致體內的發炎情況增加。因此,莧菜籽、蕎麥、大米(棕色和野生大米,但不是白色)、小米、高粱和苔麩(teff)應適量食用。也要注意你的分量。當我需要一個小配菜時,我更喜歡菰米,它是一種水生植物的種籽。

關於水果和蔬菜

水果和蔬菜由於果糖含量較低，不會增加人體的尿酸量，另一方面，某些水果和蔬菜的化學成分及纖維含量，也可以幫助防止尿酸濃度升高。纖維，尤其是菊苣纖維（Inulin，又稱菊糖、菊粉），存在於許多蔬菜中，包括洋蔥、韭菜、朝鮮薊和蘆筍，可以減緩體內糖的釋放，同時滋養微生物群系並促進其運作。

菊苣纖維不會在胃中被消化或吸收，而是一種益生元，它會留在腸道中，幫助一些有益細菌的生長。人們早就發現這種特殊纖維可以強化腸道細菌的組成，而且它在降尿酸飲食中的含量很豐富。既然有證據顯示，尿酸會破壞腸道細菌和腸道內壁的完整性，進而導致發炎，我們就必須盡力支持腸道細菌的健康和功能。菊苣纖維甚至被證明有助於抵銷富含果糖的飲食對代謝的不利影響。[9]

你所攝取的纖維量，越多越好。儘管許多蔬菜，如菠菜、豌豆、蘆筍、花椰菜、蘑菇和青花菜，確實含有大量嘌呤，但它們不會增加人體的尿酸量，因此可以安全食用。根據世界衛生組織的資料，全球有一百七十萬人（2.8%）死亡，是由於水果和蔬菜攝取量過低所造成的。[10] 此外，據估計，全球大約有 14% 的胃腸道癌症死亡案例、11% 的心臟病死亡案例，以及 9% 的中風死亡案例，是因為水果和蔬菜攝取量不足所造成的。現在，我們特別來關注青花苗（又稱青花椰苗）和櫻桃。

◆ 獨特的青花苗

十字花科蔬菜家族，包括了青花菜、青花苗、球芽甘藍等，含有一種重要的前驅分子，讓它可以在體內產生一種名為「蘿蔔硫素」（sulfora-phane）的超級化合物，目前蘿蔔硫素正在研究界掀起一場風暴。[11]

蘿蔔硫素是可以抵銷尿酸濃度升高的最重要前驅分子之一，而且能為整體健康帶來多種益處。為何如此？因為它與體內的某個路徑有關，當該路徑被活化時，就會觸發兩百多個基因的表現，而這些基因能夠減少發炎、增加體內抗氧化劑的產生，甚至增強我們受到毒素挑戰時的排毒能力。⑫

　　這個路徑被簡稱為「Nrf2 路徑」。從技術上來講，Nrf2 是一種會誘導某些基因表現的蛋白質，而在此例中，這些基因負責抗發炎和抗氧化過程。該路徑基本上是一個感測系統，會告訴身體需要採取行動來保護自己。在正常情況下，Nrf2 存在於細胞內的細胞核之外的部位。然而，當細胞感受到氧化壓力時，Nrf2 路徑就會亮起，細胞核內的關鍵基因就會立即發揮作用，並促使抗氧化劑增加。

　　由於尿酸會透過增加有害自由基的產生，以及增加發炎情況，來造成部分損害，因此，任何能對抗這些後果的措施，都會對整體情勢有所幫助。那些不受控制的自由基活動，會導致我們的 DNA、蛋白質和脂肪受損。有幾種經過充分研究的 Nrf2 路徑活化劑，包括咖啡、運動、薑黃，尤其是蘿蔔硫素。蘿蔔硫素可能是這個極重要路徑的最有效活化劑之一。蘿蔔硫素本身不是抗氧化劑，也不是抗發炎劑，而是 Nrf2 路徑的活化劑，能夠觸發抗氧化和抗發炎活性。我們可以從哪裡獲得足夠劑量的蘿蔔硫素？那就是青花苗。

　　不過，青花苗並不含蘿蔔硫素，它含有的是一種叫做「蘿蔔硫苷」（glucoraphanin）的化學物質，為製造蘿蔔硫素的前驅分子。若要將蘿蔔硫苷轉化為蘿蔔硫素，則需要「黑芥子酶」（myrosinase）這種酵素，而當青花苗被咀嚼時，就會釋放黑芥子酶，然後黑芥子酶會與蘿蔔硫苷接觸，進而形成蘿蔔硫素。

　　這個過程其實是青花苗和其他植物的防禦機制。例如，當葉子被昆蟲啃食時，就會產生蘿蔔硫素來抵抗入侵的昆蟲（顯然，蘿蔔硫素對昆蟲來說是相當討厭的）。

　　芽菜的營養優於「成熟」蔬菜，因為它們含有的蘿蔔硫素，比起成熟的青花菜和其他十字花科蔬菜，多了五十到一百倍。

　　如果你在當地的雜貨店很難找到青花苗，可以自己來栽培；它們看起來就像苜蓿芽，但在風味和營養成分方面卻有很大的不同。（有關種青花苗的步驟教學，請造訪 DrPerlmutter.com。）雖然你可以購買蘿蔔硫素營養補充品，但將活性蘿蔔硫素帶入體內的理想方法，是咀嚼青花苗。你只需要把它們加進沙拉、抹醬或冰沙裡，或是將它們當作湯品的裝飾配菜即可。我在第十一章的食譜中，將展示如何使用這些多功能的寶物。

◆ 櫻桃的益處

幾十年來，容易患痛風的人一直堅信酸櫻桃和酸櫻桃汁可以預防痛風發作。這些說法原本只是傳聞，但現在我們從新的研究結果中得知，對於患有痛風的人來說，每天只需要吃半杯櫻桃，就可以將痛風發作的風險降低 35%。[13] 顯然，這其中有一些奧妙存在，儘管與其他水果相比，櫻桃的果糖含量相對較高，但研究者終於了解櫻桃如何發揮其降尿酸的作用。祕密就在於它們富含兩種類黃酮，其作用類似於降尿酸藥物，也就是：花青素和槲皮素。[14]

這些化合物具有很強的抗發炎和抗氧化壓力作用。雖然蒙莫朗西（Montmorency）和巴拉頓（Balaton）等酸櫻桃品種，比起賓（Bing）等甜櫻桃，含有更多的花青素，但新的研究顯示，賓櫻桃可以相當顯著增加尿酸的排泄。研究還顯示，食用它們之後，可以顯著降低血液中的尿酸濃度。額外的好處是，它們似乎可以降低 C 反應蛋白濃度。

儘管許多人選擇喝酸櫻桃汁，但我建議完全避免飲用這種果汁，因為其中通常含有添加糖而且絕對不含纖維。你當然可以尋找完全沒加糖的酸櫻桃汁，但我更希望你食用整顆新鮮酸櫻桃或賓櫻桃，或者嘗試營養補充品（片劑）形式的櫻桃萃取物。這對於不喜歡櫻桃味道的人來說，是理想的選擇。

其他具有降尿酸特性的水果和蔬菜，包括石榴、藍莓、青椒、芹菜、紅洋蔥和核桃，則是含有可抑制黃嘌呤氧化酶的化合物。順便一提，許多香草和香料也含有可降尿酸的化合物，特別是小荳蔻、丁香、百里香、胡椒薄荷、迷迭香和奧勒岡。

降尿酸功效不輸藥物的食物

石榴
藍莓
櫻桃（酸櫻桃和賓櫻桃）
青花菜和青花苗
紅洋蔥
核桃
青椒
芹菜

· 香草和香料類：小荳蔻、丁香萃取物、百里香、胡椒薄荷、迷迭香
　和奧勒岡

· 飲料類：咖啡和綠茶

關於乳製品和雞蛋

　　全脂牛奶和奶油，可用於料理或咖啡和茶裡（避免脫脂牛奶，因為缺乏脂肪來抵銷其糖含量）。如果你選擇燕麥或杏仁奶等牛奶替代品，請注意添加糖的產品，並選擇不加糖的品項。雞蛋和沒加糖的全脂優格都可以。選擇富含活性益生菌的優格。

　　全蛋（包括蛋黃）是優質蛋白質和脂肪的極佳來源，嘌呤含量低，並含有許多額外的營養素，可以說是營養金礦。事實上，它們含有人類生存所需的所有必需胺基酸，並且富含維生素、礦物質和抗氧化劑。雞

蛋沙拉、水煮蛋、蔬菜煎蛋餅……，雞蛋是最普遍、最令人滿意、近乎完美的食物之一。理想情況下，選擇有機牧場出產的雞蛋。

關於點心

這有助於避免你在兩餐之間吃點心，而且由於我推薦的餐食具有高飽足感，因此你不太可能需要在兩餐之間貪婪地尋找食物。但如果你必須吃點心，我在第十一章提供了一些不會破壞你的新陳代謝的美味食譜，包括含有降尿酸成分的冰沙。以下是一些其他想法。

- 一把生堅果（花生除外，它是豆類而非堅果）。或選擇堅果和橄欖的混合物，包括可降尿酸的核桃。
- 將切碎的生蔬菜（如青椒、青花菜、小黃瓜、青豆或櫻桃蘿蔔），放入鷹嘴豆泥、酪梨醬、山羊乳酪、橄欖醬或堅果醬中。或試試我的球芽甘藍泡菜、生菜沙拉佐辣腰果美乃滋（見第 11 章的點心食譜）。
- 半顆酪梨，淋上橄欖油。
- 兩顆煮熟的牧場雞蛋、普通雞蛋或醋漬雞蛋（試試我的醋漬薑黃雞蛋，見第 11 章的點心食譜）。
- 一份或一整顆水果（如櫻桃、葡萄柚、柳橙、蘋果、莓果、甜瓜、梨子、葡萄、奇異果、李子、桃子或油桃）。
- 一份全脂希臘式優格，上面鋪有新鮮莓果和切碎的核桃（或嘗試我的肉桂薑黃優格，見第 11 章的點心食譜）。

可降尿酸的飲料：咖啡和茶

我對咖啡讚不絕口，而且沒錯，這是自私的，因為咖啡為我帶來了很多樂趣。如今，數十年來的研究已經證實，每天喝一、兩杯咖啡，可能會讓醫師遠離我。

《內科醫學年鑑》報導了兩項於 2017 年完成的大規模縱向研究，

其中一項涉及十個歐洲國家，超過五十萬人接受了超過十六年的追蹤，結果令人信服。那些喝最多咖啡的受試者，死亡風險最低。男性的死亡風險降低了 12%，而女性的死亡風險降低了 7%。[15] 並且「咖啡攝取量越高，死亡風險越低，尤其是因消化系統和循環系統疾病導致的死亡風險」。值得注意的是，在女性中，高濃度的咖啡攝取量，與糖化血色素（A1c）和 C 反應蛋白的濃度降低有關。

由南加州大學領導的第二項研究中，試圖在近二十年的時間裡，研究咖啡對年齡在四十五歲至七十五歲之間的不同種族族群的功效，結果與上述研究相呼應，即較高的咖啡攝取量與較低的死亡風險有關，尤其是各種癌症的死亡風險。[16]

這兩項研究都顯示咖啡可能具有保護作用，但有趣的部分是，這並不是咖啡因的功勞。咖啡中的多酚和其他生物活性化合物，具有抗氧化特性，而咖啡與降低胰島素阻抗、發炎和肝功能生物標記的相關性，可歸因於這些化合物，與咖啡因無關。此外，咖啡含有黃嘌呤（xanthine），這是一種可以抑制黃嘌呤氧化酶的化學物質，而黃嘌呤氧化酶是產生尿酸所需的酵素。

在第三項大型研究中，英屬哥倫比亞大學和哈佛大學的研究人員，使用了參加第三次全國健康和營養調查的 14,758 名美國參與者的數據，發現咖啡攝取量（含咖啡因和不含咖啡因）與尿酸濃度具有負相關性：尿酸濃度會隨著咖啡攝取量的增加而降低。[17] 他們的研究結果排除了可能導致結果偏差的其他因素，包括參與者的體重、飲酒量和利尿劑的使用。但他們沒有看到喝茶和尿酸之間有這種關聯。因此，如果你因為咖啡因而不喜歡喝咖啡，那麼無咖啡因咖啡也同樣有利於降低尿酸濃度。

我在第五章提到了一項涵蓋十九項研究的統合分析，顯示喝咖啡的女性有尿酸濃度升高的情況，但這並沒有轉化為任何負面影響，也沒有增加痛風的風險。作者也指出，未來需要進行隨機對照試驗，以便了解男性和女性在喝咖啡的情況下，罹患高尿酸血症和痛風風險的潛在差異。不過，在喝咖啡的女性中高尿酸血症風險略有增加的情況，很可能是一種「人為因素」，也就是說，這是作者進行計算的方式所得出的一個無關緊要的發現（因為使用了多項研究，而每項研究的實施方式又不同）。我們所知道的是，除了這項研究之外，有其他大量強而有力的證據，反覆驗證了男性和女性飲用咖啡，與降低高尿酸血症（和痛風）風險之間密切相關。

我是所有成年人喝咖啡的大力支持者，並且相信其好處遠勝過任何風險，除非你對這種飲料有任何不良反應或對其過敏；這種情況很少見，但確實會影響某些人。你可以喝不含咖啡因的飲料，仍然獲得降低尿酸濃度的好處。大多數美國人每天喝幾杯咖啡，我很贊同這種情況。需要注意的一件事是，確保你攝取的咖啡因不會影響你的睡眠品質。在下午改喝無咖啡因咖啡或不含咖啡因的茶，會很有幫助。攝取咖啡因的最佳截止時間是下午兩點。

儘管在臨床研究中，茶飲不會將尿酸濃度降低到任何可測量的程度，但我們知道茶含有其他有助於健康生理和新陳代謝的化合物。綠茶具有額外的好處，因為它所含的多酚「表沒食子兒茶素沒食子酸酯」（Epigallocatechin gallate, EGCG，商品名為綠茶素），能夠觸發非常重要的 Nrf2 生物路徑，使其具有抗氧化和抗發炎的特性。[18]

另一種值得列入清單的茶是康普茶。這是一種含有天然益生菌的發酵紅茶或綠茶。它會起泡而且通常以冷飲方式供應，幾個世紀以來，一直被用來幫助增加能量，而且它不僅有助於腸道微生物群系的健康，還可以幫助減肥，進而有助於控制尿酸。

對於你飲用的每一種含咖啡因飲料，請額外喝 12 到 16 盎司（約 350 到 480 毫升）的水，以平衡其脫水作用。我發現，隨身攜帶一大瓶水很有幫助。此外，我們應該每天喝下相當於體重一半（註：但單位直接由磅改為盎斯）的純水。例如，如果你的體重為 150 磅（約 68 公斤），則需要喝大約 75 盎司（約 2200 毫升）的水。但請記住，你會從本計畫的飲食中攝取大量水分，因此不必過於嚴格地遵循這項規則。如果你的尿液清澈且淡，而不是深黃色，就表示你喝的水量已經足夠了。

為了增加樂趣，我在第十一章提供了一些可以在家調製的飲料食譜。有一種很棒的生可可杏仁冷萃咖啡，你可以在週末早上攪拌來喝，還有一種酸櫻桃萊姆無酒精雞尾酒，你可以在當天較晚的時候調製來喝。如果你是一個長期熱愛汽水和含糖飲料的人，看看你是否可以完全戒掉它們，並用我的覆盆莓薄荷檸檬水來取代它們。

水對身體有益

每天喝八杯水（每杯約三百毫升）可以幫助你保持苗條的老調說法，有一部分是正確的。事實證明，水有助於抵銷糖（尤其是果糖）的一些負面影響。雖然我希望你從現在開始不會吃任何加工過的果糖，但也很高興知道水可以幫助抵銷果糖的不利影響。此外，它還可以抵銷過量的鈉所帶來的影響。

在我設計的菜單中，鈉含量較低，但是當你使用自己的食譜以及外出用餐，而不是使用我的食譜時，可能會吃進更多的鈉。請記住，高鹽飲食不僅與血壓有關，還與肥胖、胰島素阻抗、糖尿病的發生，以及尿酸濃度升高有關。即使你避免攝取果糖，高鹽攝取量也可能會觸發你的身體產生果糖，並刺激尿酸的產生。此時，保持適當的水平衡來應對這些影響，就非常重要了。

至於酒精，我的規則非常簡單：如果你願意，請將葡萄酒的攝取量限制在每天一杯（最好喝紅葡萄酒，因為它比白葡萄酒含有更多的多酚），並避免或嚴格限制富含嘌呤的啤酒。一些研究顯示，每天喝一瓶啤酒，會使痛風風險增加 50%，並使尿酸濃度升高將近每分升半毫克（0.4 mg/dL）。[19]

如果啤酒是你最喜歡的酒精飲料，請尋找不含嘌呤的種類。這些啤酒於 2014 年開始在市場上引起轟動，有許多啤酒的嘌呤含量都很低，甚至不含嘌呤。例如，札幌啤酒和麒麟啤酒就推出無嘌呤啤酒系列，加入了蓬勃發展的低酒精和無酒精替代啤酒市場。

伏特加和威士忌等烈酒的嘌呤含量明顯較低，但也會升高尿酸濃度，因此要小心飲用這些飲料。

使用尿酸檢測來了解你的身體會如何反應。

你可能會發現，除了記錄你的尿酸和血糖值（如果你選擇檢測）之外，在整個計畫中保留飲食日誌也很有幫助。寫下你喜歡什麼和不喜歡什麼，就可以在堅持主要指導方針的同時，將你的選擇個性化。我也建議你在這三週內避免外出用餐，才可以專注於制定飲食方案。這將使你為外出用餐的那一天做好準備，並針對點什麼餐點做出明智的決定（更多資訊參見第十章）。

前面三週的經驗會減少你的渴望，那麼當你看到菜單上充滿了會破壞新陳代謝的成分時，也比較不會被引誘。在餐廳、沙拉吧或自助餐桌上，幾乎不可能不接觸到添加糖和隱藏的精製果糖。

▌七天降尿酸飲食計畫範例

第一週要專注於掌握新的飲食習慣。你可以使用我的食譜，並遵循後面的七天飲食計畫範例，或者自己在廚房裡冒險，只要你遵循指南即可。我在早餐、午餐、晚餐、甜點、點心和飲料的計畫中，包含了不需食譜的簡單餐點，以供你挑選。每一餐都應該含有健康的脂肪和低嘌呤蛋白質，以及至少一種可以降尿酸的營養補充品（例如富含槲皮素的蔬菜或一把酸櫻桃）。請記住，你在煎炸食物時，可以使用奶油、有機特級初榨橄欖油或椰子油。避免使用加工油和烹飪噴霧油，除非噴霧油是由有機橄欖油製成的。

如果你想要更多分量，請將任何食譜加倍或三倍。其中一些食譜比其他食譜更耗時，因此請提前計畫，如果你的時間不夠，請隨意更換另一種。

如果你需要更多想法，請造訪 DrPerlmutter.com，以取得其他食譜和資源。最後，嘗試每週有幾天不吃早餐，這將會增強你的新陳代謝。我在其中兩天裡提出了這個建議。

週一

- ▶ 早餐：椰子布丁（見第 11 章），一、兩顆水煮蛋（溏心蛋亦可）
- ▶ 午餐：雞肉沙拉，青花苗醬（見第 11 章）
- ▶ 晚餐：三盎司（約 85 公克）烤有機雞肉或野生魚肉，大蒜奶油炒蔬菜
- ▶ 甜點：半杯莓果，淋上少許沒加糖的鮮奶油或蜂蜜

週二

- ▶ 早餐：不吃！
- ▶ 午餐：綜合綠葉沙拉，包含蒲公英葉、生切蔬菜和兩顆水煮蛋，佐以酸櫻桃油醋醬（見第 11 章）
- ▶ 晚餐：哈里薩辣醬烤比目魚佐炒蔬菜（見第 11 章），綠葉沙拉佐特級初榨橄欖油或其他降尿酸飲食的調味料
- ▶ 甜點：兩到三塊黑巧克力

週三

- ▶ 早餐：希臘農場雞蛋杯（見第11章），一片櫻桃杏仁麵包（見第11章）
- ▶ 午餐：薩塔醬（Za'atar）鷹嘴豆沙拉（見第11章），三到五盎司（約85到140公克）烤火雞、雞肉或野生魚肉
- ▶ 晚餐：百里香豬里肌肉（見第11章），配半杯菰米和無限量的蒸蔬菜
- ▶ 甜點：一顆蘋果，切片，撒上肉桂粉或荳蔻粉

週四

- ▶ 早餐：優格佐薑味胡蘿蔔醬（見第11章）
- ▶ 午餐：波羅蜜生菜餅（見第11章），三到五盎司（約85到140公克）烤火雞、雞肉或野生魚
- ▶ 晚餐：彩虹蔬菜麵沙拉（見第11章），大蒜奶油炒蔬菜
- ▶ 甜點：兩到三塊黑巧克力

週五

- ▶ 早餐：不吃！
- ▶ 午餐：烤金絲瓜佐青花苗醬（見第11章），三到五盎司（約85到140公克）的烤草飼牛排
- ▶ 晚餐：烤比目魚佐番茄和棕櫚心（見第11章），半杯菰米或糙米，以及無限量的蒸或烤青花菜
- ▶ 甜點：半杯莓果，淋上少許沒加糖的鮮奶油或蜂蜜

週六

- ▶ 早餐：降尿酸煎餅（見第 11 章）
- ▶ 午餐：韭蔥薄荷火雞肉餅（見第 11 章），綜合蔬菜沙拉佐酸櫻桃油醋醬（見第 11 章）
- ▶ 晚餐：燉牛肉（見第 11 章）
- ▶ 甜點：四分之三杯切片桃子或油桃，浸入三塊融化的黑巧克力中

週日

- ▶ 早餐：青花苗青椒洋蔥烘蛋（見第 11 章）
- ▶ 午餐：烤整顆花椰菜佐綠芝麻醬（見第 11 章），烤綜合蔬菜沙拉
- ▶ 晚餐：烤鱈魚佐青花菜（見第 11 章），半杯菰米或糙米
- ▶ 甜點：兩塊黑巧克力，沾一大匙的杏仁醬

要遵守降尿酸飲食的原則，比你想像得更容易。一旦你學會如何在一些自己最喜歡的菜餚中進行替代，就能夠烹煮自己的食譜，並返回你的經典烹飪書。降尿酸食譜將讓你大致了解如何將這些指南應用於任何餐食，並掌握降尿酸烹飪的藝術。

雖然我鼓勵你遵循我的七天飲食計畫，這樣就不必考慮在計畫的第一週要吃什麼，但你可以透過選擇吸引你的食譜，來設計自己的方案。大多數食材都可以廣泛使用，記得盡可能選擇草飼、有機和野生的食材。選擇橄欖油或椰子油時，請選擇特級初榨種類。儘管食譜中列出的所有食材都是無麩質和無糖的，但請務必檢查標籤來確認，特別是如果

你購買的是由製造商加工的食品（例如美乃滋和芥末醬）。你永遠無法控制產品中的成分，但可以控制飲食中的食材。

當你習慣這種飲食準則時，請對自己保持耐心，它將直接且友善地影響你的基因組和新陳代謝。第一週是你的起點，但你可能需要幾週的時間，來打破舊的飲食習慣，並學習如何進行明智的替代方案。例如，如果你對含糖飲料上癮，只需改用符合降尿酸方案的飲料，並將其當作第一週的主要目標即可。做任何你需要做的事情來完成這個轉變。從一天改變一餐開始，最終你將會達成目標：透過良好地控制尿酸，獲得更健康的身體。

第 9 章

第二週
降尿酸的好夥伴

睡眠、運動、大自然和限時進食

每個人都應該是自己的醫師。我們應該協助而非強迫自然。適量地吃……除了我們能消化的東西以外，沒有什麼是對身體有好處的。什麼藥可以促進消化？運動。什麼事能補充能量？睡覺。

——伏爾泰（Voltaire）

馬庫斯在五十八歲時被診斷出患有輕度認知障礙，他認真對待這個診斷，並發誓要在病情更嚴重之前做出反擊。先前，他的妻子和十幾歲的孩子，注意到他出現了異常健忘、判斷錯誤、焦慮，以及情緒和整體行為的變化，因此鼓勵他尋求幫助。

儘管馬庫斯沒有認知能力過早衰退或阿茲海默症的家族病史，但他的神經科醫師鼓勵他努力改善生活習慣，以避免認知進一步衰退，以及失智症等更嚴重的情況。神經科醫師警告他，許多患者都沒有任何神經系統問題的病史，卻出現了認知問題，其原因可能是源自於環境因素而非遺傳因素。

這位醫師非常熟悉尿酸與神經退化性疾病風險之間的關係。實驗室檢測顯示，馬庫斯的尿酸濃度確實偏高，雖然他並不肥胖，但確實符合代謝症候群的過重標準。

馬庫斯喜歡在週末休閒地騎自行車，認為自己是一個常活動的人，但他知道自己喝啤酒的日子已經結束了，應該集中精力來改善營養狀況，在週間更常活動，並且解決從五十歲開始的慢性失眠問題。長達八年睡眠品質不佳，讓他深受困擾。

當馬庫斯請神經科醫師推薦相關自助書籍時，該醫師提到了我所寫的《無麩質飲食，讓你不生病！》，這幫助他走上了正確的道路。馬庫斯改變了飲食方式和習慣，以及他的生活。

我從未見過馬庫斯，也未曾參與他的治療，但他的轉變非常明顯，因此到我的網站上分享經歷。馬庫斯在改善運動習慣，並減少碳水化合物、糖和小麥（以及他心愛卻會導致尿酸濃度升高的啤酒）的幾週內，一切情況都得到了改善，包括他的心智能力；甚至他的慢性失眠也有所改善，特別是在他減輕體重，治癒了會導致睡眠中斷的睡眠呼吸中止症之後。

「我們只需要改變生活方式，就可以停止（或者，我敢說是逆轉）認知衰退的進展」，這種想法真是太不可思議了。然而，關鍵是盡快解決尿酸問題，最好是在出現任何症狀的很久之前。

現在的研究揭示了尿酸濃度升高（代謝參數之一）與認知缺陷的風險之間，存在著明確且直接的關聯。正如第四章提到的，長期高尿酸濃度可能會引起大腦的氧化壓力和發炎情況，進而損害了腦組織。高尿酸濃度會直接損害大腦的記憶中心「海馬迴」，而且我所引用的幾項研究，都證明了尿酸在大腦萎縮中所扮演的角色。

這可能是馬庫斯這麼年輕就出現心智狀況不穩定的根本原因。幸運的是，他迅速採取行動，在其發展為無法治癒的嚴重疾病之前，成功扭轉了局面。

我的同事經常診斷患者的認知問題，包含了輕度障礙到全面的阿茲海默症，現在，他們正在檢測尿酸，以做為尖端篩檢方案的一部分。我的朋友兼神經學家同事戴爾·布雷德森（Dale Bredesen）博士，為他的患者調整了生活方式因素，包括微量營養素濃度、激素濃度和睡眠品質，以便重新平衡其代謝，最後取得了顯著的效果。

正如布雷德森博士對我的播客聽眾所說的，就目前的治療而言，阿茲海默症這類疾病，並不只是一種疾病，而是多種疾病。這些狀況是由各種機制驅動的，而且通常在不同年齡以不同方式表現出來。但這一切都明顯受到代謝因素失衡的影響；代謝因素失衡可能會觸發他所說的大腦「縮小尺寸」，而其中一個因素，就是在體內流動的尿酸濃度。

現在你進入了第二週，我希望你已經掌握了營養原則，而食物的藥用功效也在你的體內發揮作用。如果你使用連續血糖監測儀，請別忘記盡可能多做筆記，以便繪製全天血糖濃度模式及其對環境的反應。在第二週，請你將注意力集中在其他三個可以降低尿酸濃度的習慣：睡眠、運動和限時進食。這些是降尿酸的生活夥伴。你可以重複第一週的七天菜單計畫，或是開始加入第十一章的其他食譜。

良好的睡眠習慣

優質睡眠對健康至關重要，這已經是眾所周知的事了。正如凱西·米恩斯博士在談話中跟我分享的那樣，「睡眠可能是我們最大的新陳代謝駭客，而睡眠不足是阻礙新陳代謝健康的最簡單方法之一。」睡眠會影響每個器官系統和每種疾病狀態。雖然我們都知道睡眠不足會對健康構成威脅，但直到最近才對其原因有了新的認識，而這與尿酸有關。

在過去幾年裡，睡眠研究人員終於開始追蹤睡眠不佳患者的尿酸濃度，第五章曾提到其結果是：睡眠不佳患者的尿酸濃度始終較高。所謂睡眠不佳的定義，包括了睡眠不足、缺乏適當的深度恢復性睡眠時間、整夜睡眠受到干擾，以及睡得過多等。

由於睡眠不佳與尿酸濃度升高之間的關係非常密切，睡眠研究人員將「尿酸濃度升高」視為阻塞性睡眠呼吸中止症等睡眠障礙的獨立風險因素。這是一條雙向路徑，由於睡眠不佳對於新陳代謝和發炎過程有負面影響，這代表了它也會直接增加尿酸濃度升高的風險。事實上，睡眠與新陳代謝密切相關，反之亦然，因此，改善其中一個因素，就會自動促進另一個因素。

在進行本計畫的第一週期間，你的睡眠有改善嗎？就算你只有調整飲食，沒有特別針對睡眠方面做任何事，也可能會有睡眠改善的情況。如果你每晚的睡眠時間通常少於六小時，可以開始將睡眠時間增加到至少七小時。如果你想讓體內那些負責控制新陳代謝、會上下波動的激素，保持在正常、健康的濃度，這是最低限度的要求。如果你每晚只睡五或六小時，可以用每次增加十五或三十分鐘的方式，慢慢增加到七小時（更多內容詳見後文）。

儘管有極少數的人睡眠時間很短，也就是說，他們的睡眠時間少於六小時（有些甚至只有四小時），卻不會造成任何健康後果，但這並不是絕大多數人的情況。如果你認為自己可以像李奧納多·達文西

（Leonardo da Vinci）那樣睡覺，就是在自欺欺人；據說達文西每天總共睡兩小時，大約每四小時睡二十分鐘。但你需要的並不只是累積睡眠時間。請別忽視睡眠在生活中的價值，它是免費的藥物。

當你將重點放在睡眠上時，請確保你正在盡一切努力以獲得高品質的安穩睡眠。持續且高品質的睡眠可能很難實現，有時日常生活的事件會妨礙一個美好的夜晚。這是沒關係的。請記住，我們的目標是進步，而不是完美。

如果你過去的睡眠模式不穩定且不可預測，那麼可能需要一些時間來適應新的睡眠習慣。身體喜歡可預測性，這就是它保持穩態或平衡的方式。改善睡眠則是支持穩態的最佳方法。

不要指望你會立即獲得完美的睡眠，但請記住，即使睡眠品質只是稍好一些，也會讓你的健康和新陳代謝產生奇蹟。

以下是建立良好睡眠習慣的一些建議。

➤ 保持符合個人節奏的一致睡眠習慣

每週七天、一年中的每一天，包括假日和週末，大致都在同樣的時間上床睡覺和起床。每個人都有不同的睡眠需求和個人晝夜節律，這在某種程度上是天生的，確實有夜貓子和早起者之類的人。睡眠需求也會隨著年齡的增長而改變（例如，大多數青少年喜歡熬夜和睡懶覺，這是因為他們的青少年生理機能符合這種模式）。大多數人需要七到九小時的睡眠，但超過三分之一的人的實際睡眠時間少於七小時。

基本的規則是，在午夜之前上床睡覺，以確保你獲得足夠的恢復性非快速動眼（non-REM）睡眠，這種睡眠主導了夜間睡眠的早期階段。此外，盡可能嚴格控制起床時間。無論如何，確保你在同樣的時間起床，是改善睡眠品質的最佳方法。這可以確保你的晝夜節律保持一致，並適應你身體的需求。

➤ 向身體發送睡眠訊號

保持就寢時間一致，並進行平靜的活動，以便讓身體知道該睡覺了。這些活動包括了閱讀、洗熱水澡、寫日記、聽音樂、喝花草茶、緩和的伸展運動、深呼吸、冥想，或任何你需要做的放鬆活動。

如果你的焦慮情緒在晚上高漲，而且當你躺在床上試圖入睡時會不斷對其反覆思考，那麼有一個好方法是，睡覺前花一些時間，在一張紙的左側寫下你的擔憂，並在右側針對每項擔憂寫下至少一個應對它的行動項目。不要把憂慮帶到床上。當你躺在床上卻有擔憂的想法入侵時，試著想像它們漂浮在上方，並告訴自己，它們沒有幫助，明天你就會去處理它們。

在孩子還小的時候，我們對他們的就寢時間要求很嚴格，但我們在面臨成年生活的干擾和競爭需求之後，常常忘記自己的就寢儀式。就寢儀式可以神奇地幫助我們為入睡做好準備。在臥室裡放置那些會刺激大腦和眼睛的電子設備，絕對是一個壞主意，但人們還是違反了這個最基本的規則。在睡前，你要透過盡量減少看螢幕的時間，來限制自己接觸藍光的機會（如果必須看螢幕，則戴上濾藍光眼鏡）。

我們的目標是讓你的臥室成為一個安靜、平和的庇護所，沒有明亮的燈光、雜亂和令人興奮的硬體設備（例如電視、電腦、平板電腦、電話等）。保持昏暗的燈光；培養睡眠的心情。當你設定了正確的睡眠基調時，就是向身體發出了可讓你輕鬆入睡的正確信號。

光療：時機就是一切

雖然我們需要在睡前避免明亮的燈光，尤其是螢幕發出的藍光，但是，讓陽光（確實含有藍光）在早晨第一時間照射進來，是有幫助的。清晨的光線會穿過眼睛，到達視交叉上核，自然地重設我們的生理時鐘；視交叉上核是大腦的一個小部位，為晝夜節律的中央調節器。

➤ 保持涼爽和舒適

任何嘗試過在悶熱房間裡睡個好覺的人，都會知道這是行不通的。如果可能的話，將臥室溫度設定在攝氏十八度到二十一度之間。這是睡眠的理想溫度範圍，儘管多少會因人而異。我們的身體會在晚上經歷核心溫度的輕微下降，從而促進睡眠。在入睡前的兩小時左右，體溫就會開始下降，同時身體會分泌可誘發睡眠的褪黑激素。因此，在晚上調低空調溫度，可能有助於體溫調節和身體的內部需求，從而支持「安穩」的夜晚。

你也要考慮一下你的床墊、床單、枕頭和睡衣，讓它們盡量提高你的舒適度並讓你保持涼爽。你不必出去購買所有新商品，而是投資那些你能負擔的最佳助眠產品。如今，許多公司都在銷售價格經濟實惠的高品質助眠產品。

➤ 至少將睡眠時間增加到七小時

要將每晚睡五、六小時的習慣，改成每晚睡七或八小時，可能是不切實際的建議。這的確不會在一夜之間發生，而是要像嬰兒學步那樣慢慢來。

你要做的事情如下：在幾天或幾週內，以每次增加十五或三十分鐘的方式來進行調整。選擇你想要調整週期的哪一邊（就寢時間或起床時間）。對大多數人來說，起床時間是固定不變的，但就寢時間比較有彈性。如果你的情況也是如此，請在幾天內將就寢時間提早十五分鐘，然後再提早十五分鐘，總共比原來的就寢時間提早三十分鐘。維持這個習慣幾天，直到你準備好再提早十五分鐘。重複這樣做，直到你達到七或八小時的完整睡眠時間。這可能需要幾天或幾週的時間才能實現，但這個目標值得你付出努力。

➤ 避免使用助眠劑

偶爾使用助眠劑不會致命，但長期使用它們則可能會成為一個問題。我們的目標是在沒有額外幫助的情況下，定期獲得良好的睡眠。我指的不是耳塞或眼罩，我贊成這兩種助眠用品；我指的是以人工方式誘導睡眠的非處方藥和處方藥，例如含有苯海拉明（diphenhydramine）和多西拉敏（doxylamine）等，具鎮靜效果的抗組織胺配方藥。即使它們被宣稱為不會上癮，但仍然會讓人產生心理依賴性。以自然的方式調節睡眠，是更好的。

任何助眠劑，無論是非處方配方或處方藥，都無法誘發自然的睡眠。鎮靜與睡眠是不同的。當然，在醫師的指導下，服用短期處方的助眠藥物可能會有好處，並且讓人有時間服用我所說的促進睡眠的營養補充品，例如褪黑激素和纈草根（valerian root，一種草藥）。專為睡眠而配製的大麻二酚（CBD）營養補充品，不含有精神活性化合物「四氫大麻酚」（THC），如果使用得當，有時也能發揮支持睡眠的作用。[1]

雖然促進睡眠的營養補充品也屬於助眠劑，但它們的作用是獨特的，因為它們可以幫助誘發自然的睡眠。但從長遠來看，改善睡眠習慣的非藥物策略，可能會優於其他方法。

我要補充一點警告。有時，缺乏某些營養素和維生素，會加劇睡眠問題。儘管褪黑激素（幫助人們在夜間入睡的激素）在睡眠界經常被談論，但大多數人實際上並不缺乏褪黑激素。我的朋友兼同事麥可‧布勞斯（Michael Breus）博士是一位臨床心理學家，也是少數獲得睡眠醫學委員會認證的醫師之一。布勞斯博士表示，缺乏維生素 D 和鎂，可能是睡眠不佳的罪魁禍首。如果你仍然無法入睡，可能需要嘗試在你的治療方案中添加這些營養補充品。

▶ 辨識和管理不利於睡眠的物質

從處方藥到咖啡因、酒精和尼古丁，有很多物質都會擾亂你的睡眠。咖啡因和尼古丁都是興奮劑。任何有菸癮的人都應該採取戒菸計畫，因為光是吸菸就會增加你面臨一切風險的風險。

正如先前的建議，關於咖啡因，請盡量避免在下午兩點之後攝取，以便讓身體有時間處理它，才不會影響你的睡眠。咖啡因的半衰期（也就是身體將其分解為原始數量的一半），以及最終將其從系統中清除所需的時間，因人而異，可能在一‧五到九‧五小時之間，但平均約為五到六小時。（懷孕對於新陳代謝有巨大的要求，會使咖啡因的半衰期延長多達十五小時，讓孕婦對它格外敏感！）如果你對咖啡因非常敏感，而且代謝它的速度很緩慢，可能需將截止時間提早到中午，並在下午之後改喝咖啡因含量較低的飲料。

請向你的醫師或藥劑師詢問，你日常服用的藥物對睡眠的潛在影響。事實上，我建議你重新審視可能升高尿酸濃度的藥物清單（參閱第五章），並將這些內容也納入你的對話中。看看你是否可以制定行動計畫，來免除可能導致代謝問題的藥物。當然，你不能停止服用任何醫療上必需的藥物，但你可能會發現，當你完成這項計畫後，將會改善許多症狀，不再需要效用那麼強的藥物。請注意，許多非處方藥可能含有干擾睡眠的成分，例如，流行的頭痛藥通常含有咖啡因。

至於酒精，雖然在飲用後會立即產生鎮靜作用，但在身體處理酒精的過程中，則會擾亂睡眠。分解酒精所需的酵素之一，具有刺激作用。酒精也會導致腎上腺素的分泌，並擾亂血清素的產生；而血清素是一種啟動睡眠的重要大腦化學物質。睡前三小時內應避免飲酒，而這也是良好的用餐截止時間，如下所述。

▶ 適當安排晚餐時間

沒有人喜歡吃飽或空腹上床睡覺。找到你的最佳時間點，在晚餐和就寢之間大約間隔三小時。你還要注意那些睡前難以消化的食物，如油膩、辛辣、油炸的食物。

每個人對用餐時間的體驗都有所不同。基本原則是，每天按時吃飯（理想情況下，要在八到十二小時的時間內進食）。飲食不規律將會擾亂你的晝夜節律，並使重要的激素（包括與食慾和飢餓相關的激素）失去平衡。如果你曾經在深夜的渴望和飲食中掙扎，或許可以將其歸咎於不良的睡眠習慣，因為這些習慣會影響與飢餓信號相關的激素。

如果你患有導致失眠的夜間低血糖症（夜間血糖濃度低），請嘗試吃睡前點心。夜間低血糖症在糖尿病和其他代謝疾病患者中很常見。如果你的血糖降得太低，就會導致激素分泌，它會刺激大腦並告訴你要吃東西。良好的睡前點心要富含色胺酸這種胺基酸，因為它是睡眠的天然促進劑。那些色胺酸含量高且不會升高尿酸濃度的食物，有茅屋乳酪（cottage cheese，一種新鮮乳酪）、雞蛋和堅果（尤其是杏仁）。不過，請注意你吃下的分量。一把堅果可能是完美的，但一袋就太多了。睡前點心通常需要在最佳飲食時間之外進食，但偶爾吃一點是沒問題的。

▶ 使用科技

目前，有許多設備和產品進入了價值數十億美元的睡眠輔助市場，令人眼花撩亂，包括了可以追蹤睡眠品質和時間的高科技智慧手錶及戒指、提供多種睡前故事和冥想選擇的應用程式等等，促進睡眠的用品並不缺乏。

我喜歡的流行設備是 Oura Ring 智慧戒指，它是由芬蘭發明家佩特里・拉赫特拉（Petteri Lahtela）發明的，我有幸在我的播客上採訪他。他解釋了恢復性睡眠對於維持健康的重要性，以及 Oura Ring 智慧戒指如何幫助人們真正了解睡眠品質，並做出改變來改善睡眠品質。

我發現這個設備非常有用,儘管它不是市場上唯一用於追蹤睡眠的產品。你可以找到其他設備和應用程式,能夠提供有關你每晚淺度睡眠、深度睡眠和快速動眼睡眠時間的詳細資訊。你可以了解到自己需要多長時間才能入睡(睡眠潛伏期),並獲得睡眠品質的三百六十度全景圖。然後你可以使用這些資料來調整第二天的某些事情,例如攝取咖啡因的截止時間,來為下一晚的睡眠做準備。這相當於即時實驗!你可以在 DrPerlmutter.com 的線上清單中,找到更多想法。

▌透過運動排出尿酸

我們憑直覺地認為,運動就像睡眠一樣,對身體有益。現在,我們有一個新視角來思考為什麼運動對我們如此有益:它可以幫助我們降尿酸,並避免其升高到異常濃度。

運動對於以下項目具有強大的影響:支持糖(包括葡萄糖和果糖)的健康代謝、減少發炎、促進激素平衡、增強血管內皮功能(這與一氧化氮和胰島素傳訊有關),以及活化抗氧化過程和燃燒脂肪的開關(例如單磷酸腺苷活化蛋白質激酶〔AMPK〕路徑)等,因此讓運動具有神奇的力量。所有這些正面的結果,都能夠阻擋尿酸增加的情況。

以下提供關於運動的一些建議。

➤ 開始行動

我對運動的建議從未改變過,如果你還沒有每天至少做二十分鐘的有氧運動,請開始進行有氧運動。利用本週建立一個你喜歡的運動習慣,使你的心率至少比靜態基線提高 50%。請記住,你正在養成終生的新習慣,需避免因為過度練習而導致精疲力竭,然後放棄(或更糟的是受傷)。但你也不要太過放鬆,總是不願意以促進健康和延長壽命的方式來挑戰你的身體。

　　理想情況下，全面的鍛鍊應該包括有氧運動、肌力訓練和伸展運動的組合。但如果你從零開始，請慢慢進行有氧運動，然後逐漸增加肌力訓練和伸展運動。你可以使用經典的健身器材、自由重量（free weights）或你自己的體重，來進行肌力訓練的課程。這些活動通常也需要大量的伸展運動，但你不需要參加正式的課程來維持靈活性。你無需指導，就可以自己進行許多伸展運動。

　　請記住，我們不僅能從運動獲得關於心血管和體重管理的益處，研究也顯示，除了飲食良好的人之外，那些定期運動、參加體育比賽或是每天快走的人，也能控制尿酸，最大限度地促進新陳代謝的健康，保護他們的大腦免於衰退，並且最大限度地減少大部分可預防之慢性病的主要危險因素。

　　如果你一直過著久坐的生活方式，那麼只要每天先步行二十分鐘，並在適應後，逐漸增加更多的時間。對你的出發點要實際一點，如果你已經很久沒運動，就不應該出家門跑十六公里。目標是要持續運動！

► 消除規律運動的障礙

　　請規畫運動的方式和時間。如果你找不到時間，就試著擠出時間。無論你選擇在什麼時間運動，都請在前一天晚上準備好運動服和鞋子。請優先考慮樂趣元素；從長遠來看，用強迫自己的方式來完成運動的效果，遠不如尋找能讓你興奮和充滿活力的活動有效。如果你的日常排程不適合你，就改變它。

　　你可以透過增加速度和（或）持續時間，來增加運動強度。例如，如果你是狂熱的健行者，請爬更多的山坡，或者每隻手綁上三到五磅的重量，並在行走時做一些二頭肌彎舉的動作。我發現，Apple Watch 有助於設定和達成耐力、距離、心率等目標。

➤ 拉長運動時間

對於那些已經保持健身習慣的人來說，可以嘗試將運動時間增加到每天至少三十分鐘，每週至少五天，目標是達到每天六十分鐘。這也是你可以去嘗試一些不同事情的一週，例如參加團體運動課程或是騎車庫裡的舊自行車。

如今，運動的機會無所不在，所以你沒有任何藉口。新冠疫情迫使許多人不再上健身房運動，而是尋找在家裡運動的方法。我認識的很多人，在新冠疫情之前是忠實的健身狂，但他們開始在家裡自行運動後，實際上變得更健康、更苗條。

這場新冠疫情，引發了線上節目的爆炸式增長。你可以在舒適的家中觀看影片和運動課程。派樂騰（Peloton）、Daily Burn 和 Alo Moves 等公司提供的點播和直播課程，非常受歡迎，甚至是那些沒有任何設備的人也很喜歡。除了水瓶、毛巾、充足的活動空間，以及可以讓你跟隨教練（現場或預先錄製）進行一系列動作的螢幕之外，你無需任何工具，就可完成這些讓人流汗的訓練。請去做對你、你的身體和你的興趣來說有意義的事。

➤ 不要低估團隊的力量

與其他人一起參與體育活動，有助於保持動力。嘗試每週邀請一位朋友加入你的日常運動。考慮加入跑步或步行團體。詢問同事是否有興趣在午餐時間去散步。

Active.com 提供了各種當地團體和活動，像是跑五公里、遠足、世紀騎行（騎自行車一百六十公里或以上）、適合家庭的運動和其他建議，以及各種有助於人們制定運動計畫的文章。該網站還提供一些地理區域的活動列表。Meetup.com 提供了附近團體聚會的列表，包括散步和健行（編註：此網站有臺灣的活動）。

➤ 組合各種運動方式

在你找到自己喜歡的日常運動後，就可以圍繞各種類型的運動來安排日常行程。例如，在週一、週三和週五，你可以在線上或到工作室參加有氧運動課程；在週二和週四，你可以在客廳參加直播瑜伽課程。週六，你可能會和朋友一起去健行，或是在游泳池裡游幾圈；週日，你可能會休息一下。

我建議你拿出月曆並安排體育活動，寫下你何時要做什麼。如果你沒有正式安排的話，這些事都不太可能發生。請做出「每天至少運動一小時」的承諾。

➤ 在忙碌的日子裡抽空運動

如果你有一天完全沒有時間進行連續的正式鍛鍊（這是必然會發生的），請考慮如何進行幾分鐘的運動。所有研究都顯示，進行三輪十分鐘的運動所獲得的健康益處，與單次三十分鐘的運動相同。因此，如果你某一天的時間不夠多，只需將日常運動拆解為幾個小部分，然後想辦法將運動與其他任務結合，例如，在外面散步時撥打工作上的電話，或在進行一組伸展運動或瑜伽動作的同時，觀看你最喜歡的節目。

如果你有一輛自行車，但從來沒有時間騎它，那麼就花錢買一個自行車訓練臺，將後輪掛在上面，這樣你就擁有一輛飛輪健身車；你可以在車庫裡騎自行車，同時在智慧型手機上執行多項任務。

如果可能的話，限制自己坐著的時間。如果你的工作需要久坐，每個小時至少要站起來走動兩分鐘；不要連續坐好幾個小時。請記住，每個小時只需運動兩分鐘，即可顯著降低過早死亡的風險。你在一天中運動的次數越多，身體獲得的益處就越多。

我在第一部分提到，研究顯示高強度運動與高尿酸濃度有關，至少在急性期是如此。這是可以預料的，因為高強度運動會增加肌肉分解，導致嘌呤升高，最終使得尿酸濃度升高。然而，基於運動對於新陳代謝和體重管理的好處，從長遠來看，運動可以抵銷尿酸濃度升高的影響。而且，絕大多數人不會過度運動，也就不會導致尿酸濃度長期升高而傷害身體。如果你喜歡激烈運動，請確保在運動與休息日之間取得平衡，並在高強度訓練之間有足夠的恢復時間。

接觸大自然

享受戶外活動是人類的天性。莎士比亞曾說：「一接觸大自然，讓整個世界變得親密。」科學文獻中，記錄了大自然對生理的影響，包括了幫助人們調節情緒和對抗壓力，以及降低身體的發炎情況、降低血壓，以及透過各種機制支持人們的免疫功能，其中一種純粹來自於陽光照射在人體皮膚時，就會增加維生素 D 的生成。

大自然能夠對我們的壓力程度產生巨大影響，而其中一種方式便是它活化了會促進放鬆的副交感神經系統，抑制了會促進壓力的交感神經系統，以及能夠培養積極的觀點。研究顯示，當一個人身處於大自然之中，體內的皮質醇濃度就會降低，這也有助於精神更加穩定，還會變得更專注、更有同理心，並能減少衝動。

沉浸於大自然的其他好處，包括了改善睡眠和降低血糖，而這正是降尿酸之總體目標的兩個關鍵面向。有關大自然療法與降尿酸之關聯的研究尚未完成，目前正在針對有代謝症候群和心血管風險因素的患者進行臨床試驗，研究人員將這些患者的尿酸濃度視為一個重要參數而進行追蹤。

日本人針對了在大自然中度過時光，以便從其治療效果中獲益的做法，取了一個名字：森林浴。我曾在《清洗大腦》（*Brain Wash*，暫譯）一書中，詳細說明了這件事，並且引用了豐富的科學資料來證明大自然對人體健康的力量。請計畫花更多時間在大自然中，最好可以每週至少一次在樹林或其他大自然環境中散步三十分鐘。大自然是我們最容易獲得的、有助於改善健康的免費夥伴之一。

當然，並非所有人都住在樹林附近，但無論你身在何處，都可以找到許多替代場所，像是附近的公園、山區、海灘或湖泊、後院。沉浸於大自然的同時，不必擔心是否要實現什麼特定的目標。試著用你的所有感官來感受周圍生物的聲音、景觀和氣味。如果可以的話，請光腳體驗某些部分！你也可以將親近大自然的時間，與其他有助於降尿酸的活動（例如運動）結合。例如，如果你早上一起床先到附近散步，就能透過接觸早上的光線來重設你的晝夜節律。

實踐限時飲食

第六章曾提到，有關限時進食（又稱間歇性斷食）和新陳代謝的研究顯示，將進食時間限制在十二小時以內，可以改善胰島素敏感度、血壓和免疫功能，還可以幫助降低發炎，並支持身體的健康晝夜節律。這些作用將幫助你維持健康的尿酸濃度。

以下是有關限時進食的三個選項。如果你以前從未斷食，請採取初級方案，並在第三週逐步升級至高級方案。

- **初級**：在十二小時內吃完當天的所有餐點（例如上午八點到晚上八點之間），並且不要在該時間範圍之外進食。
- **中級**：將早餐延後到上午十點，然後在晚上八點之前停止進食。記住：在斷食十二小時之後的每個小時，都會讓你的代謝健康變得更好。
- **高級**：不吃早餐，在中午十二點吃當天的第一餐，然後在晚上八點之前吃當天的最後一餐，這又稱為「一六八斷食」。

➤ **極限**：嘗試二十四小時或四十八小時的斷食。然而，我不建議將斷食時間拉長到四十八小時，除非你已經根據降尿酸計畫調整了新陳代謝，並建立了健康的新陳代謝基線。

　　在進食時間之外，你可以喝水；如果你延後或不吃早餐，還是可以喝咖啡和茶，但不要添加任何牛奶或鮮奶油形式的熱量。在進食時間之外，要確保你喝的飲料完全不含熱量。

　　你可以隨意混合搭配限時進食的時間組合。也許你會在週一、週三、週五和週日保持初級的十二比十二限時進食法，並在其他日子切換到一六八斷食法，或是反過來進行。要習慣限時進食，就像習慣定期運動一樣，一開始可能會很困難，但長期練習下來，當你的身體適應了新的新陳代謝之後，做起來就會變得更容易，而且，有一天你會期待定時用餐，就像你為生活中其他最重要的事情安排時間一樣。

第 10 章

第三週
美好的機會

學習降尿酸並享受生活

治癒與時間相關，
但有時也與機會相關。

——古希臘醫師希波克拉底
（Hippocrates）

再次提醒，你選擇吃什麼和喝什麼，是你每天所做出的最重要決定之一，而且可能是最重要的決定。食物是巧妙控制尿酸濃度並重塑身體的方法之一。這是一張通往活力健康和幸福的生活之門票。現在你已經進入了第三週，我相信你的處境已經比幾週之前更好了。你選擇吃得更好、做更多運動，並專注於擁有安穩的睡眠。接下來呢？

本週要讓你的新日常生活更加順暢，同時特別注意生活中的弱點。當你繼續前進時，請思考一下你還可以做些什麼來改善生活，並將健康提升到更高的水準。

建立自己的節奏

過去兩週以來，最具挑戰性的事情是什麼？你想念自己最喜歡的餐點嗎？你是否難以準時就寢？你很難抽出時間做運動，或是在大自然中散步嗎？你感到不知所措嗎？如果是這樣，請利用本週為你的新生活找到節奏。找出你在生活中難以按照方案執行的地方，並看看可以採取哪些措施來改正這些問題。以下的建議可能對你的轉變有所幫助。

➤ 發現自己的缺點並專注於它們

請對自己誠實。你最大的弱點是什麼？我們多少都會有弱點。你很難戒掉那些含有大量加工糖和碳水化合物的食物嗎？失眠情況是否擾亂了你的努力？你缺乏規律運動的意志力嗎？

請準確地寫下你覺得困難的事情，看看你能做些什麼來解決它們。不要害怕它們，而是要採取行動做點什麼。至少制定三項你認為可以實際堅持且不容妥協的原則，例如，戒除汽水和含甜飲料、晚上將智慧型手機放在臥室外面、確保每個小時至少活動兩分鐘，並且每週至少接觸大自然一次，即使你只是到自家後院或當地的公園。請對自己負責。

➤ 以書面形式闡述自己的目標和價值觀

寫一封信給自己，描述你的短期和長期目標，以及你想要改變生活的原因。每天早上和晚上，都要大聲朗讀它，並將它張貼在你經常看到的地方，例如辦公桌旁。請找到最能驅動你的因素，並且反覆提醒自己為什麼要對未來進行這項投資。也許你想跟上活潑的孩子、改善嚴重的健康問題、減肥、與伴侶建立更親密的關係、感覺更有活力，或在工作中更有效率和生產力。

當你寫下意圖並闡明它們時，就更有可能保持這些能幫助你實現目標的習慣。請寫下具體一點的內容，例如：「我想要一整天都充滿活力」；「明年我想要跟孩子們一起去冰川國家公園健行」；「我想減輕十五公斤」；或「我不想像父母那樣離世。」讓大局清晰可見，這不僅可以幫助你保持健康的生活方式，還可以幫助你在偶爾脫序時回到正軌。

➤ 每週盡可能詳細準確地提前規畫

詳細的計畫可以幫助我們堅持決心並實現目標。就像在沒有計畫好一切的情況下，我們不會進行長途公路旅行或異國假期那樣，對於日常生活習慣也應該如此。

在週末留出幾分鐘，計畫下一週的生活並考慮你的工作事項、約會和義務，將會很有幫助。列出你的餐點和購物清單，註明你購物的時間和地點。當你需要外出用餐時，請計畫好你要在途中吃什麼，並攜帶你事先在家裡準備的餐點，這樣你就不會被迫去吃其他地方準備的食物（相關資訊參見後文）。

安排你的運動時間，如果你預知某天不可能完成一次完整的運動計畫，那就發揮創意。例如，將午餐會議移至下午，讓你能利用中午休息時間去快走。規畫好每晚的睡眠時間，並確保維持相同的就寢時間；對此保持嚴謹的態度。尋找機會將運動與戶外大自然結合（例如，到風景優美的地方去散步、健行、跑步、騎自行車）。

留意那些你知道自己會很晚回家，而且沒有精力或時間做料理的日子。要制定應急計畫。如果你有孩子要餵養，這麼做特別有幫助。請記住，這種轉變不僅關係到你，也關係到你周圍的人。

我在第八章建議你要保留一份飲食日誌，而你可以將它擴展為行事曆並記錄更多細節。你可以從職業運動員和奧運選手身上汲取靈感；他們嚴格規畫一天中的每一分鐘，包含了起床時間、運動、用餐時間、與其他人的聚會、休息時間、就寢時間等等。這就是他們能夠發揮最佳表現的方式。你也可以做到。

▶ 應對有毒的壓力

如果你感受到心理壓力，並且已經嘗試了常用的應對技巧，請考慮尋找治療師，來幫助你量身制定適合你的心理策略。我們都會承受一定程度的壓力，但有時尋求專業支援會有所幫助。

新冠疫情促使了遠距醫療的推廣，如今要尋找治療師變得更簡單了。你無需去任何地方，就可以隨時尋求幫助。市面上也有許多應用程式，讓你可以透過智慧型手機、平板電腦或其他裝置，與心理健康專家建立安全且私密的聯繫。

現今，我們的許多壓力都來自於過度接觸不斷循環的負面新聞。嘗試減少接觸媒體，並嚴格對待自己接觸到的新聞。限制自己每天看螢幕的時間。我們往往低估了新聞讓我們感到噁心的程度。我們每天觀看和聆聽的媒體，都會影響我們的思維、行為、情緒，甚至身體化學反應，因為壓力會改變我們的飲食和睡眠模式，同時引發不健康的壓力激素濃度，並進一步加劇恐懼和擔憂。尤其要避免在睡前看新聞。

請劃定界限，即使這意味著在社群媒體上取消追蹤那些不斷發布不安內容的人。謹慎對待自己接觸的媒體，就像謹慎對待自己攝取的營養一樣。透過正念練習，找到緩解壓力的方法；同樣的，你可以下載應用程式來幫助你做到這一點，讓科技來充當小型治療師。

➤ 保持一致，但要維持彈性

每個人偶爾都會放開良好的習慣，而這正是我們之所以為人的原因。我們難免都會有久坐不動、飲食不佳，以及將促進健康的策略拋在腦後的日子。在盡可能嚴格地堅持本書提供的計畫三週後，目標是至少在八成的時間裡遵循這些指導方針，在剩下的兩成時間裡可以稍微偏離軌道。假期、假日、特殊場合和外出用餐等，就包含在這兩成的時間裡。別讓一個小失誤，就使你永遠脫軌。

因此，請保持日常模式的一致性。但一致性並不是僵化。目標是以對你有利的方式行事，而不會讓你覺得自己在走極端或強迫自己做不喜歡的事情。找到自己獨特的一致性，將是成功的關鍵。你會弄清楚什麼最適合你，什麼最不適合你。熟能生巧，要實踐才會進步。

在外用餐的要點

在一週大部分的時間裡，堅持吃自己準備的餐點。最後你將會勇敢地去餐廳吃飯，並享受別人準備的餐點。當你瀏覽菜單時，請專注於乾淨、簡單且遵守降尿酸飲食規則及清單（參見第八章）的菜餚。看看你是否可以回到最喜歡的餐廳，並在遵守規則的情況下點餐。如果你覺得這樣做的挑戰性太高，請嘗試可能滿足你的需求的新餐廳。

只要你明智地做出決定，要讓任何菜單發揮作用並不難。留意那些使用大量配料和醬汁製成的精緻菜餚，這些菜餚可能添加了糖和鹽。優先選擇含有健康、低嘌呤蛋白質的新鮮蔬菜和沙拉，但要小心那些你在家中不會使用的食材，例如商業植物油、醬汁和調味料。

放棄油炸食物，堅持選擇蒸或烤的食物。用淋上特級初榨橄欖油的綠葉沙拉，來取代麵包和馬鈴薯等澱粉類配菜，或者將我研發的降尿酸油醋醬帶到餐廳。如有疑問，請詢問關於菜餚的事，別害怕直接與主廚或廚師交談，這樣你才會知道菜餚裡放了什麼材料。就像患有嚴重食物過敏的人一樣，一個失誤就可能會導致他上急診室，你應該知道自己所點的菜餚中含有什麼食材。

規畫主要餐食

那些具有高新陳代謝，保持苗條又健康的身體的人，通常會依賴大致相同的日常健康餐食，或是含有多種食材的餐食。他們有值得信賴的主打菜餚來維持營養。你可以在第十一章和 DrPerlmutter.com 找到大量的原創食譜。以下是一些你可以日復一日重複的簡單餐點。同時，不要低估剩菜的力量，你總是可以使用前一天煮的蔬菜或蛋白質，來製作午餐或晚餐！

早餐（另加咖啡）

- 兩顆牧場雞蛋（煮法不限），配上用特級初榨橄欖油或奶油炒的時令蔬菜，加上四分之一顆酪梨。
- 一份（約一杯）原味無糖的全脂希臘式優格（含活性活菌），上面撒上奇亞籽或亞麻籽、切碎的核桃、新鮮莓果、少許肉桂或小荳蔻，可以依個人喜好淋上一些蜂蜜。
- 一杯冰沙，材料有：四分之一杯罐裝的無糖椰奶、四分之一杯水（或更多，以達到所需的稠度）、四分之一杯冷凍莓果、四分之一顆熟酪梨，一大匙生的無鹽葵瓜子或杏仁、一大匙大麻心（即去殼的大麻籽）、一大匙有機的無糖葵瓜子醬或杏仁醬，1.5 公分長的去皮、切碎的薑，半小匙肉桂粉。或是嘗試覆盆莓芝麻醬冰沙或蘋果派冰沙（見第 11 章）。（編註：前述的大麻係為火麻，與用於毒品的大麻不同。）

午餐和晚餐

- 一份大沙拉，材料有：綜合嫩葉蔬菜、生切蔬菜（如青花菜、青椒、芹菜和黃瓜）、石榴籽、切碎的生無鹽堅果、切碎的紅洋蔥、櫻桃番茄，一大匙新鮮百里香、一大匙迷迭香，三到四盎司（約85至110公克）煮熟的雞胸肉或火雞丁，淋上酸櫻桃油醋醬（見第11章），或是特級初榨橄欖油和一顆檸檬的果汁。

- 三到五盎司（約85至140公克）的烤雞肉或野生魚肉，搭配蒸熟的地上蔬菜和半杯菰米或糙米，混合一大匙的生松子或杏仁片。

- 用酪梨油炒混合蔬菜（如青花菜、紅洋蔥、青豆、青椒、蘆筍、球芽甘藍、蘑菇），搭配三到五盎司（約85至140公克）的烤雞肉、野生魚肉或草飼牛排，以及半杯無麩質穀物（依個人喜好選擇）。

- 蔬菜蛋白質「塔可餅」，材料有：烤蔬菜，野生鮭魚罐頭或煮熟的雞肉或豬肉塊，一起放在一片生菜葉上，再淋上油醋醬或特級初榨橄欖油。

　　你應該嘗試在每一餐中至少包含一種可降尿酸的食材。製作大量有助於降尿酸的醬汁，如：酸櫻桃油醋醬、檸檬青花菜種子芝麻醬、綠芝麻醬（參見第11章的午餐和晚餐食譜），這些都可以成為沙拉蔬菜和蒸或烤蔬菜的主要醬汁。

　　永遠不要為了做一餐而用完蔬菜。如果你出於某種原因而無法購買新鮮農產品，那麼使用冰箱裡的急速冷凍蔬菜和莓果，也完全沒有問題。如果你喜歡吃櫻桃，請隨身攜帶酸櫻桃或賓櫻桃當作零食。你也要準備一些可靠且易攜帶的營養品。我去旅行時，通常會帶著酪梨、堅果和紅鮭魚罐頭。

　　罐頭食品可以是極佳的營養來源，只要你謹慎購買並避免那些添加了糖和鈉的產品。我最喜歡的罐裝食品，包括了番茄、菠菜（每份所含的維生素 C 比新鮮菠菜更多）、豆類（如腰豆、小白豆、黑豆、斑豆）、鷹嘴豆、橄欖、青豆、朝鮮薊心和棕櫚心。鈉含量低且沒有添加糖的盒裝有機湯（如扁豆、烤番茄），也是不錯的選擇。

　　請務必閱讀標籤。你可以在這些湯裡，加入更多蔬菜和一些健康的蛋白質，例如煮熟的雞肉丁或前一天晚上剩下的魚片，將之做成一道料理。請留意標示「自備果汁」（packed in its own juice）的罐裝水果。這可能是「濃縮果汁」的委婉說法，我們應該盡量避免喝下它。

食物搭配的力量

你吃什麼以及什麼時候吃，是很重要的。但吃食物的順序也很重要。千萬不要吃凱西‧米恩斯博士所說的「裸碳水化合物」，也就是完全不含任何脂肪、蛋白質或纖維的碳水化合物。研究顯示，當你在餐食中先吃碳水化合物（在吃任何蛋白質或脂肪之前），葡萄糖反應通常會比在餐食中較晚吃這些碳水化合物時更高。

一項研究顯示，當人們在食用碳水化合物（在該研究中為拖鞋麵包和柳橙汁）的十五分鐘之前，先食用蔬菜和雞肉，餐後血糖濃度在三十分鐘後下降了 27%，在六十分鐘後下降了近 37%。① 此外，在吃碳水化合物之前，先吃蛋白質和蔬菜，餐後一小時和兩小時的胰島素濃度也顯著降低。脂肪和碳水化合物的結合，也可以幫助抵銷碳水化合物引起的葡萄糖高峰。在富含碳水化合物的餐點中，加入一些生堅果，就能對身體的反應方式產生巨大影響。

雖然我希望你不會再吃白麵包，但值得注意的是，在一項研究中，人們吃了加杏仁的白麵包之後，血糖峰值明顯低於單獨吃白麵包時的程度。此外，受試者吃的杏仁越多，他們的血糖濃度降低得越多。②

在患有胰島素阻抗的個體中，大量纖維不僅與餐後血糖峰值和胰島素濃度降低有關，也與血糖變異度（即血糖波動幅度）降低有關。請記得，血糖變異度對我們的新陳代謝來說是一個真正的破壞者。纖維的重要來源，包括了豆類、地上蔬菜、整顆水果、堅果，以及亞麻籽、奇亞籽、南瓜和芝麻等種子。嘗試每天至少攝取三十五公克的纖維。

▌獲得新視角並找到你的機會

第三週的主題，是把健康和疾病視為美好的機會。在新冠疫情爆發之前，你可能從未見過這樣的機會。讓我來解釋一下。

當我帶著這篇手稿衝過終點線時，新冠疫情正在美國的許多地區肆虐，Delta 變種正在凶猛地傳播，奪走了更多生命。我們都剛經歷了一段極其困難、艱難又令人疲憊的時期，我希望這些病毒不會再次捲土重來。我們正在學習如何應對這種新病毒的威脅，至少在目前看來，這種病毒似乎將永遠存在於我們的環境中。

但在這項努力中也有一線希望。當我們每天都面臨著生存威脅時，就有強大動力去盡一切努力地保持健康、理智和安全。這包括了盡可能保持我們的身體健康，從我們的器官、系統、心智和安適感都是。

引發新冠肺炎的病毒「SARS-CoV-2」，並不會歧視任何人，它會感染任何人並開始複製。每個人都是潛在的宿主；這就是病毒為了生存所做的事情。但我們已經目睹了由此產生的疾病，在不同族群中的進展方式具有強烈的對比。雖然病毒不會區分感染者，但它會區分表現方式。也許人類遇到的其他傳染源，都不像這種威脅那樣狡猾和不可預測。新冠疫情暴露了所有先前就存在的問題，從社會不平等到每個人真正的基本健康狀態。雖然美國自認為是一個健康的國家，擁有世界上最好的醫療保健，但新冠疫情告訴我們，事實並非如此。

我的兒子奧斯汀‧博瑪特（Austin Perlmutter）是一位內科醫師，當他在 Medium 網站上撰寫文章，闡述了「新冠肺炎是一種機會性感染」時，讓我不禁開始思考。③ 他的意思是，新冠肺炎利用了那些免疫系統無法發揮最佳功能的患者。

過去，我們認為「免疫功能不佳」是接受過化學治療或放射治療、器官移植後接觸免疫抑制藥物，或是診斷出自體免疫疾病的患者的特徵。但正如奧斯汀指出的那樣，我們現在需要擴大範圍並接受這樣的觀念，即許多最常見的退化性疾病，從糖尿病、肥胖到失智，都會損害免疫功能，並使得 SARS-CoV-2 病毒有機會達到目的。

正如我兒子所寫的，「我們的慢性病健康狀況，為不健康的免疫力奠定了基礎。它們代表了對感染的易感性，而新冠肺炎已經證明了它能夠利用這個弱點……感染和慢性病之間的差異，可能不像我們曾經認為的那麼重要。相反的，我們因感染而出現嚴重併發症的風險，可能與潛在的免疫力比較有關，而不是病原體本身。」

我們生活在一個充滿退化性和人為疾病的時代；但我們自己帶來的這些疾病，幾乎是完全可以避免的。正如每個人都可以選擇吸菸並承受死亡風險的大幅增加，我們也可以選擇患有代謝疾病並承受這些後果。如果你住在工業化國家而且身體健康，就不太可能死於營養不良、飢餓，甚至不會死於感染。但在全球範圍內，肥胖、高血壓和吸菸排在死亡風險因素的前五名之內，而這些風險因素都是可以預防的。④ 正如本書所呈現的，現今健康挑戰的核心，是新陳代謝方面長期存在且根深柢固的問題，而這會直接導致免疫異常。

雖然人們可能需要一場疫情，才能認識到潛在疾病遇到新冠病毒時的表現並不佳，但科學家們早已證明，從心臟病到癌症等一切疾病，都可以透過不良的免疫機制來理解。免疫不良與新陳代謝不良密切相關。更重要的是，對於新陳代謝和穩定的免疫功能構成威脅的核心，正是尿酸濃度持續升高，而這種情況在世界各地的已開發國家中都很常見。

　　代謝問題是一種後天性免疫功能不全的狀態，而控制尿酸濃度已成為維持代謝完整和生理健康的強大工具。當我們檢測出自己的尿酸濃度異常升高時，這不僅是警告，也是介入的機會。在歷經與新冠病毒的長期對抗後，我們已經知道優化免疫力的價值，現在正是控制不健康的新陳代謝並密切關注尿酸濃度的最佳時機。

　　因此，我鼓勵你回到你寫下的目標和價值觀，並加上這個詞：「機會」，然後加上你想要改變、扭轉或改善的事項清單。請繼續寫下你希望改進的所有「壞」事情，依照你的喜好，具體或籠統地寫。例如：沒有精力、第二型糖尿病、憂鬱症、嚴重焦慮、強迫症、躁鬱症、體重增加、慢性疼痛、關節炎、頭痛、偏頭痛、消化問題、腦霧、暴食、乾癬、腎臟疾病、痛風、冠狀動脈疾病、過早老化等，無論你寫什麼，都加上「機會」這個詞。想一想，接受它，擁有它，擁抱這個新觀點。

　　請記住，你的健康命運由你掌控。當你學會如何降尿酸，就能活得很精彩。

第 11 章

降尿酸食譜 🍴

「每日劑量」（Daily Dose，網址為 DailyDoseLife.com）的創辦人兼執行長崔西亞‧威廉斯（Tricia Williams）的座右銘是「先接觸廚房櫃，再接觸藥櫃」。毫無疑問，這是我絕對會支持並宣揚的格言。

　　崔西亞的使命是幫助人們透過食物獲得更好的健康，她也明白醫療保健的未來在於預防。她為職業運動員、名人和高績效人士制定客製化飲食計畫長達十年，並在之後創立了「每日劑量」，旨在為大家提供健康、易於準備和美味的餐食。她了解烹飪的科學和藝術，在天然美食研究所（Natural Gourmet Institute）學會了如何將廚房當作藥房，並獲得由安妮瑪麗‧柯賓（Annemarie Colbin）頒發的飲食療法認證。

　　我很高興能與她合作開發符合降尿酸原則的原創食譜，這些食譜全都易於準備、美味、風味十足且營養豐富。除了書中提供的食譜之外，你還可以在 DrPerlmutter.com 上找到其他各種食譜。大多數食譜都只需要幾分鐘就可以準備完成，可以當作日常餐食，也可以把其中一些當作與朋友和家人一起共度週末的盛宴料理。

　　對於較少見的食材，我會在食譜中提供額外的說明，以便讓你明白可以在哪裡找到它們。好消息是，透過日常市場和線上網站的豐富品項，我們有足夠的機會能獲得這些食材。當地農夫市集也可以提供最新鮮的時令食材。盡可能選擇有機和非基因改造的食材；尋找野生魚類和牧場出產的雞蛋。

　　如果食譜中有任何你不喜歡的食材，請尋找明智的替代品。例如，許多食譜中都使用了洋蔥，因為它們含有可降低尿酸的化合物（如槲皮素），但你可以選擇其他蔬菜，如芹菜或茴香，來當作替代品。紅蔥頭屬於洋蔥家族，但不像紅洋蔥或白洋蔥那樣，具有濃烈的味道和強烈的辣度。許多人認為紅蔥頭是很好的選擇。青花菜種子非常適合放入各種菜餚中，你可以購買一磅或兩磅（450 到 900 公克）的袋裝青花菜種子，以備不時之需；也可以在研磨罐中裝滿青花菜種子，以便在準備餐點時可以輕鬆磨碎它們並撒在上面。（青花菜種子在烘焙食譜中會整顆使用以便增加口感，也可以將它們磨碎後當成料理的裝飾或沙拉的配料。）

　　關於鹽的簡要說明：請明智且謹慎地使用鹽。這些食譜中大多都會使用「少許或適量的海鹽」，但如果你正在處理任何代謝問題，最好完全避開鹽。當你從頭開始準備餐點，並且不使用加工或預包裝產品時，就可以熟練地控制鹽的攝取量。這些食譜將幫助你學習如何不添加那些會破壞健康的食材，同時又烹調出美味、營養豐富的餐點。我希望你嘗試這些食譜，並根據降尿酸飲食的主要原則，以及你的個人喜好來調整它們。

　　祝你胃口大開！

🍴 早餐

椰子布丁

▸ **份量**：4 份
▸ **準備時間**：約 18 分鐘

▸ **布丁的材料**
1 磅新鮮或解凍的冷凍泰國椰子肉（參見備註）
¼ 杯水
1 大匙或適量的顆粒狀阿洛酮糖
1 小匙香草精

▸ **淋醬的材料**
¼ 杯無鹽生腰果，切碎
½ 小匙黑種草籽
1 小匙大麻心（去殼的大麻籽）
½ 杯去核並對切的新鮮或解凍的酸櫻桃
½ 杯新鮮或解凍的藍莓

½ 杯新鮮或解凍的覆盆莓

► **做法**
1. 將椰子肉、水、阿洛酮糖和香草精放入攪拌機中,攪拌至光滑且呈乳霜狀,冷藏 1 小時。此即布丁。
2. 在一個小碗中,將腰果、黑種草籽和大麻心混合在一起。
3. 將布丁舀入四個碗中,放入櫻桃、藍莓、覆盆莓,再撒上堅果和種子的混合物。

► **備註**
在一些商店或購物網站,可以買到冷藏或冷凍的新鮮泰國椰子肉。

優格佐薑味胡蘿蔔醬

► **份量**:2 份
► **準備時間**:約 30 分鐘

► **要磨碎的材料**
1 小匙大麻心
1 小匙黑種草籽

► **胡蘿蔔醬的材料**
2 杯去皮並磨碎的胡蘿蔔
2 顆未去皮的澳洲青蘋果,去核、磨碎
2 杯水
2 小匙橙皮碎片
¼ 杯現榨檸檬汁
1 小匙去皮並磨碎的新鮮生薑
½ 小匙小荳蔻粉
½ 杯顆粒狀阿洛酮糖
12 盎司(約 340 公克)原味無糖的全脂希臘優格或一般優格

➤ 做法

1. 將大麻心和黑種草籽放入小碗中，混合均勻後，放在一旁。

2. 將胡蘿蔔、蘋果、水和橙皮碎片，放入中型平底鍋，以中大火煮沸。

3. 將火轉為中火，加入檸檬汁、生薑、小荳蔻和阿洛酮糖，續煮 20 分鐘，或煮至變濃稠。此為薑味胡蘿蔔醬。

4. 將鍋子離火，讓煮好的果醬冷卻至室溫狀態。

5. 將優格舀入兩個碗中，淋上薑味胡蘿蔔醬，再撒上先前混合的種子。

水煮蘋果佐優格

➤ 份量：4 份

➤ 準備時間：約 30 分鐘

➤ 材料

4 顆未去皮的蘋果，去核（參見備註）

½ 杯顆粒狀阿洛酮糖

2 杯果味紅酒

1 杯水

1 大匙酸櫻桃萃取物（參見備註）

1 小匙現榨檸檬汁

1 根肉桂棒

2 個小荳蔻莢

12 盎司（約 340 公克）原味無糖的全脂拉布尼（Labneh）乳酪或一般優格（參見備註）

2 大匙無鹽生杏仁，切片

2 大匙無鹽生腰果，切碎

➤ 做法

1. 將蘋果切成四等分，放在一旁。

2. 將阿洛酮糖、紅酒、水、酸櫻桃萃取物、檸檬汁、肉桂棒和小荳蔻莢放入中型平底鍋中，以中大火煮沸。

3. 把火轉為小火，然後放入蘋果，煮 25 分鐘，或直到蘋果變軟。

4. 用漏杓舀出蘋果並放在一旁。以中火煮鍋中的液體，直到體積縮減為四分之一，約需煮 25 至 30 分鐘。

5. 將鍋子離火，讓煮好的液體冷卻至溫熱或室溫狀態。

6. 蘋果塊分別放入四個碗中。將拉布尼乳酪舀到蘋果上，再撒上杏仁和腰果，接著將水煮汁液淋在上面。

➤ 備註

具甜味的布雷本（Braeburn）和粉紅佳人（Pink Lady）蘋果，是這道食譜的理想選擇，但你也可以選擇其他蘋果，但要避免使用酸味品種，例如澳洲青蘋果。不要將蘋果削皮，因為裡面含有槲皮素。拉布尼乳酪來自中東，是由過濾的優格製成，比傳統優格更濃郁、更濃稠、更柔滑。如果你在當地市場買不到它，可以改成任何原味無糖的全脂優格。酸櫻桃萃取物可以在保健食品商店或網路上找到（編註：應是指粉狀萃取物）。

巧克力杏仁奇亞籽布丁

➤ 份量：2 份

➤ 準備時間：約 12 分鐘

➤ 材料

½ 杯罐裝的無糖椰奶

½ 杯水

2 大匙生可可粉

1 大匙顆粒狀阿洛酮糖

1 小匙香草精

少許或適量海鹽

¼ 杯奇亞籽

2 大匙無鹽生杏仁醬

¾ 杯新鮮或解凍的覆盆莓

▶做法

1. 將椰奶、水、可可粉、阿洛酮糖、香草精和鹽，放入大碗中，攪拌均勻。

2. 拌入奇亞籽後，蓋上蓋子並靜置 1 小時，以便讓種子發芽，然後放入冰箱冷藏至少 2 小時。此即布丁。

3. 將布丁舀入兩個碗中，放上杏仁醬和覆盆莓，即可食用。

發芽藜麥粥

▶份量： 2 份
▶準備時間： 約 18 分鐘

▶材料
1 杯生藜麥
1 杯水
1 杯無糖杏仁奶
2 小匙薑末
2 小匙肉桂粉
少許或適量海鹽
¼ 杯新鮮或解凍的藍莓
¼ 杯新鮮或解凍的覆盆莓
¼ 杯無鹽生核桃，切碎

▶做法

1. 將藜麥和水放入碗中，在室溫下浸泡過夜。隔天早上，將藜麥沖洗乾淨並瀝乾。

2. 將藜麥、杏仁奶、薑末、肉桂粉和鹽，放入中型平底鍋中混合。煮沸後，將火轉小，煮約 10 分鐘。

3. 將鍋子離火，再將藜麥粥舀入碗中，放上莓果和核桃。

降尿酸煎餅

▶ **份量**：4 份（約 16 塊煎餅）
▶ **準備時間**：約 20 分鐘

▶ **水果蜜餞的材料**
1 杯新鮮或解凍的酸櫻桃，去核
1 杯新鮮或解凍的覆盆莓
1 杯新鮮或解凍的藍莓
2 大匙顆粒狀阿洛酮糖
¼ 杯水

▶ **煎餅的材料**
3 顆大雞蛋
2 大匙顆粒狀阿洛酮糖
1 又 ½ 杯杏仁粉
少許或適量海鹽
¼ 小匙肉桂粉
少許小荳蔻粉
¼ 小匙小蘇打粉
1 大匙青花菜種子，磨碎（參見備註）
無鹽奶油或特級初榨橄欖油

▶ **做法**
1. 將櫻桃、覆盆莓、藍莓、阿洛酮糖和水放入中型平底鍋中，以中火加熱。偶爾攪拌至變濃稠，約需 10 分鐘。煮好後放在一旁。此為水果蜜餞。
2. 在一個大碗中，將雞蛋、阿洛酮糖、杏仁粉、鹽、肉桂粉、小荳蔻粉、小蘇打粉和青花菜種子攪拌在一起，然後靜置 10 分鐘。
3. 在中型煎鍋中，以中火加熱奶油或橄欖油。將一大匙麵糊倒入煎鍋中，一次可同時煎幾塊煎餅，視平底鍋的大小而定。等煎餅的表面出現小氣泡之後，再翻過來煎另一面，直到兩面均勻焦黃，即可放入盤中。重複這個過程，直到麵糊全部用完。
4. 在煎好的煎餅上，放上煮好的水果蜜餞。

➤ 備註

青花菜種子可以在網路商店買到。你可以用刀背、香料研磨機或研磨罐將它們磨碎。

櫻桃杏仁麵包

➤ 份量：6 份
➤ 準備時間：約 45 分鐘

➤ 材料
2 又 ½ 杯杏仁粉
½ 小匙小蘇打粉
1 小匙肉桂粉
½ 杯顆粒狀阿洛酮糖
3 顆大雞蛋
1 小匙香草精
¼ 杯（或 4 大匙）無鹽奶油，融化並冷卻
½ 杯去核並對切的新鮮或解凍的酸櫻桃

➤ 做法
1. 將烤箱預熱至 350°F（約 180°C）。
2. 將杏仁粉、小蘇打粉、肉桂粉和阿洛酮糖放入大碗中。
3. 在另一個碗中，將雞蛋、香草精和奶油攪拌均勻。
4. 將雞蛋混合物倒入杏仁粉混合物中，攪拌至完全混合。再拌入櫻桃。
5. 將麵糊倒入 9 吋（約 23 公分）長方形烤盤中，烘烤 30 至 35 分鐘，或直到用牙籤或蛋糕測試針插入中間後再取出時是乾淨的。

青花苗青椒洋蔥烘蛋

➤ 份量：2 份

➤ **準備時間**：約 18 分鐘

➤ **材料**
6 顆大雞蛋
少許或適量海鹽
2 大匙特級初榨橄欖油
¼ 杯去皮、切碎的紅洋蔥
¼ 杯切碎的青椒
1 杯青花苗
½ 小匙青花菜種子，磨碎

➤ **做法**
1. 將烤箱預熱至 300℉（約 150℃）。
2. 將雞蛋和鹽放入大碗中攪拌均勻後，先放在一旁。
3. 在 8 吋（約 20 公分）不沾煎鍋中，以中火加熱橄欖油。將洋蔥和青椒放入鍋中，炒至洋蔥呈半透明，約需 6 分鐘。將青花苗均勻地撒在上面，再將雞蛋倒入鍋中，覆蓋在青花苗上面。
4. 將平底鍋放到烤箱中烘烤 20 分鐘，或直至雞蛋凝固定型。
5. 待烘蛋稍微冷卻後，撒上碎青花菜種子，即可食用。

希臘農場雞蛋杯

➤ **份量**：2 份
➤ **準備時間**：約 25 分鐘

➤ **材料**
6 顆大雞蛋
少許或適量海鹽
1 大匙特級初榨橄欖油
¼ 杯去皮、切碎的紅洋蔥
1 把托斯卡納羽衣甘藍葉，去莖後將葉片切成條狀
3 盎司（約 85 公克）菲達（feta）乳酪，壓碎

➤ 做法

1. 將烤箱預熱至 300°F（約 150°C）。

2. 將雞蛋和鹽放入大碗中攪拌均勻，先放在一旁。

3. 在小炒鍋中，以中火加熱橄欖油。放入洋蔥，炒至呈半透明，約需 4 分鐘。再放入羽衣甘藍葉炒 2 分鐘，或直到葉子變軟。

4. 將蔬菜混合物平均舀入四個蛋糕杯中，再將雞蛋平均倒入杯中，接著在每個杯子中撒入菲達乳酪碎塊。

5. 烘烤 18 分鐘，或直至雞蛋混合物凝固定型。

綜合香料比司吉．夾煙燻鮭魚和酸奶油

➤ 份量：4 份
➤ 準備時間：約 25 分鐘

➤ 香料的材料
1 小匙芝麻
1 小匙青花菜種子
½ 小匙乾洋蔥片
½ 小匙蒜粒
½ 小匙海鹽

➤ 比司吉的材料
2 又 ½ 杯杏仁粉
¼ 小匙海鹽
½ 小匙小蘇打粉
¼ 杯（4 大匙）無鹽奶油，融化並冷卻
2 顆大雞蛋

➤ 夾餡的材料
4 大匙全脂酸奶油
4 盎司（約 115 克）煙燻鮭魚，切成 8 片
1 根青蔥，切碎

➤ 做法

1. 將烤箱預熱至 350°F（約 180°C）。

2. 將芝麻、青花菜種子、乾洋蔥片、蒜粒和鹽放入碗中，混合均勻，此即香料混合物，先放在一旁。

3. 將杏仁粉、鹽和小蘇打粉，放入一個大碗中混合均勻。

4. 在另一個碗中，將奶油和雞蛋攪拌均勻。

5. 將雞蛋混合物倒入粉類混合物中，攪拌混合至形成麵團。

6. 將麵團擀成約 ¾ 吋（約 2 公分）厚。使用 3 吋（約 8 公分）圓形比司吉切模，從擀好的麵團中切出四塊比司吉。

7. 將比司吉放在鋪有烘焙紙的烤盤上，並撒上香料混合物後，烘烤 15 分鐘，或直至呈金黃色。

8. 待比司吉冷卻後，然後用鋸齒刀將它們以水平方向切成兩半，中間夾入一大匙酸奶油、兩片煙燻鮭魚和切碎的青蔥，即可食用。

🍴 午餐

雞肉蔬菜沙拉佐青花苗醬

➤ 份量：2 份

➤ 準備時間：約 18 分鐘

➤ 青花苗醬的材料

2 杯青花苗

2 杯嫩葉菠菜

½ 杯切碎的無鹽生核桃

1 大匙白味噌醬

½ 小匙海鹽

¼ 小匙紅辣椒片

¾ 杯特級初榨橄欖油

➤ 雞肉沙拉的材料
10 盎司（約 285 克）去骨、去皮的雞胸肉，煮熟並切丁
¼ 杯青椒丁
¼ 杯去皮、切碎的紅洋蔥

➤ 蔬菜沙拉的材料
4 杯嫩葉菠菜
½ 杯切丁的酪梨
1 大匙特級初榨橄欖油
½ 顆檸檬的現榨果汁
適量海鹽

➤ 做法
1. 製作青花苗醬：將青花苗、菠菜、核桃、味噌、鹽、紅辣椒片和橄欖油放入食物處理機中，攪拌至滑順。
2. 製作雞肉沙拉：將雞肉、青椒和洋蔥放入一個大碗中，加入 4 大匙或更多青花苗醬，攪拌均勻。（剩餘的青花苗醬可以裝入密封罐中，放在冰箱冷藏，最多保存兩週。）
3. 製作綜合沙拉：將菠菜和酪梨放入大碗中，再加入橄欖油、檸檬汁和鹽。接著，將雞肉沙拉舀在上面，即可食用。

韭蔥薄荷火雞肉餅

➤ 份量：2 份
➤ 準備時間：約 18 分鐘

➤ 醬料的材料
½ 杯無鹽生腰果
2 杯溫水
½ 杯無糖杏仁奶
2 又 ½ 大匙蘋果醋
2 大匙紅藻片（參見備註）

1 大匙白味噌醬
2 大匙第戎芥末醬
½ 顆檸檬的現榨果汁
少許或適量海鹽和現磨黑胡椒粉

➤ 肉餅的材料
2 大匙特級初榨橄欖油
½ 杯切成薄片的韭蔥
12 盎司（約 340 公克）火雞瘦肉
5 片新鮮薄荷葉，切成細絲狀
少許或適量海鹽

➤ 沙拉的材料
1 把托斯卡納羽衣甘藍葉，去莖並切碎
¼ 顆紅洋蔥，去皮、切成薄片

➤ 做法
1. 製作醬料：將腰果浸泡在溫水中 1 小時後，瀝乾並倒掉浸泡的水。將腰果與杏仁奶、蘋果醋、紅藻片、白味噌醬、芥末醬、檸檬汁、鹽和黑胡椒粉，一起放入攪拌機中，攪拌至呈滑順的乳霜狀。
2. 製作肉餅：將橄欖油放入中型煎鍋中，以中火加熱。加入韭蔥，炒至呈金黃色，約需 5 分鐘，先放在一旁冷卻幾分鐘。
   在另一個大碗中，將冷卻的韭蔥、火雞肉、薄荷和鹽混合在一起，做成四個肉餅。
   以中火加熱煎鍋，放入肉餅，兩面各煎約 3 分鐘後，放到盤子上。
3. 製作沙拉：將羽衣甘藍和紅洋蔥在大碗中混合均勻，然後放在盤子上。將肉餅放在羽衣甘藍和洋蔥上，再用大匙舀入所需的醬料。（剩餘的醬料可以裝入密封罐中，放在冰箱冷藏，可保存兩週。）

➤ 備註
紅藻片是由一種可食用的紅海藻製成的，這種海藻生長在太平洋西北部和大西洋北部的冷海水中。紅藻與所有可食用的海藻一樣，可提供纖維和蛋白質，並富含維生素、微量礦物質、健康脂肪酸和抗氧化劑（若用平底鍋煎它，嚐起來的口感類似培根）。你可以在一些商店和購物網站中買到它。

碎沙拉

▸ **份量**：2 份
▸ **準備時間**：約 10 分鐘

▸ **材料**
3 顆寶石萵苣，各切成四份
1 個中等大小的祖傳番茄或牛番茄，切丁
1 顆酪梨，切丁
1 個甜椒，切丁
1 罐 8 盎司（約 230 公克）的扁豆，沖洗並瀝乾
2 大匙或適量綠芝麻醬（見 237 頁）

▸ **做法**
1. 將寶石萵苣放入碗中，再放上番茄丁、酪梨丁、甜椒丁和扁豆，接
   著淋上綠芝麻醬。

櫛瓜排佐青花苗醬

▸ **份量**：2 份
▸ **準備時間**：約 14 分鐘

▸ **材料**
1 把托斯卡納羽衣甘藍葉，去莖並切碎
3 大匙特級初榨橄欖油，分次使用
2 條中等大小的櫛瓜
少許或適量海鹽
2 大匙青花苗醬（見 232 頁）
¾ 杯對切的金太陽櫻桃番茄

▸ **做法**
1. 將烤架或烤盤預熱至中高溫。

2. 在一個大碗中，用 1.5 大匙的橄欖油按摩羽衣甘藍葉後，先放在一旁。
3. 將櫛瓜以縱向切成兩半。在兩面刷上剩餘的橄欖油，並用鹽調味。
   每面烤約 3 分鐘。
4. 將櫛瓜移離火源，並將青花苗醬均勻地塗在櫛瓜的切面上。
5. 將羽衣甘藍葉平鋪在盤子上，再放上櫛瓜及番茄。

半熟蛋球芽甘藍沙拉・佐帕瑪森乳酪

➤ **份量**：2 份
➤ **準備時間**：約 20 分鐘

➤ **醬料的材料**
½ 杯無鹽生腰果
2 杯溫水
1 大匙第戎芥末醬
2 大匙現榨檸檬汁
¼ 小匙海鹽
½ 杯水

➤ **雞蛋沙拉的材料**
3 杯切成薄片的球芽甘藍
½ 顆紅洋蔥，去皮，切成薄片
4 個帶殼的大雞蛋
2 盎司（約 57 公克）帕瑪森乳酪

➤ **做法**
1. 製作醬料：將腰果浸泡在溫水中 1 小時後，瀝乾並倒掉浸泡的水。
   將腰果與芥末醬、檸檬汁、鹽和水一起放入攪拌機中，攪拌至呈滑
   順的乳霜狀。
2. 將球芽甘藍和洋蔥，與適量的醬料一起放入大碗中。（剩餘的醬料可
   以裝入密封罐中，放在冰箱冷藏，可保存兩週。）將沙拉分裝在兩
   個碗中，放在一旁。

3. 將一小鍋水煮沸後，轉為中火，小心地放入雞蛋。煮 5 分鐘後，將雞蛋撈起，放入一碗冰水中 2 分鐘。剝去蛋殼，將雞蛋切成兩半。
4. 將雞蛋放在球芽甘藍沙拉上，再撒上帕瑪森乳酪薄片。

烤整顆花椰菜・佐綠芝麻醬

➤ **份量**：2 份
➤ **準備時間**：約 1 小時

➤ **醬料的材料**
¼ 杯中東芝麻醬（tahini）
1 把新鮮巴西里葉
2 顆萊姆（青檸）的現榨果汁
1 瓣大蒜，去皮
½ 小匙海鹽
1 小匙青花菜種子
¼ 杯冷水
¼ 杯特級初榨橄欖油

➤ **烤花椰菜的材料**
1 顆小型花椰菜
5 大匙特級初榨橄欖油，分次使用
少許或適量海鹽
⅓ 杯無鹽生開心果，壓碎
⅓ 杯新鮮石榴籽
¼ 顆紅洋蔥，去皮、切成薄片

➤ **做法**
1. 將烤箱預熱至 325˚F（約 160˚C）。
2. 製作醬料：將中東芝麻醬、巴西里葉、萊姆汁、大蒜、鹽、青花菜種子、水、橄欖油，放入攪拌機中，攪拌至呈滑順的乳霜狀。放在一旁。

3. 將花椰菜放在鋪有烘焙紙的烤盤上，刷上 3 大匙橄欖油，加鹽調味。烤 40 分鐘。

4. 將花椰菜從烤箱中取出，刷上剩餘的橄欖油。

5. 將烤箱溫度調到 400°F（約 200°C），再放入花椰菜烤 15 分鐘，或直至呈金黃色。

6. 將適量的醬料舀到花椰菜上。（剩餘的醬料可以裝入密封罐中，放在冰箱冷藏，可保存兩週。）

7. 將花椰菜切成楔形，撒上開心果、石榴籽和洋蔥，即可食用。

薩塔醬鷹嘴豆沙拉・佐檸檬青花菜種子芝麻醬

▸ **份量**：2 份
▸ **準備時間**：約 15 分鐘

▸ **醃鷹嘴豆的材料**
1 罐 15 盎司（約 425 公克）的鷹嘴豆，瀝乾並沖洗過
2 大匙特級初榨橄欖油
2 大匙薩塔醬
½ 顆檸檬的現榨果汁
適量海鹽

▸ **醬料的材料**
¼ 杯中東芝麻醬
1 小匙磨碎的檸檬皮
1 顆檸檬的現榨果汁
1 瓣大蒜，去皮
½ 小匙海鹽
1 小匙青花菜種子
¼ 杯冷水
¼ 杯特級初榨橄欖油

➤ 沙拉的材料

4 杯芝麻菜

½ 杯對切的葡萄番茄

¼ 顆紅洋蔥，去皮、切成薄片

➤ 做法

1. 製作醃鷹嘴豆：將鷹嘴豆、橄欖油、薩塔醬、檸檬汁和鹽放入碗中，混合均勻後，放進冰箱，至少醃漬 1 小時。

2. 製作醬料：將芝麻醬、檸檬皮、檸檬汁、大蒜、鹽、青花菜種子、水和橄欖油，放入攪拌機中，攪拌至呈滑順的乳霜狀。

3. 製作沙拉：將芝麻菜、番茄、洋蔥和適量的醬料放入大碗中，混合均勻。（剩餘的醬料可以裝入密封罐中，放在冰箱冷藏，可保存兩週。）再撒上鷹嘴豆，即可食用。

菠蘿蜜生菜餅

➤ 份量：2 份

➤ 準備時間：約 12 分鐘

➤ 菠蘿蜜的材料

1 個 14 盎司（約 400 公克）的罐裝或袋裝菠蘿蜜，瀝乾並沖洗過（參見備註）

1 又 ½ 大匙特級初榨橄欖油

1 小匙孜然粉

1 小匙切碎的香菜葉

1 顆新鮮塞拉諾（serrano）辣椒，去籽、切片

½ 顆萊姆（青檸）的現榨果汁

少許或適量海鹽

➤ 蔬菜餅的材料

6 片大寶石萵苣葉或蘿蔓萵苣葉

1 杯切碎的紫高麗菜或綠高麗菜

1 杯酪梨丁
¼ 杯切成薄片的櫻桃蘿蔔

➤ **做法**
1. 在一個大碗中,將菠蘿蜜、橄欖油、孜然粉、香菜葉、辣椒、萊姆汁和鹽混合。
2. 將高麗菜碎葉鋪滿每片生菜葉,再放上菠蘿蜜混合物,接著放上酪梨丁和蘿蔔片。

➤ **備註**
菠蘿蜜是來自亞洲、非洲和南美洲的熱帶樹,為世界上最大的樹生水果,與無花果有近親關係。其果肉具有類似肉絲的質地,成為素食者常見的蛋白質替代品。你可以在市場和購物網上買到它,而且打開即可食用。

🍴 晚餐

百里香豬里肌肉

➤ **份量**:2 份
➤ **準備時間**:約 25 分鐘

➤ **烤豬肉的材料**
1 大匙特級初榨橄欖油
1 塊 12 盎司(約 340 公克)的豬里肌肉
少許或適量海鹽
6 枝新鮮百里香

➤ **青花菜沙拉的材料**
1 大匙海鹽
2 杯青花菜的小花

1 又 ½ 大匙特級初榨橄欖油

➤ 蘋果的材料
¾ 杯水煮蘋果（見 225 頁）

➤ 做法
1. 將烤箱預熱至 400°F（約 200°C）。
2. 烤豬肉：將橄欖油放入大煎鍋中，以中高火加熱。用鹽為豬肉調味後，每面煎 2 分鐘。將豬肉放到烤盤上，加上百里香枝葉，烘烤 12 至 15 分鐘，或直到內部溫度達到 145°F（約 63°C）。拿掉百里香枝葉，將豬肉靜置 20 分鐘後再切片。
3. 煮青花菜：將 6 杯水和少許鹽放入鍋中，煮沸後，放入青花菜。煮 3 分鐘後，將青花菜撈出並瀝乾，再淋上橄欖油並攪拌均勻。
4. 將豬肉切片，與青花菜和水煮蘋果一起食用。

薩塔醬烤羊排・佐芝麻菜和酸櫻桃油醋醬

➤ 份量：2 份
➤ 準備時間：約 40 分鐘

➤ 羊排的材料
1 塊帶骨羔羊肉，約 1 磅（約 450 公克），去除脂肪，以法式手法剔除骨頭上的肉
少許或適量海鹽
1 大匙特級初榨橄欖油
3 大匙薩塔醬
1 顆小檸檬，切成圓片

➤ 油醋醬的材料
¼ 杯新鮮或解凍的酸櫻桃，去核
2 個小荳蔻莢
1 又 ½ 大匙蘋果醋

1 又 ½ 小匙第戎芥末醬
¼ 杯特級初榨橄欖油
適量海鹽和現磨黑胡椒粉

➤ 沙拉的材料
4 杯芝麻菜或其他深綠色葉菜
¼ 杯新鮮石榴籽
¼ 顆紅洋蔥，去皮、切成薄片

➤ 做法
1. 讓羊肉在室溫下靜置 30 分鐘。將烤箱預熱至 450°F（約 230°C）。
2. 用鹽巴為羊肉調味，均勻地淋上橄欖油，再塗上薩塔醬。
3. 將羊肉放在烤盤上，蓋上檸檬片，烘烤 15 分鐘，或直至內部溫度達到 145°F（約 63°C）。讓羊肉靜置 20 分鐘後，將之切成小片排骨。
4. 製作油醋醬：將櫻桃、小荳蔻莢、蘋果醋和芥末醬放入攪拌機中，攪拌成碎塊。將攪拌機調至低速，倒入橄欖油攪拌均勻。用鹽和黑胡椒調味。
5. 將芝麻菜與適量的油醋醬拌勻。（剩餘的油醋醬可以裝入密封罐中，放在冰箱冷藏，可保存兩週。）
6. 將芝麻菜沙拉分裝在兩個盤子中，再放上羊排，然後撒上石榴籽和洋蔥薄片。

壓力鍋燉牛肉

➤ 份量：4 份
➤ 準備時間：約 2 小時（加上至少 4 小時的醃漬時間）

➤ 材料
1 大匙海鹽
1 大匙孜然粉
1 小匙薑黃粉
½ 小匙多香果粉
½ 小匙肉桂粉

½ 小匙薑末

¼ 小匙丁香粉

¼ 小匙辣椒

¼ 杯特級初榨橄欖油

3 大匙蘋果醋

2 磅（約 900 公克）無骨草飼牛肉肩胛肉，切成兩半

1 整顆大蒜，未剝皮，切去頂部

1 杯水

1 顆紅蔥頭，去皮並切成薄片

1 顆紅甜椒，切成薄片

1 顆青椒，切成薄片

¼ 杯切成薄片的櫻桃蘿蔔

➦ 做法

1. 在一個大碗中，將鹽、孜然粉、薑黃粉、多香果粉、肉桂粉、薑末、丁香粉、辣椒、橄欖油和蘋果醋混合均勻。放入牛肉和大蒜，確保它們都沾裹了厚厚的一層香料。蓋上蓋子，將之放在冰箱中，醃漬至少 4 小時或過夜。

2. 將牛肉和大蒜放入壓力鍋中。加水，蓋上蓋子，以大火煮 90 分鐘。讓壓力釋放 10 分鐘。

3. 將牛肉取出，放到大碗中，用兩根叉子將其切成碎塊。

4. 將大蒜取出並丟棄。

5. 在放牛肉的碗中倒入一半的燉湯，然後撒上紅蔥頭、紅甜椒、青椒和櫻桃蘿蔔。

壓力鍋燉雞肉・佐酸櫻桃和綠橄欖

➦ 份量：4 份

➦ 準備時間：約 30 分鐘

➦ 材料

8 隻帶骨帶皮的雞腿

1 小匙海鹽
2 大匙特級初榨橄欖油，分次使用
½ 杯乾型（不甜）的白葡萄酒
1 顆大檸檬，切成圓片
4 瓣大蒜，去皮、搗碎
2 顆紅蔥頭，去皮、切成薄片
4 枝新鮮百里香
1 杯綠橄欖，去核並對切
1 杯新鮮或解凍的去核並對切的酸櫻桃

▶ 做法
1. 用鹽巴為雞肉調味，然後放在一旁。
2. 將電子壓力鍋設定為中火模式。加入一大匙橄欖油，等油熱了之後，
   放入雞肉，每面煎 2.5 分鐘，然後將雞肉取出放在盤子上。
3. 將白葡萄酒倒入鍋中，用鍋鏟刮去底部的渣。將雞肉放回鍋中，然
   後放入檸檬片、大蒜、紅蔥頭和百里香。以中壓煮 10 分鐘，並讓鍋
   子釋放壓力 10 分鐘。
4. 將百里香枝葉取出並丟棄。
5. 將雞肉、紅蔥頭和檸檬取出，放在盤子上。撒上橄欖和櫻桃，再淋
   上剩餘的橄欖油。

烤比目魚佐番茄和棕櫚心

▶ 份量：2 份
▶ 準備時間：約 15 分鐘

▶ 材料
2 塊 6 盎司（約 170 公克）比目魚片
3 大匙特級初榨橄欖油，分次使用
少許或適量海鹽
2 顆祖傳番茄或牛番茄，切片
4 根罐裝棕櫚心，切片

3 根青蔥，切碎
8 片新鮮羅勒葉，撕碎
½ 小匙磨碎的檸檬皮
½ 小匙磨碎的青花菜種子

➤ 做法
1. 將烤架或烤盤預熱至中高溫。
2. 在比目魚片的兩面刷上 1.5 大匙的橄欖油，再用鹽調味。
3. 將比目魚片烤至熟透，每面約需烤 4 分鐘。
4. 將番茄片、棕櫚心、青蔥和羅勒葉分別放在兩個盤子上，再放上比目魚片。將剩餘的橄欖油淋在魚片上，再撒上檸檬皮和青花菜種子。

哈里薩辣醬烤比目魚佐炒蔬菜

➤ 份量：2 份
➤ 準備時間：約 25 分鐘

➤ 烤魚的材料
1 小匙海鹽
1 小匙小荳蔻粉
½ 小匙孜然粉
½ 小匙薑黃粉
2 大匙哈里薩辣醬（harissa）
1 瓣大蒜，去皮、切碎
2 小匙特級初榨橄欖油
2 塊 6 盎司（約 170 公克）比目魚片

➤ 炒蔬菜的材料
2 大匙特級初榨橄欖油
¼ 顆紅洋蔥，去皮、切成薄片
1 顆中等大小的櫛瓜，切成 ¼ 吋（約 0.6 公分）寬的圓片
½ 顆青椒，切成 ½ 吋（約 1.2 公分）的小丁

½ 杯對切的葡萄番茄
少許或適量海鹽

▶ **做法**
1. 將烤箱預熱至 350°F（約 180°C）。
2. 烤魚：將鹽、小荳蔻粉、孜然粉、薑黃粉、哈里薩辣醬、大蒜和橄欖油放入碗中攪拌均勻。將比目魚片放在鋪有烘焙紙的烤盤上。將香料混合物均勻地塗在魚片上。烤 15 至 18 分鐘，或直至魚片熟透。
3. 將魚片分別放到兩個盤子上，靜置 10 分鐘。
4. 炒蔬菜：在大煎鍋中，以中火加熱橄欖油。放入洋蔥，炒至稍微酥脆，約需 10 分鐘。再放入櫛瓜和青椒，不斷拌炒，煮約 4 分鐘。放入葡萄番茄，繼續煮 2 分鐘。加鹽調味後，與魚片一起食用。

烤鰈魚佐碎核桃和細香蔥

▶ **份量**：2 份
▶ **準備時間**：約 25 分鐘

▶ **烤魚的材料**
2 塊 6 盎司（約 170 公克）鰈魚片
少許或適量海鹽
1 大匙特級初榨橄欖油
½ 杯切碎的無鹽生核桃
2 小匙切碎的新鮮細香蔥

▶ **沙拉的材料**
2 大匙或適量酸櫻桃油醋醬（第 241 頁）
1 大把托斯卡納羽衣甘藍，去莖並切碎
¾ 杯新鮮或解凍的覆盆莓
1 根小黃瓜，切成薄片

▶ **做法**
1. 將烤箱預熱至 325°F（約 160°C）。

2. 將鰈魚片放在鋪有烘焙紙的烤盤上。用鹽調味後，淋上橄欖油，再均勻地撒上碎核桃。烘烤 12 至 15 分鐘，或直至魚片熟透。

3. 將鰈魚片分別放到兩個盤子上，冷卻 10 分鐘後，再撒上細香蔥。

4. 在一個大碗中，將適量的酸櫻桃油醋醬淋到羽衣甘藍上並拌均，再放入覆盆莓和小黃瓜。與鰈魚片一起食用。

烤蝦佐蘆筍檸檬莎莎醬

➤ **份量**：2 份
➤ **準備時間**：約 18 分鐘

➤ **莎莎醬的材料**
2 顆檸檬
2 大匙切片的無鹽生杏仁
2 大匙切碎的新鮮巴西里葉

➤ **烤蝦的材料**
1 又 ½ 大匙融化的無鹽奶油
1 又 ½ 大匙特級初榨橄欖油
1 把新鮮蘆筍，切去下端較硬的部分
少許或適量海鹽
1 磅（約 450 公克）中等尺寸的野生蝦，去殼並去腸泥

➤ **做法**
1. 將烤箱預熱至 400℉（約 200℃）。

2. 將檸檬去皮並切碎，並去除種子。將檸檬、杏仁片和巴西里葉放入小碗中，混合均勻後，放在一旁。此為檸檬莎莎醬。

3. 在一個小碗中，將奶油和橄欖油攪拌在一起。

4. 將蘆筍均勻放在鋪有烘焙紙的烤盤其中一側，並淋上一半的奶油混合物，再撒鹽調味。將蝦子均勻地放在烤盤的另一側，淋上剩餘的奶油混合物，再撒鹽調味。烘烤 8 至 10 分鐘，或直到蝦子變成粉紅色。

5. 將蘆筍平均分裝在兩個盤子中，再放上蝦子和檸檬莎莎醬。

烤鱈魚佐青花菜

➡ **份量**：2 份
➡ **準備時間**：約 18 分鐘

➡ **材料**
2 杯切碎的青花菜
½ 顆紅洋蔥，去皮、切片
1 顆青椒，切片
3 大匙特級初榨橄欖油，分次使用
少許或適量海鹽
1 大匙切碎的新鮮細香蔥
½ 杯綠橄欖，去核並對切
2 塊 6 盎司（約 170 公克）鱈魚片

➡ **做法**
1. 將烤箱預熱至 400°F（約 200°C）。
2. 將青花菜、洋蔥、青椒與 2 大匙橄欖油放入大碗中混合均勻，加鹽調味後，均勻放在鋪有烘焙紙的烤盤上。烘烤 12 至 15 分鐘。將蔬菜放回攪拌碗中，與細香蔥和綠橄欖一起攪拌均勻。此為青花菜混合物。
3. 將烤箱溫度調降至 375°F（約 190°C）。用鹽巴為鱈魚片調味。
4. 將剩餘的橄欖油倒入煎鍋中，以中高火加熱。將鱈魚每面煎 3 分鐘後，連同煎鍋一起放到烤箱中烤 8 分鐘，或直到魚片烤熟。
5. 將青花菜混合物分裝在兩個盤子中，再放上鱈魚片。

混豆菠蘿蜜燉菜

➡ **份量**：6 份
➡ **準備時間**：約 30 分鐘

➤ **材料**

2 大匙特級初榨橄欖油

1 顆小型紅洋蔥,去皮、切丁

1 大匙牙買加煙燻香料(Jerk Seasoning)

2 顆大的新鮮祖傳番茄或牛番茄,切丁

1 份 14 盎司(約 400 公克)罐裝或袋裝菠蘿蜜,瀝乾並沖洗過

1 罐 15 盎司(約 425 公克)的黑豆,瀝乾並沖洗過

1 罐 15 盎司(約 425 公克)的紅豆,瀝乾並沖洗過

1 杯罐裝的無糖椰奶

少許或適量海鹽

2 杯嫩葉菠菜

➤ **做法**

1. 在大鍋中以中火加熱橄欖油。放入洋蔥,煮約 3 分鐘至洋蔥呈半透明狀。加入牙買加煙燻香料,繼續煮 1 分鐘。放入番茄、菠蘿蜜、黑豆、紅豆和椰奶,並加鹽調味。煮沸後,以小火煮 20 分鐘,偶爾攪拌一下。

2. 上桌前,拌入嫩葉菠菜。

彩虹蔬菜麵沙拉

➤ **份量**:2 份
➤ **準備時間**:約 15 分鐘

➤ **醬汁的材料**

3 大匙無鹽生杏仁醬

1 大匙白味噌醬

1 小匙去皮、切碎的生薑

2 大匙蘋果醋

1 大匙現榨萊姆(青檸)汁

少許卡宴辣椒

少許或適量海鹽

3 大匙特級初榨橄欖油

▶ **沙拉的材料**
1 杯櫛瓜麵（用刨刀將櫛瓜刨成麵條狀）
1 杯胡桃南瓜麵（用刨刀將胡桃南瓜刨成麵條狀）
¼ 顆紅洋蔥，去皮、切成薄片
1 顆青椒，切成薄片
½ 杯胡蘿蔔絲
1 小匙切碎的新鮮香菜葉
¼ 杯切碎的無鹽生腰果
1 小匙芝麻

▶ **做法**
1. 將杏仁醬、白味噌醬、薑末、蘋果醋、萊姆汁、卡宴辣椒和鹽放入
   攪拌機中，攪拌至滑順。將攪拌機調至低速檔，倒入橄欖油，攪拌
   至呈滑順的乳霜狀。此即醬汁。
2. 在一個大碗中，將櫛瓜麵、南瓜麵、洋蔥、青椒和胡蘿蔔絲混合在
   一起，加入適量的醬汁。（剩餘的醬汁可以裝入密封罐中，放在冰箱
   冷藏，可保存兩週。它是生菜的絕佳配料。）
3. 撒上香菜葉、腰果和芝麻，即可食用。

┌───┐
        烤金絲瓜佐青花苗醬

▶ **份量**：2 份
▶ **準備時間**：約 45 分鐘

▶ **材料**
1 顆中等大小的金絲瓜（spaghetti squash，直譯為麵條南瓜）
2 大匙特級初榨橄欖油
少許或適量海鹽
½ 杯青花苗醬（見 232 頁）
½ 杯對切的葡萄番茄
½ 杯對切的金太陽番茄

1 小匙青花菜種子，磨碎

➤ 做法

1. 將烤箱預熱至 400°F（約 200°C）。
2. 將金絲瓜縱向切成兩半，刮除種子後，在內部淋上橄欖油，並用鹽調味。
3. 將金絲瓜的切面朝下，放在鋪有烘焙紙的烤盤上。用叉子在金絲瓜的皮上戳幾個洞。烘烤 35 至 40 分鐘，或直到金絲瓜變軟。冷卻 10 分鐘。
4. 用叉子將金絲瓜果肉刮下來，放入碗中，再拌入青花苗醬，接著撒上葡萄番茄、金太陽番茄和青花菜種子。

烤花椰菜小花佐青花苗青椒醬

➤ 份量：2 份
➤ 準備時間：約 30 分鐘

➤ 醬料的材料
2 顆青椒
2 杯青花苗
½ 杯無鹽生杏仁
1 大匙白味噌醬
少許或適量海鹽
¾ 杯特級初榨橄欖油
½ 顆檸檬的現榨果汁

➤ 烤花椰菜的材料
4 杯花椰菜的小花
4 大匙特級初榨橄欖油
少許或適量海鹽

➤ 做法
1. 將烤箱預熱至 375°F（約 190°C）。

2. 製作醬料：用中明火烤青椒，偶爾旋轉翻面，直到每一面都變黑。將青椒從火上移開並靜置冷卻。去除青椒的外皮、莖和種子。
3. 將烤青椒的果肉、青花苗、杏仁、白味噌醬、鹽、橄欖油、檸檬汁混合在一起，放入攪拌機中，攪拌至乳霜狀。此即青花苗青椒醬料。
4. 烤花椰菜：將花椰菜小花、橄欖油和鹽放入大碗中，混合均勻。將花椰菜均勻放在鋪有烘焙紙的烤盤上。烤 20 至 25 分鐘，中途翻面一次，直到小花變成棕色。搭配青花苗青椒醬一起食用。

蘑菇醬

➤ **份量**：4 份
➤ **準備時間**：約 40 分鐘

➤ **材料**
2 大匙特級初榨橄欖油
2 大匙無鹽奶油
¼ 杯去皮並切碎的紅蔥頭
½ 杯芹菜丁
2 瓣大蒜，去皮、搗碎
1 枝新鮮迷迭香
1 磅（約 450 公克）褐色蘑菇，切細丁
½ 磅（約 230 公克）香菇，切片
少許或適量海鹽
1 杯蔬菜高湯
1 杯壓碎的罐裝或新鮮番茄
1 份烤金絲瓜（不含青花苗醬；參見 250 頁）或 4 杯煮熟的蔬菜麵

➤ **做法**
1. 在一個大鍋中，用中火加熱橄欖油和奶油。加入紅蔥頭和芹菜，煮至呈半透明，約需 3 分鐘。
2. 加入大蒜、迷迭香、菇類，煮至菇類稍微焦糖化，偶爾攪拌一下，約需煮 15 分鐘。加鹽調味。

3. 加入蔬菜高湯和碎番茄。煮沸後，將火轉小，煮 15 至 20 分鐘。搭配烤金絲瓜或你最喜歡的蔬菜麵一起食用。

🍴 點心

椰子奇亞籽布丁

➤ **份量**：4 份
➤ **準備時間**：約 10 分鐘

➤ **材料**
2 杯罐裝的無糖椰奶
1 小匙香草精
1 大匙顆粒狀阿洛酮糖
少許或適量海鹽
¼ 杯奇亞籽
新鮮或解凍的覆盆莓、酸櫻桃或藍莓（裝飾用）
黑巧克力片（裝飾用）

➤ **做法**
1. 在一個大碗中，放入椰奶、香草精、阿洛酮糖和鹽，攪拌均勻。
2. 拌入奇亞籽，蓋上蓋子，在室溫下放置 1 小時，使其發芽。接著，直接放入冰箱冷藏 2 小時。
3. 食用前，放上覆盆莓、櫻桃或巧克力片裝飾。

醋漬薑黃雞蛋

➤ **份量**：4 份
➤ **準備時間**：約 25 分鐘

➤ **材料**
2 杯蘋果醋
½ 杯水
1 小匙顆粒狀阿洛酮糖
1 小匙海鹽
2 小匙薑黃粉
8 顆水煮蛋,剝去外殼
3 顆紅蔥頭,去皮並切成薄片
2 小枝新鮮百里香
1 大匙黑胡椒

➤ **做法**
1. 將蘋果醋、水、阿洛酮糖、鹽和薑黃粉,放入鍋中煮沸後,冷卻至室溫。此為薑黃醋汁。
2. 將雞蛋、紅蔥頭、百里香和黑胡椒一起放入大玻璃瓶中(容量約 16 盎司,470 毫升),倒入薑黃醋汁後,蓋上蓋子,放入冰箱至少冷藏三天。(雞蛋可以在冰箱中保存長達十四天。)

肉桂薑黃優格

➤ **份量**:2 份
➤ **準備時間**:約 10 分鐘

➤ **材料**
12 盎司(約 340 公克)原味無糖的全脂希臘式優格
¾ 小匙薑黃粉
¾ 小匙肉桂粉
少許小荳蔻粉
少許現磨黑胡椒
1 小匙顆粒狀阿洛酮糖
新鮮或解凍的藍莓(裝飾用)
切碎的無鹽生核桃(裝飾用)

➤ 做法

1. 將希臘優格、薑黃粉、肉桂粉、小荳蔻粉、黑胡椒粉和阿洛酮糖，
   放入大碗中，充分混合均勻。
2. 享用原味，或是搭配藍莓和核桃一起食用。

生菜沙拉佐辣腰果美乃滋

➤ **份量**：4 份
➤ **準備時間**：約 12 分鐘

➤ 生菜沙拉的材料

2 根小黃瓜
2 根胡蘿蔔，去皮
1 顆青椒
1 杯新鮮櫻桃番茄

➤ 美乃滋的材料

½ 杯無鹽生腰果
1 杯溫水
⅓ 杯水
1 大匙現榨的萊姆（青檸）汁
少許或適量海鹽
1 小匙不含小麥的日式溜醬油（tamari）
1 大匙是拉差辣椒醬（Sriracha）

➤ 做法

1. 製作生菜沙拉：將小黃瓜、胡蘿蔔和青椒切成細條狀。將櫻桃番茄
   縱向切成兩半。
2. 製作美乃滋：將腰果浸泡在溫水中 1 小時後，瀝乾並倒掉浸泡的水。
   將腰果放入攪拌機中，加入⅓杯水、萊姆汁、鹽、醬油和是拉差辣椒
   醬，攪拌至呈滑順的乳霜狀。
3. 將生菜沙拉搭配美乃滋一起食用。

球芽甘藍泡菜

➤ **份量**：4 份
➤ **準備時間**：約 15 分鐘

➤ **材料**
2 小匙海鹽
1 夸脫（約 950 毫升）水
½ 顆紅洋蔥，去皮、切片
4 瓣大蒜，去皮
1 小匙去皮、切碎的生薑
1 小匙茴香籽
1 小匙香菜籽
1 大匙不含小麥的日式溜醬油
2 小匙韓國辣椒粉（參見備註）
2 小匙是拉差辣椒醬
1 磅（約 450 公克）球芽甘藍，修剪後切成四等分

➤ **做法**
1. 將鹽放入水中溶解，先放在一旁。
2. 將洋蔥、大蒜、薑、茴香籽、香菜籽、醬油、辣椒粉和是拉差辣椒醬，放入攪拌機中，攪拌至滑順。將此糊狀物倒入鹽水中，並徹底攪拌均勻。
3. 將球芽甘藍放入消毒過的兩個大玻璃瓶中（容量約 16 盎司，470 毫升）。倒入鹽水，直到球芽甘藍完全浸泡在鹽水中。在瓶子裡留下 1 吋（約 2.5 公分）的頂部空間。
4. 蓋上蓋子，在室溫下放置三到五天，或直到泡菜釋放氣泡。
5. 泡菜可以在冰箱中保存長達六週。

➤ **備註**
你可以在網路上、亞洲市場或設有亞洲食材專區的超市裡，購買韓國紅辣椒粉。如果你找不到辣椒醬，可以用碎紅辣椒片、辣椒，甚至紅椒粉來取代。

🍴 飲料

<hr>

覆盆莓芝麻醬冰沙

➤ **份量**：2 份
➤ **準備時間**：約 10 分鐘

➤ **材料**
1 杯冷凍覆盆莓
2 顆新鮮無花果
2 大匙中東芝麻醬
1 小匙或適量顆粒狀阿洛酮糖
1 杯罐裝無糖椰奶
1 杯水
1 杯冰塊

➤ **做法**
1. 將覆盆莓、無花果、中東芝麻醬、阿洛酮糖、椰奶、水和冰塊放入攪拌機中，以高速攪拌至呈滑順的乳霜狀。

<hr>

蘋果派冰沙

➤ **份量**：2 份
➤ **準備時間**：約 10 分鐘

➤ **材料**
1 個未去皮的旭蘋果（McIntosh）或其他紅蘋果，去籽、切塊
1 杯無糖杏仁奶
1 杯原味無糖的全脂希臘式優格
2 大匙無鹽生杏仁醬

1 小匙肉桂粉
½ 小匙香草精
少許肉荳蔻粉
少許生薑末
1 小匙或適量顆粒狀阿洛酮糖
1 小匙青花菜種子
1 杯冰塊

➤做法
1. 將蘋果、杏仁奶、優格、杏仁醬、肉桂粉、香草精、肉荳蔻粉、生薑末、阿洛酮糖、青花菜種子和冰塊，放入攪拌機中，攪拌至呈滑順的乳霜狀。

酸櫻桃萊姆無酒精雞尾酒

➤份量：2 份
➤準備時間：約 10 分鐘

➤材料
2 大匙酸櫻桃萃取物
16 盎司（約 470 毫升）氣泡水
2 塊萊姆角

➤做法
1. 將櫻桃萃取物放入水壺中，再倒入氣泡水。
2. 飲用前加入冰塊，並以萊姆角裝飾。

生可可杏仁冷萃咖啡

➤份量：2 份

➤ **準備時間**：約 10 分鐘

➤ **材料**
¾ 杯無糖杏仁奶
1 大匙生可可粉
½ 小匙肉桂粉
¼ 小匙小荳蔻粉
少許海鹽
1 小匙或適量顆粒狀阿洛酮糖
16 盎司（約 470 毫升）冷萃咖啡

➤ **做法**
1. 將杏仁奶、可可粉、肉桂粉、小荳蔻粉、鹽和阿洛酮糖，放入小碗中攪拌均勻。將咖啡倒入水壺中，再加入杏仁奶混合物，攪拌均勻。
2. 飲用前加入冰塊。

覆盆莓薄荷檸檬水

➤ **份量**：4 份
➤ **準備時間**：約 10 分鐘

➤ **材料**
1 大匙酸櫻桃萃取物
1 杯新鮮或解凍的覆盆莓，搗碎
1 杯水
¼ 杯現榨檸檬汁
⅓ 杯顆粒狀阿洛酮糖
4 枝新鮮薄荷

➤ **做法**
1. 將櫻桃萃取物、覆盆莓、水、檸檬汁和阿洛酮糖，放入水壺中，攪拌均勻。
2. 飲用前加入冰塊，並以薄荷枝裝飾。

飲食是降尿酸的關鍵

如果你不喜歡自己正在走的路，請開始鋪設另一條路。

—— 多莉・帕頓（Dolly Parton）

　　如果你必須說出人類歷史上最好的醫學進步事件，也就是那些改變了世界、讓人們活得更久且更好的進展，你會想到什麼？

　　一旦你開始認真思考，就會出現無窮無盡的發現和發展，有些是非常基礎的，有些則是高技術性的，如麻醉、疫苗、抗生素、洗手、針對第一型糖尿病患者的胰島素、器官移植、基因組定序、醫學影像（X光、電腦斷層掃描和磁振造影）、幹細胞療法、免疫療法、人工智慧等等，這樣的例子實在不勝枚舉。我們很難針對醫學領域的這些巨大飛躍來進行排名。

　　然而，我最喜歡的發現之一是「吸菸會導致肺癌」。儘管這件事如今聽起來很簡單且無可爭辯，然而，找出吸菸與癌症（特別是肺癌）之間的關聯，被譽為醫學上最偉大的成就之一。它幫助人們認真關注那些會影響健康的行為和環境因素，而且，反吸菸運動也在隨後將二手菸納入考慮範圍。

　　這項重要的突破，與發現尿酸濃度升高的危險性之間，存在著類比性，稍後我會談到這一點，但首先，我將介紹簡短的背景故事。

發現吸菸與肺癌的關聯

香菸被稱為「人類文明史上最致命的人工製品」。[1] 直到十九世紀末，吸菸變得流行之前，肺癌都非常罕見，也很少聽聞。1929 年，執著於研究吸菸對健康之影響的德國醫師弗里茨・利金特（Fritz Lickint），發表了第一個正式的統計證據，將吸菸與肺癌連結起來。

儘管其他科學家先前已經證明了吸菸與肺癌之間存在關聯，包括美國醫師艾薩克・阿德勒（Isaac Adler）博士，他在十多年前就提出「吸菸是肺癌發病率上升的原因」，不過，沒有人像利金特這樣提出了由大量嚴謹數據支持的研究。對利金特來說，該證據非常清晰和明顯，讓他認為沒必要進行額外的研究，而且解決方案就是禁止吸菸。他堅定地宣稱「預防勝於治療」。然而，當時預防醫學尚未被充分理解和接受，醫學仍主要著重在治療疾病。

正如俗諺所說，時機就是一切。弗里茨・利金特的發現，基本上沒有引起人們的注意，因為當時正處於第二次世界大戰之前的德國動亂時期，這使得利金特成為「二十世紀醫學界最偉大的無名英雄之一」。[2]

在吸菸與肺癌之間的關聯上，理查・多爾（Richard Doll）受到更多的讚譽，他是一位英國醫師，於 1950 年試圖敲響戰後英國由吸菸引發肺癌盛行情況的警報。1951 年，多爾啟動了一項為期五十年的縱向研究，明確證明了這種關聯，該研究顯示了有一半的吸菸者死於菸癮，而戒菸將可顯著降低或消除這種風險。

然而，多爾的警告被強大的菸草業所淡化，菸草業不斷宣傳其產品的健康益處：「吸駱駝香菸的醫師，比吸其他香菸的醫師更多」和「吸幸運菸，讓你達到最佳狀態！」，是四處發放的廣告之一；這些公司甚至聲稱，香菸可以改善消化，並幫助人們保持苗條的身材。

現在我們都知道情況並非如此，但是，直到 1964 年，美國衛生局局長發布了第一份報告，教育美國人了解「吸菸具有驚人的毒性作用」之後，人們才終於認清了真相。到了 1960 年代末期，民調顯示，大多數人相信吸菸可能導致癌症。然而，令人難以置信的是，只有三分之一的美國醫師相信，不利於香菸的事實已經成立（而且很多醫師都吸菸）。

我之所以提起這段歷史，是因為我們可以將這段對於吸菸和菸草之體認過程的故事，來對比「了解長期升高的尿酸濃度可能造成傷害」的情況。從另一個角度來比較，我們可以將尿酸濃度升高視為一種煙霧，儘管我希望人們不要過了半個世紀才能明白這個訊息。正如我喜歡說的，有煙霧就有火。正如煙霧的產生早於火災一樣，尿酸濃度升高也會導致許多不良後果，並且與生理運作的混亂有直接的關聯。

尿酸濃度高低是可「選擇」的

我們不能再忽視那些揭露了被埋藏之真相的數據，這是一個我們在生活中確實可以控制的暴露情況。由於我們知道有哪些生活方式因素會引發具危險性的尿酸濃度升高情況，「長期處於高尿酸濃度」就成了一種選擇。

對所有生物來說，生命就是一個不斷破壞和建設的循環。我們希望這兩種力量在體內的平衡是正確的。若要實現這種平衡，始於平衡的身體，而這是我們每天選擇的生活方式所導致的直接結果。正如我在本書所說的，**尿酸濃度慢性升高是身體出現問題的一個明顯跡象，我們需要在更嚴重的症狀出現之前處理它。**好消息是，想要降低尿酸濃度，就像本書前述的步驟那樣簡單，而且這確實從你放入口中的東西開始。

在我身為醫師、講師和作家的工作生涯中，回答了許多關於健康和保健方面的各種問題（你可以在 DrPerlmutter.com 的「學習」（Learn）標籤，閱讀熱門問答清單）。我最喜歡的一個問題是：如果我有十五分鐘的時間來教育另一位醫師任何事情，那會是什麼，以及原因為何？

這很容易回答。很簡單，營養的重要性超乎你的想像。食物是我們最重要的健康盟友。我相信，如果我們今天都做出一點小小的改變來改善飲食，無論是透過去除飲食中的添加精製糖，還是將以肉類和碳水化合物為中心的飲食，轉變為以植物為主的飲食，我們的健康都會顯著且快速地改善。

當你尋求更好、更健康、更滿足的生活時，必須從某個地方開始，而營養就是一個入口。但這不是透過藥物，也不是透過痛苦的速成飲食法或不切實際的運動計畫，而是「食物」。我很高興看到醫療保健界對於欣賞和宣傳食物在醫學中的力量，已形成一種流行傾向。

如果現在全球有五分之一的死亡，是由於飲食不當造成的，而且這個數字超過了包括吸菸在內的任何其他風險因素所造成的死亡，難道這不是不祥的預兆嗎？

我們都知道吸菸的危害，現在，我們必須接受不良飲食的危險，因為不良飲食會導致代謝功能異常，其表現形式包括了尿酸濃度失調。既然我們已經將尿酸標記為慢性病的「全球交響樂中的總指揮」（第一章曾提到），我們必須盡己所能地使這種重要的代謝物達到平衡。

食物即藥物

如今，許多科學家正在推動更多研究，以利用「食物即藥物」的介入措施，來預防、管理、治療甚至逆轉疾病，我對他們表示讚賞。想像一下，或許未來會有醫師為我們開立客製化餐食。不過，要將「食物即藥物」納入醫療保健，將需要醫療培訓和教育的徹底轉變，以及可持續的資金來促進支持這項運動的計畫。當然，這包括了解決食物不安全的問題，而這不僅是世界開發中地區的問題，也是最富裕國家的問題。

全球範圍的新冠肺炎大流行，不僅揭露了世界各地醫療保健系統的脆弱性，也顯示了食物系統的脆弱性，包括食物不安全率飆升，以及那些面臨飲食相關疾病的人們無法獲得健康的食物。

若要結束這場危機，首先要將「食物即藥物」的觀念納入醫療保健系統。這也意味著我們要做出英勇的轉變，放棄那些給予玉米、大豆和糖的補貼（加圖研究所〔Cato Institute〕將美國的糖計畫稱為「糖衣販毒同夥」〔candy-coated cartel〕），轉而支持那些種植一系列健康食物的農民。③ 回報可能是巨大的。例如，美國研究人員發現，在一生中，對水果和蔬菜給予 30% 的補貼，可以預防一百九十三萬起心血管疾病事件，並節省約四百億美元的醫療費用。④

在麻薩諸塞州和加州，「食物即藥物」的介入措施，已經開始針對高風險族群進行，這些人包括了患有精神或其他複雜健康狀況的人、難以進行基本日常生活活動的人，以及經常被送進急診室的人。⑤

例如，麻薩諸塞州在 2019 年啟動了一項計畫，針對那些需要優質食物的人，提供了將餐食、雜貨、烹飪工具運送到府，以及營養教育和交通等服務。該實驗的費用由政府醫療保健系統支付，並將於 2022 年正式推出。

在加州，「食物即藥物聯盟」（Food Is Medicine Coalition）是一個協調國家機構之間努力成果的計畫，旨在提供可造福弱勢群體的營養服務和醫學客製化餐食。他們的工作得到了回報，近年來的研究顯示，那些接受六個月完整醫療營養的患者，醫療保健費用和住院費用都大幅降低了。⑥「醫療營養」是我們應該納入意識和詞典的其中一個術語。

我預期我們將看到更多這類正面成果，而這將進一步鼓勵美國和世界其他地區進行相關計畫。另一個好消息是，美國政府已經撥發了數百萬美元的農業資金，以便在全國八個州建立「生產處方計畫」。這些計畫將會提供由醫療保險提供者發放的現金券或金融卡，可以在不同地點兌換免費或打折的產品。那些主要的研究型大學、醫院和機構，也展開了許多計畫，以促進和教育社區人們有關食物即藥物的知識。

我讚賞這些活動，因為它們可以為各種年齡、種族、社會經濟地位和地理位置的人，提供擁有更佳健康的新條件。但在這些計畫大規模推出之前，在我們能夠重新設計食品和飲料行業之前，每個人都需要發揮自己的作用，從個人生活開始。這也就是，「全球化思考，在地（個人）化行動」。

我希望我所提供的資訊，能夠讓你在生活中創造漸進的正向變化。我們的目標是要與身體的「自然過程」和諧相處，而這個過程是經過數百萬年演化所形成的系統。

　　現今，我們渴望適當的營養來支持健康，渴望更多的運動和使人重振精神的睡眠。我們渴望在人類的演化中迎接這場革命。自從美國衛生局局長報告發布以來，反菸草運動已經進行五十多年，挽救了超過八百萬美國人的生命。如果我們從那時起就知道尿酸在體內引發災害的作用，將可以挽救多少百萬人的生命呢？

　　去做你的那個部分吧。鋪平你的嶄新前進道路。

　　找到你的最佳位置，讓你可以在那裡遵守降尿酸方案並改變現狀；從自己做起，然後分享你的經驗。

　　我會繼續盡我的職責。

　　加入我的行列吧！

致謝

這種性質的書籍，是由許多富有創造力和才華橫溢的人，集中在同一個目標上的集體力量所產生的。我對以下這些人深表感謝。

感謝我親愛的朋友和文學經紀人邦妮‧索洛（Bonnie Solow）。多年前，你對《無麩質飲食，讓你不生病！》的熱情，催化了隨後發生的一切。我對你的引導、對細節的關注，以及出版智慧，充滿了感激之情。

感謝 Little, Brown Spark 出版社中不知疲倦的團隊，多年來，他們一直支持我的工作。特別感謝我的編輯特蕾西‧貝哈爾（Tracy Behar），她具有無與倫比的天賦，能夠確保訊息保持清晰、簡潔和實用。從初稿到最終稿，你的編輯才華使這本書變得更好。此外，我也要感謝 Michael Pietsch、Bruce Nichols、Ian Straus、Jessica Chun、Juliana Horbachevsky、Craig Young、Sabrina Callahan、Julianna Lee、Barbara Clark、Pat Jalbert-Levine、Melissa Mathlin。與如此敬業又專業的團隊一起工作，總是很愉快。

感謝 Stanton & Company 公司的艾咪‧斯坦頓（Amy Stanton）和麗貝卡‧雷因博德（Rebecca Reinbold），在本作品的行銷方面所做的前瞻且具創造性的努力，以及與 Little, Brown Spark 出版社合作無間的優異能力。感謝喬納森‧雅各布斯（Jonathan Jacobs）和 Accelerate360 公司，以廣博的方法來增強我們的社交媒體曝光量。

感謝「每日劑量」的崔西亞‧威廉斯，設計了符合降尿酸飲食指南的美味食譜，也讓烹飪變得有趣。

感謝我們的營運總監凱特‧沃克曼（Kate Workman），對所有項目的各個方面都如此謹慎。

感謝小傑瑞‧亞當斯（Jerry Adams Jr.）和艾琳‧洛納根（Ellyne Loner-gan）在製作本書附帶的美國公共電視網特別節目時，所付出的勤奮和創造力。

　　感謝我的妻子莉滋（Leize），以及孩子奧斯丁（Austin）和瑞莎（Reisha），他們在我的旅程中始終鼓勵並支持我。

　　最後，我要特別衷心地感謝合著者克莉絲汀・羅伯格，感謝我們的友誼、我們的釣魚故事，以及有榮幸再次分享偉大冒險——共同創作了一本如此重要的書。

附註

以下是關於科學論文、書籍、文章和線上資源的部分列表，這些資源將有助於你更了解本書表達的一些想法和概念。這並不是一份詳盡的清單，但能幫助你開始採取新的視角，並遵守降尿酸的一些原則。其中有許多文獻與本書提及的研究相關。這些資料也可以為進一步的研究和探索打開大門。此外，在 DrPerlmutter.com 網站上，列出了更多相關研究和持續更新的參考文獻清單。

導讀：被忽略的尿酸

1. See https://peterattiamd.com/.
2. See the Centers for Disease Control and Prevention, at www.cdc.gov, and the American Heart Association, at www.heart.org.
3. See "Hidden in Plain Sight," SugarScience, University of California at San Francisco, https://sugarscience.ucsf.edu/hidden-in-plain-sight/.
4. Alexander Haig, *Uric Acid as a Factor in the Causation of Disease: A Contribution to the Pathology of High Arterial Tension, Headache, Epilepsy, Mental Depression, Paroxysmal Hæmoglobinuria and Anæmia, Bright's Disease, Diabetes, Gout, Rheumatism, and Other Disorders* (London: Franklin Classics, 2018). Also see Alexander Haig, "Uric Acid as a Factor in the Causation of Disease — A Contribution to the Pathology of High Blood Pressure, Headache, Epilepsy, Mental Depression, Paroxysmal Hemoglobinuria and Anemia, Bright's Disease, Gout, Rheumatism and other Disorders," *JAMA* 31, no. 3 (1898): 139, https://doi.org/10.1001/jama.1898.02450030041022.
5. Theodora Fragkou, Konstantina Goula, and Ourania Drakoulogkona, "The History of Gout Through Centuries," *Nephrology Dialysis Transplantation 30*, supplement 3 (May 2015): iii377-80, https://doi.org/10.1093/ndt/gfv186.05.
6. *Oxford English Dictionary*, 2nd ed. (Oxford, UK: Oxford University Press, 2004).
7. George Nuki and Peter A. Simkin, "A Concise History of Gout and Hyperuricemia and Their Treatment," *Arthritis Research & Therapy* 8, supplement 1 (2006): S1, https://doi.org/10.1186/ar1906.
8. Julie Maurer, "Early Gout Is Bad for the Heart: Recent Research Context," *MedPage Today*, November 28, 2019, https://www.medpagetoday.com/readingroom/acrr/generalrheumatology/83581. Also see Yan Li et al., "Clinical Characteristics of

Early-Onset Gout in Outpatient Setting," ACR Open Rheumatology 1, no. 7 (2019): 397-402, https://doi.org/10.1002/acr2.11057.

9. Jasvinder A. Singh, "Gout: Will the 'King of Diseases' Be the First Rheumatic Disease to Be Cured?," *BMC Medicine* 14 (2016): 180, https://doi.org/10.1186/s12916-016-0732-1.

10. Christina George and David A. Minter, "Hyperuricemia," StatPearls (Treasure Island, FL: 2021), https://www.ncbi.nlm.nih.gov/books/NBK459218/.

11. Jiunn-Horng Chen et al., "Serum Uric Acid Level as an Independent Risk Factor for All-Cause, Cardiovascular, and Ischemic Stroke Mortality: A Chinese Cohort Study," *Arthritis & Rheumatology 61*, no. 2 (February 2009): 225-32, https://doi.org/10.1002/art.24164. Also see Erick Prado de Oliveira and Roberto Carlos Burini, "High Plasma Uric Acid Concentration: Causes and Consequences," *Diabetology & Metabolic Syndrome* 4 (April 2012): 12, https://doi.org/10.1186/1758-5996-4-12.

12. Rashika El Ridi and Hatem Tallima, "Physiological Functions and Pathogenic Potential of Uric Acid: A Review," *Journal of Advanced Research* 8, no. 5 (September 2017): 487-93, https://doi.org/10.1016/j.jare.2017.03.003.

13. El Ridi and Tallima, "Physiological Functions and Pathogenic Potential of Uric Acid."

14. James J. DiNicolantonio, James H. O'Keefe, and Sean C. Lucan, "Added Fructose: A Principal Driver of Type 2 Diabetes *Mellitus and Its Consequences,"* Mayo Clinic Proceedings* 90, no. 3 (March 2015): 372-81, https://doi.org/10.1016/j.mayocp.2014.12.019.

15. Fiorenzo Stirpe et al., "Fructose-induced Hyperuricaemia," *The Lancet* 296, no. 7686 (December 1970): 1310-11, https://doi.org/10.1016/s0140-6736(70)92269-5.

16. Michael I. Goran et al., "The Obesogenic Effect of High Fructose Exposure During Early Development," *Nature Reviews Endocrinology* 9, no. 8 (August 2013): 494-500.

17. Christopher Rivard et al., "Sack and Sugar, and the Aetiology of Gout in England Between 1650 and 1900," *Rheumatology* 52, no. 3 (March 2013): 421-26, https://doi.org/10.1093/rheumatology/kes297.

18. Lina Zgaga et al., "The Association of Dietary Intake of Purine-Rich Vegetables, Sugar-Sweetened Beverages and Dairy with Plasma Urate, in a Cross-Sectional Study," *PLOS ONE* 7, no. 6 (2012): e38123, https://doi.org/10.1371/journal.pone.0038123.

19. Jasvinder A. Singh, Supriya G. Reddy, and Joseph Kundukulam, "Risk Factors for Gout and Prevention: A Systematic Review of the Literature," *Current Opinion in Rheumatology* 23, no. 2 (March 2011): 192-202, https://doi.org/10.1097/BOR.0b013 e3283438e13.

20.Christian Enzinger et al., "Risk Factors for Progression of Brain Atrophy in Aging: Six-Year Follow-Up of Normal Subjects," *Neurology* 64, no. 10 (May 24, 2005): 1704-11, https://doi.org/10.1212/01.WNL.0000161871.83614.BB.

21.Paul K. Crane et al., "Glucose Levels and Risk of Dementia," *New England Journal of Medicine* 369, no. 6 (August 2013): 540-48, https://doi.org/10.1056/NEJMoa1215740.

第 1 章　尿酸的最佳濃度

1.Gertrude W. Van Pelt, "A Study of Haig's Uric Acid Theory," *Boston Medical and Surgical Journal* 134, no. 6 (1896): 129-34, https://doi.org/10.1056/NEJM189602061340601.

2.Richard J. Johnson et al., "Lessons from Comparative Physiology: Could Uric Acid Represent a Physiologic Alarm Signal Gone Awry in Western Society?," *Journal of Comparative Physiology B: Biochemical, Systemic, and Environmental Physiology 179*, no. 1 (January 2009): 67-76, https://doi.org/10.1007/s00360-008-0291-7.

3.See Framingham Heart Study, http://www.framinghamheartstudy.org.

4.Bruce F. Culleton et al., "Serum Uric Acid and Risk for Cardiovascular Disease and Death: The Framingham Heart Study," *Annals of Internal Medicine* 131, no. 1 (July 1999): 7-13, https://doi.org/10.7326/0003-4819-131-1-199907060-00003.

5.To access a partial list of Dr. Richard J. Johnson's research papers, go to his Google Scholar page at https://scholar.google.com/citations?user=dTgECeMAA AAJ&hl=en.

6.Richard J. Johnson and Peter Andrews, "The Fat Gene," *Scientific American* 313, no. 4 (October 2015): 64-69, https://doi.org/10.1038/scientificamerican1015-64.

7.Johnson and Andrews, "The Fat Gene."

8.Johnson and Andrews, "The Fat Gene."

9.Daniel I. Feig, Beth Soletsky, and Richard J. Johnson, "Effect of Allopurinol on Blood Pressure of Adolescents with Newly Diagnosed Essential Hypertension: A Randomized Trial," *JAMA* 300, no. 8 (August 2008): 924-32, https://doi.org/10.1001/jama.300.8.924.

10.Mehmet Kanbay et al., "A Randomized Study of Allopurinol on Endothelial Function and Estimated Glomular Filtration Rate in Asymptomatic Hyperuricemic Subjects with Normal Renal Function," *Clinical Journal of the American Society of Nephrology* 6, no. 8 (August 2011): 1887-94, https://doi.org/10.2215/CJN.11451210. Also see Jacob George and Allan D. Struthers, "Role of Urate, Xanthine Oxidase and the Effects of Allopurinol in Vascular Oxidative Stress," *Vascular Health and Risk Management* 5, no. 1 (2009): 265-72, https://doi.org/10.2147/vhrm.s4265; Scott W. Muir et al., "Allopurinol Use Yields Potentially Beneficial Effects on Inflammatory Indices in Those with Recent Ischemic Stroke: A Randomized, Double-Blind, Placebo-Controlled Trial," *Stroke* 39, no. 12

(December 2008): 3303-7, https://doi.org/10.1161/STROKEAHA.108.519793; Jesse Dawson et al., "The Effect of Allopurinol on the Cerebral Vasculature of Patients with Subcortical Stroke; a Randomized Trial," *British Journal of Clinical Pharmacology* 68, no. 5 (November 2009): 662-68, https://doi.org/10.1111/ j.1365-2125.2009.03497.x; Fernando E García-Arroyo et al., "Allopurinol Prevents the Lipogenic Response Induced by an Acute Oral Fructose Challenge in Short- Term Fructose Fed Rats," *Biomolecules* 9, no. 10 (October 2019): 601, https:// doi.org/10.3390/biom9100601; Jasvinder A. Singh and Shaohua Yu, "Allopurinol and the Risk of Stroke in Older Adults Receiving Medicare," BMC Neurology 16, no. 1 (September 2016): 164, https://doi.org/10.1186/s12883-016-0692-2; Marilisa Bove et al., "An Evidence-Based Review on Urate-Lowering Treatments: Implications for Optimal Treatment of Chronic Hyperuricemia," *Vascular Health and Risk Management* 13 (February 2017): 23-28, https://doi.org/10.2147/ VHRM.S115080.

11. Federica Piani, Arrigo F. G. Cicero, and Claudio Borghi, "Uric Acid and Hypertension: Prognostic Role and Guide for Treatment," *Journal of Clinical Medicine* 10, no. 3 (January 2021): 448, https://doi.org/10.3390/jcm10030448. Also see Qing Xiong, Jie Liu, and Yancheng Xu, "Effects of Uric Acid on Diabetes Mellitus and Its Chronic Complications," *International Journal of Endocrinology* 2019, article ID 9691345 (October 2019), https://doi.org/10.1155/2019/9691345; Anju Gill et al., "Correlation of the Serum Insulin and the Serum Uric Acid Levels with the Glycated Haemoglobin Levels in the Patients of Type 2 Diabetes Mellitus," *Journal of Clinical and Diagnostic Research* 7, no. 7 (July 2013): 1295-97, https://doi. org/10.7860/JCDR/2013/6017.3121; Zohreh Soltani et al., "Potential Role of Uric Acid in Metabolic Syndrome, Hypertension, Kidney Injury, and Cardiovascular Diseases: Is It Time for Reappraisal?," *Current Hypertension Reports* 15, no. 3 (June 2013): 175-81, https://doi.org/10.1007/s11906-013-0344-5; Magdalena Madero et al., "A Pilot Study on the Impact of a Low Fructose Diet and Allopurinol on Clinic Blood Pressure Among Overweight and Prehypertensive Subjects: A Randomized Placebo Controlled Trial," *Journal of the American Society of Hypertension* 9, no. 11 (November 2015): 837-44, https://doi.org/10.1016/ j.jash.2015.07.008.

12. James T. Kratzer et al., "Evolutionary History and Metabolic Insights of Ancient Mammalian Uricases," *Proceedings of the National Academy of Sciences* (USA) 111, no. 10 (March 2014): 3763-68, https://doi.org/10.1073/pnas.1320393111.

13. Catarina Rendeiro et al., "Fructose Decreases Physical Activity and Increases Body Fat Without Affecting Hippocampal Neurogenesis and Learning Relative to an Isocaloric Glucose Diet," *Scientific Reports* 5 (2015): 9589, https://doi. org/10.1038/srep09589. Also see Beckman Institute for Advanced Science and Technology, "Fructose Contributes to Weight Gain, Physical Inactivity, and Body

Fat, Research- ers Find," *ScienceDaily*, June 1, 2015, www.sciencedaily.com/releases/2015/06/150 601122540.htm.

14. Dianne P. Figlewicz et al., "Effect of Moderate Intake of Sweeteners on Metabolic Health in the Rat," *Physiology & Behavior* 98, no. 5 (December 2009): 618-24, https://doi.org/10.1016/j.physbeh.2009.09.016. Also see Isabelle Aeberli et al., "Moderate Amounts of Fructose Consumption Impair Insulin Sensitivity in Healthy Young Men: A Randomized Controlled Trial," *Diabetes Care* 36, no. 1 (January 2013): 150-56, https://doi.org/10.2337/dc12-0540.

15. Mehmet Kanbay et al., "Uric Acid in Metabolic Syndrome: From an Innocent Bystander to a Central Player," *European Journal of Internal Medicine* 29 (April 2016): 3-8, https://doi.org/10.1016/j.ejim.2015.11.026.

16. Tsuneo Konta et al., "Association Between Serum Uric Acid Levels and Mortality: A Nationwide Community-Based Cohort Study," *Scientific Reports* 10, no. 1 (April 2020): 6066, https:/doi.org/10.1038/s41598-020-63134-0.

17. Jiunn-Horng Chen et al., "Serum Uric Acid Level as an Independent Risk Factor for All-Cause, Cardiovascular, and Ischemic Stroke Mortality: A Chinese Cohort Study," *Arthritis & Rheumatology* 61, no. 2 (February 2009): 225-32, https://doi.org/10.1002/art.24164.

18. Yan-Ci Zhao et al., "Nonalcoholic Fatty Liver Disease: An Emerging Driver of Hypertension," *Hypertension* 75, no. 2 (February 2020): 275-84, https://doi.org/10.1161/HYPERTENSIONAHA.119.13419. Also see Philipp Kasper et al., "NAFLD and Cardiovascular Diseases: A Clinical Review," *Clinical Research in Cardiology 110*, no. 7 (July 2021): 921-37, https://doi.org/10.1007/s00392-020-01709-7.

19. Zobair M. Younossi, "Non-alcoholic Fatty Liver Disease – A Global Public Health Perspective," *Journal of Hepatology 70*, no. 3 (March 2019): 531-44, https://doi.org/10.1016/j.jhep.2018.10.033.

20. Guntur Darmawan, Laniyati Hamijoyo, and Irsan Hasan, "Association Between Serum Uric Acid and Non-alcoholic Fatty Liver Disease: A Meta-Analysis," *Acta Medica Indonesiana* 49, no. 2 (April 2017): 136-47. Also see Ekaterini Margariti et al., "Non-alcoholic Fatty Liver Disease May Develop in Individuals with Normal Body Mass Index," *Annals of Gastroenterology* 25, no. 1 (2012): 45-51; Alihan Oral et al., "Relationship Between Serum Uric Acid Levels and Nonalcoholic Fatty Liver Disease in Non-obese Patients," *Medicina* 55, no. 9 (September 2019): 600, https://doi.org/10.3390/medicina55090600.

21. Paschalis Paschos et al., "Can Serum Uric Acid Lowering Therapy Contribute to the Prevention or Treatment of Nonalcoholic Fatty Liver Disease?," *Current Vascular Pharmacology* 16, no. 3 (2018): 269-75, https://doi.org/10.2174/157016 1115666170621082237.

22. Rosangela Spiga et al., "Uric Acid Is Associated with Inflammatory Biomarkers and

Induces Inflammation via Activating the NF-KB Signaling Pathway in HepG2 Cells," *Arteriosclerosis, Thrombosis, and Vascular Biology* 37, no. 6 (June 2017): 1241-49, https://doi.org/10.1161/ATVBAHA.117.309128. Also see Toshiko Tanaka et al., "A Double Blind Placebo Controlled Randomized Trial of the Effect of Acute Uric Acid Changes on Inflammatory Markers in Humans: A Pilot Study," *PLOS ONE* 12, no. 8 (August 2017): e0181100, https://doi.org/10.1371/journal.pone.0181100; Carmelinda Ruggiero et al., "Uric Acid and Inflammatory Markers," *European Heart Journal* 27, no. 10 (May 2006): 1174-81, https://doi.org/10.1093/eurheartj/ehi879.

23.Christine Gorman, Alice Park, and Kristina Dell, "Health: The Fires Within," *Time* 163, no. 8 (February 23, 2004).

24.Gorman, Park, and Dell, "Health."

25.Gorman, Park, and Dell, "Health."

26.See my January 3, 2016, podcast recording with Dr. Ludwig at https://www.drperl mutter.com/. For more about Dr. Ludwig and his work, see https://www.drdavidlud wig.com/.

27.Carmelinda Ruggiero et al., "Usefulness of Uric Acid to Predict Changes in C-Reactive Protein and Interleukin-6 in 3-Year Period in Italians Aged 21 to 98 Years," *American Journal of Cardiology* 100, no. 1 (July 2007): 115-21, https://doi.org/10.1016/j.amjcard.2007.02.065.

28.Dietrich Rothenbacher et al., "Relationship Between Inflammatory Cytokines and Uric Acid Levels with Adverse Cardiovascular Outcomes in Patients with Stable Coronary Heart Disease," *PLOS ONE* 7, no. 9 (2012): e45907, https://doi.org/10.1371/journal.pone.0045907.

29.Norman K. Pollock et al., "Greater Fructose Consumption Is Associated with Cardiometabolic Risk Markers and Visceral Adiposity in Adolescents," *Journal of Nutrition* 142, no. 2 (February 2012): 251-57, https://doi.org/10.3945/jn.111.150219. Also see Lucia Pacifico et al., "Pediatric Nonalcoholic Fatty Liver Disease, Metabolic Syndrome and Cardiovascular Risk," *World Journal of Gastroenterology* 17, no. 26 (July 2011): 3082-91; Jia Zheng et al., "Early Life Fructose Exposure and Its Implications for Long-Term Cardiometabolic Health in Offspring," *Nutrients* 8, no. 11 (November 2016): 685, https://doi.org/10.3390/nu8110685; Sarah C. Couch et al., "Fructose Intake and Cardiovascular Risk Factors in Youth with Type 1 Diabetes: SEARCH for Diabetes in Youth Study," *Diabetes Research and Clinical Practice* 100, no. 2 (May 2013): 265-71, https://doi.org/10.1016/j.diabres.2013.03.013; Bohyun Park et al., "Association Between Serum Levels of Uric Acid and Blood Pressure Tracking in Childhood," *American Journal of Hypertension* 30, no. 7 (July 2017): 713-18, https://doi.org/10.1093/ajh/hpx037.

30.Arnold B. Alper Jr. et al., "Childhood Uric Acid Predicts Adult Blood Pressure: The

Bogalusa Heart Study," Hypertension 45, no. 1 (January 2005): 34-38, https:// doi.org/10.1161/01.HYP.0000150783.79172.bb. Also see "Increased Uric Acid Levels in Early Life May Lead to High Blood Pressure Later On," News-Medical. Net, March 15, 2017, https://www.news-medical.net/news/20170315/Increased-uric-acid-levels-in-early-life-may-lead-to-high-blood-pressure-later-on.aspx.

31. Darlle Santos Araujo et al., "Salivary Uric Acid Is a Predictive Marker of Body Fat Percentage in Adolescents," *Nutrition Research* 74 (February 2020): 62-70, https:// doi.org/10.1016/j.nutres.2019.11.007.

32. See "Obesity and Overweight," National Center for Health Statistics, https:// www.cdc.gov/nchs/fastats/obesity-overweight.htm.

33. "Obesity and Overweight."

34. Zachary J. Ward et al., "Projected U.S. State-Level Prevalence of Adult Obesity and Severe Obesity," *New England Journal of Medicine* 381 (December 2019): 2440-50, https://doi.org/10.1056/NEJMsa1909301.

35. "Obesity and Overweight."

36. "Obesity and Overweight."

37. Grishma Hirode and Robert J. Wong, "Trends in the Prevalence of Metabolic Syndrome in the United States, 2011-2016," *JAMA* 323, no. 24 (June 2020): 2526-28, https://doi.org/10.1001/jama.2020.4501.

38. Ting Huai Shi, Binhuan Wang, and Sundar Natarajan, "The Influence of Metabolic Syndrome in Predicting Mortality Risk Among US Adults: Importance of Metabolic Syndrome Even in Adults with Normal Weight," *Preventing Chronic Disease 17* (May 2020): E36, https://doi.org/10.5888/pcd17.200020.

39. Richard J. Johnson et al., "Redefining Metabolic Syndrome as a Fat Storage Condition Based on Studies of Comparative Physiology," *Obesity* 21, no. 4 (April 2013): 659-64, https://doi.org/10.1002/oby.20026.

40. Shreyasi Chatterjee and Amritpal Mudher, "Alzheimer's Disease and Type 2 Diabetes: A Critical Assessment of the Shared Pathological Traits," *Frontiers in Neuroscience* 12 (June 2018): 383, https://doi.org/10.3389/fnins.2018.00383. Also see Sujung Yoon et al., "Brain Changes in Overweight/Obese and Normal-Weight Adults with Type 2 Diabetes Mellitus," Diabetologia 60, no. 7 (2017): 1207-17, https://doi.org/10.1007/s00125-017-4266-7.

41. Claudio Barbiellini Amidei et al., "Association Between Age at Diabetes Onset and Subsequent Risk of Dementia," *JAMA* 325, no. 16 (April 2021): 1640-49, https:// doi.org/10.1001/jama.2021.4001.

42. Fanfan Zheng et al., "HbA1c, Diabetes and Cognitive Decline: the English Longitudinal Study of Ageing," *Diabetologia* 61, no. 4 (April 2018): 839-48, https://doi. org/10.1007/s00125-017-4541-7.

43. Richard J. Johnson et al., "Cerebral Fructose Metabolism as a Potential Mechanism Driving Alzheimer's Disease," *Frontiers in Aging Neuroscience* 12 (September

2020): 560865, https://doi.org/10.3389/fnagi.2020.560865.

44. Prateek Lohia et al., "Metabolic Syndrome and Clinical Outcomes in Patients Infected with COVID-19: Does Age, Sex, and Race of the Patient with Metabolic Syndrome Matter?," *Journal of Diabetes* 13, no. 5 (January 2021): 420-29, https:// doi.org/10. 1111/1753-0407.13157.

45. Bo Chen et al., "Serum Uric Acid Concentrations and Risk of Adverse Outcomes in Patients With COVID-19," *Frontiers in Endocrinology* 12 (May 2021): 633767, https:// doi.org/10.3389/fendo.2021.633767.

46. Maxime Taquet et al., "6-month Neurological and Psychiatric Outcomes in 236 379 Survivors of COVID-19: A Retrospective Cohort Study Using Electronic Health Records," *Lancet Psychiatry* 8, no. 5 (May 2021): 416-27, https://doi.org/10.1016/ S2215-0366(21)00084-5.

47. Barry M. Popkin et al., "Individuals with Obesity and COVID-19: A Global Perspective on the Epidemiology and Biological Relationships," *Obesity Reviews* 21, no. 11 (November 2020): e13128, https://doi.org/10.1111/obr.13128.

48. Firoozeh Hosseini-Esfahani et al., "Dietary Fructose and Risk of Metabolic Syndrome in Adults: Tehran Lipid and Glucose Study," *Nutrition & Metabolism* 8, no. 1 (July 2011): 50, https://doi.org/10.1186/1743-7075-8-50.

49. Laura Billiet et al., "Review of Hyperuricemia as New Marker for Metabolic Syndrome," *ISRN Rheumatology* 2014, article ID 852954 (February 2014), https://doi. org/10.1155/2014/852954. Also see Christopher King et al., "Uric Acid as a Cause of the Metabolic Syndrome," *Contributions to Nephrology* 192 (2018): 88-102, https://doi.org/10.1159/000484283; Marek Kretowicz et al., "The Impact of Fructose on Renal Function and Blood Pressure," *International Journal of Nephrology* 2011, article ID 315879 (2011), https://doi.org/10.4061/2011/315879; Clive M. Brown et al., "Fructose Ingestion Acutely Elevates Blood Pressure in Healthy Young Humans," *American Journal of Physiology—Regulatory, Integrative and Comparative Physiology* 294, no. 3 (March 2008): R730-37, https://doi. org/10.1152/ajpregu.00680.2007; Alice Victoria Klein and Hosen Kiat, "The Mechanisms Underlying Fructose-Induced Hypertension: A Review," *Journal of Hypertension* 33, no. 5 (May 2015): 912-20, https://doi.org/10.1097/ HJH.0000000000000551.

50. Kanbay et al., "Uric Acid in Metabolic Syndrome."

51. Usama A. A. Sharaf El Din, Mona M. Salem, and Dina O. Abdulazim, "Uric Acid in the Pathogenesis of Metabolic, Renal, and Cardiovascular Diseases: A Review," *Journal of Advanced Research* 8, no. 5 (September 2017): 537-48, https://doi. org/10.1016/j.jare.2016.11.004. Also see Seung Jae Lee, Byeong Kil Oh, and Ki-Chul Sung, "Uric Acid and Cardiometabolic Diseases," *Clinical Hypertension* 26, article no. 13 (June 2020), https://doi.org/10.1186/s40885-020-00146-y; Takahiko Nakagawa et al., "Unearthing Uric Acid: An Ancient Factor with Recently

Found Significance in Renal and Cardiovascular Disease," *Kidney International* 69, no. 10 (May 2006): 1722-25, https://doi.org/10.1038/sj.ki.5000391; Takahiko Nakagawa et al., "The Conundrum of Hyperuricemia, Metabolic Syndrome, and Renal Disease," *Internal and Emergency Medicine* 3, no. 4 (December 2008): 313-18, https://doi.org/10.1007/s11739-008-0141-3.

52. Zahra Bahadoran et al., "Hyperuricemia-Induced Endothelial Insulin Resistance: The Nitric Oxide Connection," *Pflügers Archiv: European Journal of Physiology* (July 2021), https://doi.org/10.1007/s00424-021-02606-2.

53. Hong Wang et al., "Nitric Oxide Directly Promotes Vascular Endothelial Insulin Trans- port," *Diabetes* 62, no. 12 (December 2013): 4030-42, https://doi.org/10.2337/db13-0627.

54. Christine Gersch et al., "Inactivation of Nitric Oxide by Uric Acid," *Nucleosides, Nucleotides & Nucleic Acids* 27, no. 8 (August 2008): 967-78, https://doi.org/10.1080/15257770802257952. Also see Giuseppe Mercuro et al., "Effect of Hyperuricemia Upon Endothelial Function in Patients at Increased Cardiovascu-lar Risk," *American Journal of Cardiology* 94, no. 7 (October 2004): 932-35, https:// doi.org/10.1016/j.amjcard.2004.06.032.

55. Anju Gill et al., "Correlation of the Serum Insulin and the Serum Uric Acid Levels with the Glycated Haemoglobin Levels in the Patients of Type 2 Diabetes Melli-tus," *Journal of Clinical and Diagnostic Research* 7, no. 7 (July 2013): 1295-97, https://doi.org/10.7860/JCDR/2013/6017.3121.

56. Sepehr Salem et al., "Serum Uric Acid as a Risk Predictor for Erectile Dysfunction," *Journal of Sexual Medicine* 11, no. 5 (May 2014): 1118-24, https://doi.org/10.1111/jsm.12495. Also see Yalcin Solak et al., "Uric Acid Level and Erectile Dysfunction in Patients with Coronary Artery Disease," *Journal of Sexual Medicine* 11, no. 1 (January 2014): 165-72, https://doi.org/10.1111/jsm.12332; Alessandra Barassi et al., "Levels of Uric Acid in Erectile Dysfunction of Different Aetiology," *Aging Male* 21, no. 3 (September 2018): 200-205, https://doi.org/10.1080/13685538.2017.1420158.

57. Jan Adamowicz and Tomasz Drewa, "Is There a Link Between Soft Drinks and Erectile Dysfunction?," *Central European Journal of Urology* 64, no. 3 (2011): 140-43, https://doi.org/10.5173/ceju.2011.03.art8.

58. Leo A. B. Joosten et al., "Asymptomatic Hyperuricaemia: A Silent Activator of the Innate Immune System," *Nature Reviews Rheumatology* 16, no. 2 (February 2020): 75-86, https://doi.org/10.1038/s41584-019-0334-3. Also see Georgiana Cabaˇu et al., "Urate-Induced Immune Programming: Consequences for Gouty Arthritis and Hyperuricemia," *Immunological Reviews* 294, no. 1 (March 2020): 92-105, https:// doi.org/10.1111/imr.12833.

59. Sung Kweon Cho et al., "U-Shaped Association Between Serum Uric Acid Level and Risk of Mortality: A Cohort Study," *Arthritis & Rheumatology* 70, no. 7 (July

2018): 1122-32, https://doi.org/10.1002/art.40472.

第 2 章　最胖者的生存

1.Malcolm W. Browne, "Pity a Tyrannosaur? Sue Had Gout," *New York Times*, May 22, 1997.
2.James V. Neel, "Diabetes Mellitus: A 'Thrifty' Genotype Rendered Detrimental by 'Progress'?," *American Journal of Human Genetics* 14, no. 4 (December 1962): 353-62.
3.Loren Cordain et al., "Origins and Evolution of the Western Diet: Health Implications for the 21st Century," *American Journal of Clinical Nutrition* 81, no. 2 (February 2005): 341-54, https://doi.org/10.1093/ajcn.81.2.341.
4.Pedro Carrera-Bastos et al., "The Western Diet and Lifestyle and Diseases of Civilization," *Research Reports in Clinical Cardiology* 2 (2011): 15-35, https://doi.org/10.2147/RRCC.S16919.
5.Herman Pontzer, Brian M. Wood, and David A. Raichlen, "Hunter-Gatherers as Models in Public Health," *Obesity Reviews* 19, Supplement 1 (December 2018): 24-35, https://doi.org/10.1111/obr.12785.
6.Johnson and Andrews, "The Fat Gene."
7.Johnson and Andrews, "The Fat Gene."
8.A multitude of studies covers this phenomenon; see Christina Cicerchi et al., "Uric Acid-Dependent Inhibition of AMP Kinase Induces Hepatic Glucose Production in Diabetes and Starvation: Evolutionary Implications of the Uricase Loss in Hominids," *FASEB* Journal 28, no. 8 (August 2014): 3339-50, https://doi.org/10.1096/fj.13-243634. Also see Richard J. Johnson et al., "Uric Acid, Evolution and Primitive Cultures," *Seminars in Nephrology* 25, no. 1 (January 2005): 3-8, https://doi.org/10.1016/j.semnephrol.2004.09.002.
9.Belinda S. W. Chan, "Ancient Insights into Uric Acid Metabolism in Primates," *Proceedings of the National Academy of Sciences* (USA) 111, no. 10 (March 2014): 3657-58, https://doi.org/10.1073/pnas.1401037111.
10.Richard J. Johnson et al., "Metabolic and Kidney Diseases in the Setting of Climate Change, Water Shortage, and Survival Factors," Journal of the *American Society of Nephrology* 27, no. 8 (August 2016): 2247-56, https://doi.org/10.1681/ASN.2015 121314. Also see Elza Muscelli et al., "Effect of Insulin on Renal Sodium and Uric Acid Handling in Essential Hypertension," *American Journal of Hypertension* 9, no. 8 (August 1996): 746-52, https://doi.org/10.1016/0895-7061(96)00098-2.
11.Richard J. Johnson et al., "Fructose Metabolism as a Common Evolutionary Pathway of Survival Associated with Climate Change, Food Shortage and Droughts,"

Journal of Internal Medicine 287, no. 3 (March 2020): 252-62, https://doi. org/10.1111/joim.12993.

12.The research abounds with literature dating back decades implicating fructose in hyperuricemia and the development of many other pathologies. Here are some gems: Jaakko Perheentupa and Kari Raivio, "Fructose-Induced Hyperuricaemia," *The Lancet* 290, no. 7515 (September 1967): 528-31, https://doi.org/10.1016/ s0140-6736(67)90494-1; Takahiko Nakagawa et al., "A Causal Role for Uric Acid in Fructose-Induced Metabolic Syndrome," *American Journal of Physiology— Renal Phys-iology* 290, no. 3 (March 2006): F625-31, https://doi.org/10.1152/ ajprenal.00140.2005; Sally Robertson, "High Uric Acid Precursor of Obesity, Metabolic Syndrome," News-Medical.Net, September 20, 2012, https:// www.news-medical.net/news/20120920/High-uric-acid-precursor-of-obesity-metabolic-syndrome.aspx; Geoffrey Livesey and Richard Taylor, "Fructose Consumption and Consequences for Glycation, Plasma Triacylglycerol, and Body Weight: Meta-analyses and Meta- regression Models of Intervention Studies," *American Journal of Clinical Nutrition* 88, no. 5 (November 2008): 1419-37; Food Insight, "Questions and Answers About Fructose," September 29, 2009, International Food Information Council Foundation, https://foodinsight. org/questions-and-answers-about-fructose/; Masanari Kuwabara et al., "Asymptomatic Hyperuricemia Without Comorbidities Predicts Cardiometabolic Diseases: Five-Year Japanese Cohort Study," *Hypertension* 69, no. 6 (June 2017): 1036-44, https://doi.org/10.1161/HYPERTENSIONAHA.116.08998; Magdalena Madero et al., "The Effect of Two Energy-Restricted Diets, a Low-Fructose Diet Versus a Moderate Natural Fructose Diet, on Weight Loss and Metabolic Syndrome Parameters: A Randomized Controlled Trial," *Metabolism* 60, no. 11 (November 2011): 1551-59, https://doi.org/10.1016/j.metabol.2011.04.001; Vivian L. Choo et al., "Food Sources of Fructose-Containing Sugars and Glycae-mic Control: Systematic Review and Meta-analysis of Controlled Intervention Studies," *The BMJ* 363 (November 2018): k4644, https://doi.org/10.1136/bmj. k4644; Isao Muraki et al., "Fruit Consumption and Risk of Type 2 Diabetes: Results from Three Prospective Longitudinal Cohort Studies," *The BMJ* 347 (August 2013): f5001, https://doi.org/10.1136/bmj.f5001; Ravi Dhingra et al., "Soft Drink Consumption and Risk of Developing Cardiometabolic Risk Factors and the Metabolic Syndrome in Middle-Aged Adults in the Community," *Circulation* 116, no. 5 (July 2007): 480-88, https://doi.org/10.1161/CIRCULATIONAHA.107.689935; Zhila Semnani-Azad et al., "Association of Major Food Sources of Fructose-Containing Sugars with Incident Metabolic Syndrome: A Systematic Review and Meta-analysis," *JAMA Network Open* 3, no. 7 (July 2020): e209993, https://doi. org/10.1001/jamanetworkopen.2020.9993; William Nseir, Fares Nassar, and Nimer Assy, "Soft Drinks Consumption and Nonalcoholic Fatty Liver Disease,"

World Journal of Gastroenterology 16, no. 21 (June 2010): 2579-88, https://doi.org/10.3748/wjg.v16.i21.2579; Manoocher Soleimani and Pooneh Alborzi, "The Role of Salt in the Pathogenesis of Fructose-Induced Hypertension," *International Journal of Nephrology* 2011, article ID 392708 (2011), https://doi.org/10.4061/2011/392708; James J. DiNicolantonio and Sean C. Lucan, "The Wrong White Crys- tals: Not Salt but Sugar as Aetiological in Hypertension and Cardiometabolic Dis- ease," *Open Heart* 1, no. 1 (November 2014): e000167, https://doi.org/10.1136/openhrt-2014-000167; Jonathan Q. Purnell et al., "Brain Functional Magnetic Resonance Imaging Response to Glucose and Fructose Infusions in Humans," *Dia- betes*, Obesity and Metabolism 13, no. 3 (March 2011): 229-34, https://doi.org/10.1111/j.1463-1326.2010.01340.x.

13. Sanjay Basu et al., "The Relationship of Sugar to Population-Level Diabetes Preva- lence: An Econometric Analysis of Repeated Cross-Sectional Data," *PLOS ONE* 8, no. 2 (2013): e57873, https://doi.org/10.1371/journal.pone.0057873.

14. See SugarScience, "How Much Is Too Much? The Growing Concern over Too Much Added Sugar in Our Diets," University of San Francisco, https://sugar science.ucsf.edu/the-growing-concern-of-overconsumption.html#.YShIyVNKjX0.

15. Ryan W. Walker, Kelly A. Dumke, and Michael I. Goran, "Fructose Content in Popular Beverages Made with and Without High-Fructose Corn Syrup," *Nutrition* 30, nos. 7-8 (July-August 2014): 928-35, https://doi.org/10.1016/j.nut.2014.04.003.

16. James P. Casey, "High Fructose Corn Syrup – A Case History of Innovation," *Research Management* 19, no. 5 (September 1976): 27-32, https://doi.org/10.1080/0 0345334.1976.11756374. Also see Kara Newman, *The Secret Financial Life of Food: From Commodities Markets to Supermarkets* (New York: Columbia University Press, 2013).

17. James M. Rippe, ed., Fructose, High *Fructose Corn Syrup, Sucrose and Health* (New York: Springer, 2014). Also see Mark S. Segal, Elizabeth Gollub, and Richard J. Johnson, "Is the Fructose Index More Relevant with Regards to Cardiovascu- lar Disease Than the Glycemic Index?," *European Journal of Nutrition* 46, no. 7 (October 2007): 406-17, https://doi.org/10.1007/s00394-007-0680-9.

18. Anna L. Gosling, Elizabeth Matisoo-Smith, and Tony R. Merriman, "Hyperuricae- mia in the Pacific: Why the Elevated Serum Urate Levels?," *Rheumatology Interna- tional* 34, no. 6 (June 2014): 743-57, https://doi.org/10.1007/s00296-013-2922-x.

19. Meera Senthilingam, "How Paradise Became the Fattest Place in the World," CNN.com, May 1, 2015, https://www.cnn.com/2015/05/01/health/pacific-islands-obesity/index.html.

20. Senthilingham, "How Paradise Became the Fattest Place in the World."

21. See the World Health Organization's report *Overweight and Obesity in the Western Pacific Region: An Equity Perspective* (Manila: World Health Organization Regional Office for the Western Pacific, 2017).

22. Barry S. Rose, "Gout in the Maoris," *Seminars in Arthritis and Rheumatism* 5, no. 2 (November 1975): 121-45, https://doi.org/10.1016/0049-0172(75)90002-5.

23. Rose, "Gout in the Maoris."

24. Hanxiao Sun et al., "The Impact of Global and Local Polynesian Genetic Ancestry on Complex Traits in Native Hawaiians," *PLOS Genetics* 17, no. 2 (February 2021): e1009273, https://doi.org/10.1371/journal.pgen.1009273. Also see Liufu Cui et al., "Prevalence and Risk Factors of Hyperuricemia: Results of the Kailuan Cohort Study," *Modern Rheumatology* 27, no. 6 (November 2017): 1066-71, https://doi.org/10.1080/14397595.2017.1300117.

25. Veronica Hackethal, "Samoan 'Obesity' Gene Found in Half of Population There," *Medscape Medical News*, August 3, 2016, https://www.medscape.com/viewarticle/866987.

26. Tony R. Merriman and Nicola Dalbeth, "The Genetic Basis of Hyperuricaemia and Gout," *Joint Bone Spine* 78, no. 1 (January 2011): 35-40, https://doi.org/10.1016/j.jbspin.2010.02.027.

27. Robert G. Hughes and Mark A. Lawrence, "Globalization, Food and Health in Pacific Island Countries," *Asia Pacific Journal of Clinical Nutrition* 14, no. 4 (April 2005): 298-306.

28. Nurshad Ali et al., "Prevalence of Hyperuricemia and the Relationship Between Serum Uric Acid and Obesity: A Study on Bangladeshi Adults," *PLOS ONE* 13, no. 11 (November 2018): e0206850, https://doi.org/10.1371/journal.pone.0206850. Also see Mahantesh I. Biradar et al., "The Causal Role of Elevated Uric Acid and Waist Circumference on the Risk of Metabolic Syndrome Components," *International Journal of Obesity* 44, no. 4 (April 2020): 865-74, https://doi.org/10.1038/s41366-019-0487-9.

29. Miguel A. Lanaspa et al., "Opposing Activity Changes in AMP Deaminase and AMP-Activated Protein Kinase in the Hibernating Ground Squirrel," *PLOS ONE* 10, no. 4 (April 2015): e0123509, https://doi.org/10.1371/journal.pone.0123509.

30. Miguel A. Lanaspa et al., "Counteracting Roles of AMP Deaminase and AMP Kinase in the Development of Fatty Liver," *PLOS ONE* 7, no. 11 (2012): e48801, https://doi.org/10.1371/journal.pone.0048801.

31. Qiulan Lv et al., "Association of Hyperuricemia with Immune Disorders and Intestinal Barrier Dysfunction," *Frontiers in Physiology* 11 (November 2020): 524236, https://doi.org/10.3389/fphys.2020.524236.

32. Zhuang Guo et al., "Intestinal Microbiota Distinguish Gout Patients from Healthy Humans," *Scientific Reports* 6 (February 2016): 20602, https://doi.org/10.1038/srep20602.

第 3 章　拆穿果糖謬論

1.Brian Melley, "Sugar and Corn Syrup Industries Square Off in Court Over Ad Claims," NBC News, November 2, 2015, https://www.nbcnews.com/business/business-news/sugar-corn-syrup-industries-square-court-over-ad-claims-n455951. Also see Lisa McLaughlin, "Is High-Fructose Corn Syrup Really Good for You?" *Time*, Septem- ber 17, 2008, http://content.time.com/time/health/article/0,8599,1841910,00.html.

2.For a narrative summary of the lawsuit, see Eric Lipton, "Rival Industries Sweet-Talk the Public," *New York Times*, February 11, 2014.

3.Sarah N. Heiss and Benjamin R. Bates, "When a Spoonful of Fallacies Helps the Sweetener Go Down: The Corn Refiner Association's Use of Straw-Person Argu- ments in Health Debates Surrounding High-Fructose Corn Syrup," *Health Communication* 31, no. 8 (August 2016): 1029-35, https://doi.org/10.1080/10410236.2015.1027988.

4.Sarah N. Heiss, " 'Healthy' Discussions About Risk: The Corn Refiners Associa- tion's Strategic Negotiation of Authority in the Debate Over High Fructose Corn Syrup," *Public Understanding of Science* 22, no. 2 (February 2013): 219-35, https:// doi.org/10.1177/0963662511402281.

5.Jeff Gelski, "Sweet Ending: Sugar Groups, Corn Refiners Settle Lawsuit," *Food Business News*, November 20, 2015, https://www.foodbusinessnews.net/articles/5376-sweet-ending-sugar-groups-corn-refiners-settle-lawsuit.

6."Abundance of Fructose Not Good for the Liver, Heart," Harvard Health Publish-ing, Harvard Medical School, September 1, 2011, https://www.health.harvard.edu/heart-health/abundance-of-fructose-not-good-for-the-liver-heart.

7.Miriam B. Vos et al., "Dietary Fructose Consumption Among US Children and Adults: The Third National Health and Nutrition Examination Survey," *Medscape Journal of Medicine* 10, no. 7 (July 2008): 160.

8.Emily E. Ventura, Jaimie N. Davis, and Michael I. Goran, "Sugar Content of Popu-lar Sweetened Beverages Based on Objective Laboratory Analysis: Focus on Fruc-tose Content," *Obesity* 19, no. 4 (April 2011): 868-74, https://doi.org/10.1038/oby.2010.255.

9.Kristen Domonell, "Just How Bad Is Sugar for You, Really?," *Right as Rain*, Univer-sity of Washington School of Medicine, October 30, 2017, https://rightas rain. uwmedicine.org/body/food/just-how-bad-sugar-you-really. Also see Associated Press, "Just How Much Sugar Do Americans Consume? It's Complicated," *STAT*, September 20, 2016, https://www.statnews.com/2016/09/20/sugar-consumption-ame ricans/.

10.Sabrina Ayoub-Charette et al., "Important Food Sources of Fructose-Containing Sugars and Incident Gout: A Systematic Review and Meta-analysis of Prospective

Cohort Studies," *BMJ Open* 9, no. 5 (May 2019): e024171, https://doi.org/10.1136/bmjopen-2018-024171. Also see Nicola Dalbeth et al., "Body Mass Index Modulates the Relationship of Sugar-Sweetened Beverage Intake with Serum Urate Concentrations and Gout," *Arthritis Research & Therapy* 17, no. 1 (September 2015): 263, https://doi.org/10.1186/s13075-015-0781-4.

11. Robert H. Lustig, "The Fructose Epidemic," *The Bariatrician* (Spring 2009): 10-19, http://dustinmaherfitness.com/wp-content/uploads/2011/04/Bariatrician-Fructose.pdf.

12. Richard O. Marshall and Earl R. Kooi, "Enzymatic Conversion of D-Glucose to D-Fructose," *Science* 125, no. 3249 (April 1957): 648-49, https://doi.org/10.1126/science.125.3249.648.

13. "High Fructose Corn Syrup Production Industry in the US – Market Research Report," IBISWorld.com (updated December 2020). Also see Barry M. Popkin and Corinna Hawkes, "Sweetening of the Global Diet, Particularly Beverages: Patterns, Trends, and Policy Responses," *Lancet Diabetes Endocrinology* 4, no. 2 (February 2016): 174-86, https://doi.org/10.1016/S2213-8587(15)00419-2.

14. Jean-Pierre Després and Susan Jebb, "Sugar-Sweetened Beverages: One Piece of the Obesity Puzzle?," *Journal of Cardiovascular Magnetic Resonance* 3, no. 3 (December 2010): 2-4. Also see Dong-Mei Zhang, Rui-Qing Jiao, and Ling-Dong Kong, "High Dietary Fructose: Direct or Indirect Dangerous Factors Disturbing Tissue and Organ Functions," *Nutrients* 9, no. 4 (March 2017): 335, https://doi.org/10.3390/nu9040335.

15. Drew DeSilver, "What's on Your Table? How America's Diet Has Changed Over the Decades," Pew Research Center, December 13, 2016, https://www.pewresearch.org/fact-tank/2016/12/13/whats-on-your-table-how-americas-diet-has-changed-over-the-decades/.

16. Michael I. Goran, Stanley J. Ulijaszek, and Emily E. Ventura, "High Fructose Corn Syrup and Diabetes Prevalence: A Global Perspective," *Global Public Health* 8, no. 1 (2013): 55-64, https://doi.org/10.1080/17441692.2012.736257.

17. Jonathan E. Shaw, Richard A. Sicree, and Paul Z. Zimmet, "Global Estimates of the Prevalence of Diabetes for 2010 and 2030," *Diabetes Research and Clinical Practice* 87, no. 1 (January 2010): 4-14, https://doi.org/10.1016/j.diabres.2009.10.007.

18. Veronique Douard and Ronaldo P. Ferraris, "The Role of Fructose Transporters in Diseases Linked to Excessive Fructose Intake," *Journal of Physiology* 591, no. 2 (Jan- uary 2013): 401-14, https://doi.org/10.1113/jphysiol.2011.215731. Also see Manal F. Abdelmalek et al., "Higher Dietary Fructose Is Associated with Impaired Hepatic Adenosine Triphosphate Homeostasis in Obese Individuals with Type 2 Diabetes," *Hepatology* 56, no. 3 (2012): 952-60, https://doi.org/10.1002/hep.25741.

19. Miguel A. Lanaspa et al., "Uric Acid Stimulates Fructokinase and Accelerates Fructose Metabolism in the Development of Fatty Liver," *PLOS ONE* 7, no. 10

(2012): e47948, https://doi.org/10.1371/journal.pone.0047948.

20. 我累積了大量關於果糖對體內影響的研究，以下是一些可以幫助你入門的文獻：Kimber L. Stanhope et al., "Consumption of Fructose and High Fructose CornSyrup Increase Postprandial Triglycerides, LDL- Cholesterol, and Apolipoprotein-B in Young Men and Women," *Journal of Clinical Endocrinology and Metabolism* 96, no. 10 (October 2011): E1596-605, https://doi.org/10.1210/jc.2011-1251; Karen W. Della Corte et al., "Effect of Dietary Sugar Intake on Biomarkers of Subclinical Inflammation: A Systematic Review and Meta-analysis of Intervention Studies," *Nutrients* 10, no. 5 (May 2018): 606, https://doi.org/10.3390/nu10050606; Reza Rezvani et al., "Effects of Sugar-Sweetened Beverages on Plasma Acylation Stimulating Protein, Leptin and Adiponectin: Relationships with Metabolic Outcomes," *Obesity* 21, no. 12 (December 2013): 2471-80, https://doi.org/10.1002/oby.20437; Xiaosen Ouyang et al., "Fructose Consumption as a Risk Factor for Non-alcoholic Fatty Liver Disease," *Journal of Hepatology* 48, no. 6 (June 2008): 993-99, https://doi.org/10.1016/j.jhep.2008.02.011; Sharon S. Elliott et al., "Fructose, Weight Gain, and the Insulin Resistance Syndrome," *American Journal of Clinical Nutrition* 76, no. 5 (November 2002): 911-22, https:// doi.org/10.1093/ajcn/76.5.911; Gjin Ndrepepa, "Uric Acid and Cardiovascular Dis- ease," *Clinica Chimica Acta* 484 (September 2018): 150-63, https://doi.org/10.1016/j.cca.2018.05.046; Ali Abid et al., "Soft Drink Consumption Is Associated with Fatty Liver Disease Independent of Metabolic Syndrome," *Journal of Hepatology* 51,no. 5 (November 2009): 918-24, https:// doi.org/10.1016/j.jhep.2009.05.033; Roya Kelishadi, Marjan Mansourian, and Motahar Heidari-Beni, "Association of Fruc- tose Consumption and Components of Metabolic Syndrome in Human Studies: A Systematic Review and Meta-analysis," *Nutrition* 30, no. 5 (May 2014): 503-10, https://doi.org/10.1016/j.nut.2013.08.014; Olena Glushakova et al., "Fructose Induces the Inflammatory Molecule ICAM-1 in Endothelial Cells," *Journal of the American Society of Nephrology* 19, no. 9 (September 2008): 1712-20, https://doi.org/10.1681/ASN.2007121304; Zeid Khitan and Dong Hyun Kim, "Fructose: A Key Factor in the Development of Metabolic Syndrome and Hypertension," *Journal of Nutrition and Metabolism* 2013, article ID 682673 (2013), https://doi.org/10.1155/2013/682673; Richard J. Johnson et al., "Hypothesis: Could Excessive Fructose Intake and Uric Acid Cause Type 2 Diabetes?" *Endocrine Reviews* 30, no. 1 (February 2009): 96-116, https://doi.org/10.1210/er.2008-0033; Richard J. Johnson et al., "Potential Role of Sugar (Fructose) in the Epidemic of Hypertension, Obesity and the Metabolic Syndrome, Diabetes, Kidney Disease, and Cardiovascular Disease," *American Journal of Clinical Nutrition* 86, no. 4 (October 2007): 899-906; Miguel A. Lanaspa et al., "Uric Acid Induces Hepatic Steatosis by Generation of Mitochondrial Oxidative Stress:

Potential Role in Fructose-Dependent and -Independent Fatty Liver," *Journal of Biological Chemistry* 287, no. 48 (November 2012): 40732-44, https://doi.org/10.1074/jbc.M112.399899; Young Hee Rho, Yanyan Zhu, and Hyon K. Choi, "The Epidemiology of Uric Acid and Fructose," *Seminars in Nephrology* 31, no. 5 (September 2011): 410-19, https://doi.org/10.1016/j.semnephrol.2011.08.004; Richard J. Johnson et al., "Sugar, Uric Acid, and the Etiology of Diabetes and Obesity," *Diabetes* 62, no. 10 (October 2013): 3307-15, https://doi.org/10.2337/db12-1814.

21. Amy J. Bidwell, "Chronic Fructose Ingestion as a Major Health Concern: Is a Sedentary Lifestyle Making It Worse? A Review," *Nutrients* 9, no. 6 (May 2017): 549, https://doi.org/10.3390/nu9060549.

22. Kimber L. Stanhope et al., "Consuming Fructose-Sweetened, Not Glucose-Sweetened, Beverages Increases Visceral Adiposity and Lipids and Decreases Insulin Sensitivity in Overweight/Obese Humans," *Journal of Clinical Investigation* 119, no. 5 (May 2009): 1322-34, https://doi.org/10.1172/JCI37385. Also see Kimber L. Stanhope and Peter J. Havel, "Endocrine and Metabolic Effects of Consuming Beverages Sweetened with Fructose, Glucose, Sucrose, or High-Fructose Corn Syrup," *American Journal of Clinical Nutrition* 88, no. 6 (December 2008): 1733S-37S, https://doi.org/10.3945/ajcn.2008.25825D; Chad L. Cox et al., "Circulating Concentrations of Monocyte Chemoattractant Protein-1, Plasminogen Activator Inhibitor-1, and Soluble Leukocyte Adhesion Molecule-1 in Overweight/Obese Men and Women Consuming Fructose- or Glucose-Sweetened Beverages for 10 weeks," *Journal of Clinical Endocrinology and Metabolism* 96, no. 12 (December 2011): E2034-38, https://doi.org/10.1210/jc.2011-1050.

23. Michael M. Swarbrick et al., "Consumption of Fructose-Sweetened Beverages for 10 weeks Increases Postprandial Triacylglycerol and Apolipoprotein-B Concentrations in Overweight and Obese Women," *British Journal of Nutrition* 100, no. 5 (November 2008): 947-52, https://doi.org/10.1017/S0007114508968252.

24. D. David Wang et al., "Effect of Fructose on Postprandial Triglycerides: A Systematic Review and Meta-analysis of Controlled Feeding Trials," *Atherosclerosis* 232, no. 1 (January 2014): 125-33, https://doi.org/10.1016/j.atherosclerosis.2013.10.019.

25. Blossom C. M. Stephan et al., "Increased Fructose Intake as a Risk Factor for Dementia," *Journals of Gerontology, Series A* 65A, no. 8 (August 2010): 809-14, https://doi.org/10.1093/gerona/glq079. Also see Mario Siervo et al., "Reemphasizing the Role of Fructose Intake as a Risk Factor for Dementia," *Journals of Gerontology, Series A* 66A, no. 5 (May 2011): 534-36, https://doi.org/10.1093/gerona/glq222.

26. University of Chicago Medical Center, "Sleep Loss Boosts Appetite, May Encourage Weight Gain," *ScienceDaily*, December 7, 2004, www.sciencedaily.com/releases/2004/12/041206210355.htm.

27. Alexandra Shapiro et al., "Fructose-Induced Leptin Resistance Exacerbates Weight

Gain in Response to Subsequent High-Fat Feeding," *American Journal of Physiology – Regulatory, Integrative and Comparative Physiology* 295, no. 5 (November 2008): R1370-75, https://doi.org/10.1152/ajpregu.00195.2008.

28.Karen L. Teff, "Dietary Fructose Reduces Circulating Insulin and Leptin, Attenuates Postprandial Suppression of Ghrelin, and Increases Triglycerides in Women," *Journal of Clinical Endocrinology and Metabolism* 89, no. 6 (June 2004): 2963-72, https://doi.org/10.1210/jc.2003-031855.

29.Miguel A. Lanaspa et al., "High Salt Intake Causes Leptin Resistance and Obesity in Mice by Stimulating Endogenous Fructose Production and Metabolism," *Proceedings of the National Academy of Sciences* (USA) 115, no. 12 (March 2018): 3138-43, https://doi.org/10.1073/pnas.1713837115.

30.Takahiko Nakagawa et al., "A Causal Role for Uric Acid in Fructose-Induced Metabolic Syndrome," *American Journal of Physiology – Renal Physiology* 290, no. 3 (March 2006): F625-31, https://doi.org/10.1152/ajprenal.00140.2005.

31.The following papers offer a review of the science: Daniel I. Feig, Beth Soletsky, and Richard J. Johnson, "Effect of Allopurinol on Blood Pressure of Adolescents with Newly Diagnosed Essential Hypertension: A Randomized Trial," *JAMA* 300, no. 8 (August 2008): 924-32, https://doi.org/10.1001/jama.300.8.924; Beth Soletsky and Daniel I. Feig, "Uric Acid Reduction Rectifies Prehypertension in Obese Adolescents," *Hypertension* 60, no. 5 (November 2012): 1148-56, https://doi.org/10.1161/HYPER TENSIONAHA.112.196980; Daniel I. Feig, Duk-Hee Kang, and Richard J. Johnson, "Uric Acid and Cardiovascular Risk," *New England Journal of Medicine* 359, no. 17 (October 2008): 1811-21, https://doi.org/10.1056/NEJMra0800885; Cristiana Caliceti et al., "Fructose Intake, Serum Uric Acid, and Cardiometabolic Disorders: A Critical Review," Nutrients 9, no. 4 (April 2017): 395, https://doi.org/10.3390/nu9040395; Marek Kretowicz et al., "The Impact of Fructose on Renal Function and Blood Pressure," *International Journal of Nephrology* 2011, article ID 315879 (2011), https://doi.org/10.4061/2011/315879; Zeid Khitan and Dong Hyun Kim, "Fructose: A Key Factor in the Development of Metabolic Syndrome and Hypertension," *Journal of Nutrition and Metabolism* 2013, article ID 682673 (2013), https://doi.org/10.1155/2013/682673.

32.Allison M. Meyers, Devry Mourra, and Jeff A. Beeler, "High Fructose Corn Syrup Induces Metabolic Dysregulation and Altered Dopamine Signaling in the Absence of Obesity," *PLOS ONE* 12, no. 12 (December 2017): e0190206, https://doi.org/10.1371/journal.pone.0190206.

33.See "Data and Statistics About ADHD" on the CDC website, https://www.cdc.gov/ncbddd/adhd/data.html.

34.National Institutes of Health, "Prescribed Stimulant Use for ADHD Continues to Rise Steadily," September 28, 2011, https://www.nih.gov/news-events/news-releases/prescribed-stimulant-use-adhd-continues-rise-steadily.

35.Richard J. Johnson et al., "Attention-Deficit/Hyperactivity Disorder: Is It Time to Reappraise the Role of Sugar Consumption?," *Postgraduate Medical Journal* 123, no. 5 (September 2011): 39-49, https://doi.org/10.3810/pgm.2011.09.2458.

36.Carlos M. Barrera, Robert E. Hunter, and William P. Dunlap, "Hyperuricemia and Locomotor Activity in Developing Rats," *Pharmacology Biochemistry and Behavior* 33, no. 2 (June 1989): 367-69, https://doi.org/10.1016/0091-3057(89)90515-7.

37.Angelina R. Sutin et al., "Impulsivity Is Associated with Uric Acid: Evidence from Humans and Mice," *Biological Psychiatry* 75, no. 1 (January 2014): 31-37, https://doi.org/10.1016/j.biopsych.2013.02.024.

38.Paul Manowitz et al., "Uric Acid Level Increases in Humans Engaged in Gambling: A Preliminary Report," *Biological Psychology* 36, no. 3 (September 1993): 223-29, https://doi.org/10.1016/0301-0511(93)90019-5.

39.Amaal Alruwaily et al., "Child Social Media Influencers and Unhealthy Food Product Placement," *Pediatrics* 146, no. 5 (November 2020): e20194057, https://doi.org/10.1542/peds.2019-4057.

40.Norman K. Pollock et al., "Greater Fructose Consumption Is Associated with Car- diometabolic Risk Markers and Visceral Adiposity in Adolescents," *Journal of Nutrition* 142, no. 2 (February 2012): 251-57, https://doi.org/10.3945/jn.111.150219. Also see Josiane Aparecida de Miranda et al., "The Role of Uric Acid in the Insu- lin Resistance in Children and Adolescents with Obesity," *Revista Paulista de Pedi- atria* 33, no. 4 (December 2015): 431-36, https://doi.org/10.1016/j.rpped.2015.03.009; Michael I. Goran et al., "The Obesogenic Effect of High Fructose Exposure During Early Development," *Nature Reviews Endocrinology* 9, no. 8 (August 2013): 494-500, https://doi.org/10.1038/nrendo.2013.108.

41.David Perlmutter and Casey Means, "Op-Ed: The Bitter Truth of USDA's Sugar Guidelines," *MedPage* Today, February 21, 2021, https://www.medpagetoday.com/primarycare/dietnutrition/91281.

第 4 章　大腦中的原子彈

1. 有關阿茲海默症的最新事實和資料，請造訪阿茲海默症協會網站：www.alz.org. 也可參閱國家老年研究所介紹相關事實的頁面：https://www.nia.nih.gov/health/alzheimers-disease-fact-sheet.

2.Dan J. Stein and Ilina Singh, eds., *Global Mental Health and Neuroethics*, Global Mental Health in Practice 1 (Cambridge, MA: Academic Press, 2020), 229.

3.Rachel A. Whitmer et al., "Obesity in Middle Age and Future Risk of Dementia: A 27 Year Longitudinal Population Based Study," *The BMJ* 330, no. 7504 (June

2005):1360, https://doi.org/10.1136/bmj.38446.466238.E0.

4. Kazushi Suzuki et al., "Elevated Serum Uric Acid Levels Are Related to Cognitive Deterioration in an Elderly Japanese Population," *Dementia and Geriatric Cognitive Disorders Extra* 6, no. 3 (September-December 2016): 580-88, https://doi.org/10.1159/000454660.

5. Sjoerd M. Euser et al., "Serum Uric Acid and Cognitive Function and Dementia," Brain 132, no. 2 (February 2009): 377-82, https://doi.org/10.1093/brain/awn316. Also see Aamir A. Khan et al., "Serum Uric Acid Level and Association with Cognitive Impairment and Dementia: Systematic Review and Meta-analysis," *Age* 38, no. 1 (February 2016): 16, https://doi.org/10.1007/s11357-016-9871-8; Augustin Latourte et al., "Uric Acid and Incident Dementia Over 12 Years of Follow-Up: A Population-Based Cohort Study," *Annals of the Rheumatic Diseases* 77, no. 3 (March 2018): 328-35, https://doi.org/10.1136/annrheumdis-2016-210767; Giovambattista Desideri et al., "Uric Acid Amplifies A ß Amyloid Effects Involved in the Cognitive Dysfunction/Dementia: Evidences from an Experimental Model in Vitro," *Journal of Cellular Physiology* 232, no. 5 (May 2017): 1069-78, https://doi.org/10.1002/jcp.25509; May A. Beydoun et al., "Serum Uric Acid and Its Association with Longitudinal Cognitive Change Among Urban Adults," *Journal of Alzheimer's Disease* 52, no. 4 (April 2016): 1415-30, https://doi.org/10.3233/JAD-160028.

6. "Mini-Strokes Linked to Uric Acid Levels," ScienceDaily, October 5, 2007, https://www.sciencedaily.com/releases/2007/10/071001172809.htm. Also see "Mini Strokes Linked to Uric Acid Levels," Johns Hopkins Medicine, https://www.hopkinsmedicine.org/news/media/releases/mini_strokes_linked_to_uric_acid_levels.

7. Baris Afsar et al., "Relationship Between Uric Acid and Subtle Cognitive Dysfunction in Chronic Kidney Disease," *American Journal of Nephrology* 34, no. 1 (2011): 49-54, https://doi.org/10.1159/000329097.

8. Shaheen E. Lakhan and Annette Kirchgessner, "The Emerging Role of Dietary Fructose in Obesity and Cognitive Decline," *Journal of Nutrition* 12, article no. 114 (August 2013), https://doi.org/10.1186/1475-2891-12-114.

9. Lakhan and Kirchgessner, "The Emerging Role of Dietary Fructose."

10. Eric Steen et al., "Impaired Insulin and Insulin-Like Growth Factor Expression and Signaling Mechanisms in Alzheimer's Disease – Is This Type 3 Diabetes?," *Journal of Alzheimer's Disease* 7, no. 1 (2005): 63-80, https://doi.org/10.3233/JAD-2005-7107.

11. Maria Stefania Spagnuolo, Susanna Iossa, and Luisa Cigliano, "Sweet but Bitter: Focus on Fructose Impact on Brain Function in Rodent Models," *Nutrients* 13, no. 1 (December 2020): 1, https://doi.org/10.3390/nu13010001.

12. Kathleen A. Page et al., "Effects of Fructose vs Glucose on Regional Cerebral Blood

Flow in Brain Regions Involved with Appetite and Reward Pathways," *JAMA* 309, no. 1 (January 2013): 63-70, https://doi.org/10.1001/jama.2012.116975.

13. Pedro Cisternas et al., "Fructose Consumption Reduces Hippocampal Synaptic Plasticity Underlying Cognitive Performance," *Biochimica et Biophysica Acta* 1852, no. 11 (November 2015): 2379-90, https://doi.org/10.1016/j.bbadis.2015.08.016.

14. Karin van der Borght et al., "Reduced Neurogenesis in the Rat Hippocampus Following High Fructose Consumption," *Regulatory Peptides* 167, no. 1 (February 2011): 26-30, https://doi.org/10.1016/j.regpep.2010.11.002.

15. Rahul Agrawal et al., "Dietary Fructose Aggravates the Pathobiology of Traumatic Brain Injury by Influencing Energy Homeostasis and Plasticity," *Journal of Cerebral Blood Flow & Metabolism* 36, no. 5 (May 2016): 941-53, https://doi.org/10.1177/0271678X15606719.

16. Matthew P. Pase et al., "Sugary Beverage Intake and Preclinical Alzheimer's Disease in the Community," *Alzheimer's & Dementia* 13, no. 9 (September 2017): 955-64, https://doi.org/10.1016/j.jalz.2017.01.024.

17. Richard J. Johnson et al., "Cerebral Fructose Metabolism as a Potential Mechanism Driving Alzheimer's Disease," *Frontiers in Aging Neuroscience* 12 (September 2012): 560865, https://doi.org/10.3389/fnagi.2020.560865. Also see Jonathan Q. Purnell et al., "Brain Functional Magnetic Resonance Imaging Response to Glucose and Fructose Infusions in Humans," *Diabetes, Obesity and Metabolism* 13, no. 3 (March 2011): 229-34, https://doi.org/10.1111/j.1463-1326.2010.01340.x.

18. Matthew C. L. Phillips et al., "Randomized Crossover Trial of a Modified Ketogenic Diet in Alzheimer's Disease," *Alzheimer's Research & Therapy* 13, article no. 51 (February 2021), https://doi.org/10.1186/s13195-021-00783-x.

19. Jasvinder A. Singh and John D. Cleveland, "Comparative Effectiveness of Allopurinol Versus Febuxostat for Preventing Incident Dementia in Older Adults: A Propensity-Matched Analysis," *Arthritis Research & Therapy* 20, article no. 167 (August 2018), https://doi.org/10.1186/s13075-018-1663-3.

20. Mumtaz Takir et al., "Lowering Uric Acid with Allopurinol Improves Insulin Resistance and Systemic Inflammation in Asymptomatic Hyperuricemia," *Journal of Investigative Medicine* 63, no. 8 (December 2015): 924-29, https://doi.org/10.1097/JIM.0000000000000242.

21. Jane P. Gagliardi, "What Can We Learn from Studies Linking Gout with Dementia?," *American Journal of Geriatric Psychiatry* (February 2021): S1064-7481(21)00217-7, https://doi.org/10.1016/j.jagp.2021.02.044.

22. David J. Schretlen et al., "Serum Uric Acid and Cognitive Function in Community-Dwelling Older Adults," *Neuropsychology* 21, no. 1 (January 2007): 136-40, https:// doi.org/10.1037/0894-4105.21.1.136.

第 5 章　高尿酸濃度與生活型態

1.William Osler, *The Principles and Practice of Medicine, Designed for the Use of Practitioners and Students of Medicine*, vol. 1 (n.p.: Andesite Press, 2015).

2.J. T. Scott, "Factors Inhibiting the Excretion of Uric Acid," *Journal of the Royal Society of Medicine* 59, no. 4 (April 1966): 310-13, https://doi.org/10.1177/003591576605900405.

3.關於睡眠與健康關係的整體概述，參見國家神經疾病與中風研究所（National Institute of Neurological Disorders and Stroke）, "Brain Basics: Understanding Sleep," https://www.ninds.nih.gov/Disorders/Patient-Caregiver-Education/Understanding-Sleep. 也請參閱睡眠醫學著名權威麥可‧布勞斯博士的著作：http://www.thesleepdoctor.com/. Also see Matthew Walker, Why We Sleep: Unlocking the Power of Sleep and Dreams (New York: Scrib- ner, 2017).

4.Karine Spiegel, Rachel Leproult, and Eve Van Cauter, "Impact of Sleep Debt on Metabolic and Endocrine Function," *The Lancet* 354, no. 9188 (October 1999): 1435-39, https://doi.org/10.1016/S0140-6736(99)01376-8.

5.有關睡眠的大量數據，以及人們獲得的睡眠量的統計數據，請參見國家睡眠基金會（National Sleep Foundation）的網站：https://sleepfoundation.org/.

6.Carla S. Möller-Levet et al., "Effects of Insufficient Sleep on Circadian Rhythmicity and Expression Amplitude of the Human Blood Transcriptome," *Proceedings of the National Academy of Sciences* USA 110, no. 12 (March 2013), E1132-41, https://doi.org/10.1073/pnas.1217154110.

7.Janet M. Mullington et al., "Sleep Loss and Inflammation," *Best Practice & Research Clinical Endocrinology & Metabolism* 24, no. 5 (October 2010): 775-84, https://doi.org/10.1016/j.beem.2010.08.014.

8.Michael R. Irwin, Richard Olmstead, and Judith E. Carroll, "Sleep Disturbance, Sleep Duration, and Inflammation: A Systematic Review and Meta-analysis of Cohort Studies and Experimental Sleep Deprivation," *Biological Psychiatry* 80, no. 1 (July 2016): 40-52, https://doi.org/10.1016/j.biopsych.2015.05.014.

9.Francesco P. Cappuccio et al., "Sleep Duration and All-Cause Mortality: A Sys- tematic Review and Meta-analysis of Prospective Studies," *Sleep* 33, no. 5 (May 2010): 585-92, https://doi.org/10.1093/sleep/33.5.585.

10.Andrew J. Westwood et al., "Prolonged Sleep Duration as a Marker of Early Neuro- degeneration Predicting Incident Dementia," *Neurology* 88, no. 12 (March 2017): 1172-79, https://doi.org/10.1212/WNL.0000000000003732.

11.Again, see the National Sleep Foundation website at https://sleepfoundation.org/.

12.Dorit Koren, Magdalena Dumin, and David Gozal, "Role of Sleep Quality in the Metabolic Syndrome," *Diabetes, Metabolic Syndrome and Obesity: Targets and Therapy* 9 (August 2016): 281-310, https://doi.org/10.2147/DMSO.S95120.

13. Francesco P. Cappuccio et al., "Meta-analysis of Short Sleep Duration and Obesity in Children and Adults," *Sleep* 31, no. 5 (May 2008): 619-26, https://doi.org/10.1093/sleep/31.5.619.

14. Chan-Won Kim et al., "Sleep Duration and Progression to Diabetes in People with Prediabetes Defined by HbA1c Concentration," *Diabetic Medicine* 34, no. 11 (November 2017): 1591-98, https://doi.org/10.1111/dme.13432. Also see Karine Spiegel et al., "Effects of Poor and Short Sleep on Glucose Metabolism and Obesity Risk," *Nature Reviews Endocrinology* 5, no. 5 (May 2009): 253-61, https://doi.org/10.1038/nrendo.2009.23.

15. Christopher Papandreou et al., "Sleep Duration Is Inversely Associated with Serum Uric Acid Concentrations and Uric Acid to Creatinine Ratio in an Elderly Medi- terranean Population at High Cardiovascular Risk," *Nutrients* 11, no. 4 (April 2019): 761, https://doi.org/10.3390/nu11040761.

16. Yu-Tsung Chou et al., "Association of Sleep Quality and Sleep Duration with Serum Uric Acid Levels in Adults," *PLOS ONE* 15, no. 9 (September 2020): e0239185, https://doi.org/10.1371/journal.pone.0239185.

17. Caiyu Zheng et al., "Serum Uric Acid Is Independently Associated with Risk of Obstructive Sleep Apnea-Hypopnea Syndrome in Chinese Patients with Type 2 Diabetes," *Disease Markers* 2019, article ID 4578327 (April 2019), https://doi.org/10.1155/2019/4578327.

18. Jeffrey J. Iliff et al, "A Paravascular Pathway Facilitates CSF Flow Through the Brain Parenchyma and the Clearance of Interstitial Solutes, Including Amyloid," *Science Translational Medicine* 4, no. 147 (August 2012): 147ra111, https://doi.org/10.1126/scitranslmed.3003748.

19. Miguel A. Lanaspa et al., "High Salt Intake Causes Leptin Resistance and Obesity in Mice by Stimulating Endogenous Fructose Production and Metabolism," *Proceedings of the National Academy of Sciences* (USA) 115, no. 12 (March 2018): 3138-43, https://doi.org/10.1073/pnas.1713837115.

20. Lanaspa et al., "High Salt Intake." Also see Masanari Kuwabara et al., "Relationship Between Serum Uric Acid Levels and Hypertension Among Japanese Individuals Not Treated for Hyperuricemia and Hypertension," Hypertension Research 37, no. 8 (August 2014): 785-89, https://doi.org/10.1038/hr.2014.75; Yang Wang et al., "Effect of Salt Intake on Plasma and Urinary Uric Acid Levels in Chinese Adults: An Interventional Trial," *Scientific Reports* 8, article no. 1434 (January 2018), https://doi.org/10.1038/s41598-018-20048-2.

21. Susan J. Allison, "High Salt Intake as a Driver of Obesity," *Nature Reviews Nephrology* 14, no. 5 (May 2018): 285, https://doi.org/10.1038/nrneph.2018.23.

22. Giuseppe Faraco et al., "Dietary Salt Promotes Cognitive Impairment Through Tau Phosphorylation," *Nature* 574, no. 7780 (October 2019): 686-90, https://doi.org/10.1038/s41586-019-1688-z.

23.Chaker Ben Salem, "Drug-Induced Hyperuricaemia and Gout," *Rheumatology* 56, no. 5 (May 2017): 679-88, https://doi.org/10.1093/rheumatology/kew293. Also see Mara A. McAdams DeMarco et al., "Diuretic Use, Increased Serum Urate Levels, and Risk of Incident Gout in a Population-Based Study of Adults with Hypertension: The Atherosclerosis Risk in Communities Cohort Study," *Arthritis & Rheumatology* 64, no. 1 (January 2012): 121-29, https://doi.org/10.1002/art.33315.

24."Long-Term Use of PPIs Has Consequences for Gut Microbiome," Cleveland Clinic, https://consultqd.clevelandclinic.org/long-term-use-of-ppis-has-consequences-for-gut-microbiome/. Also see William B. Lehault and David M. Hughes, "Review of the Long-Term Effects of Proton Pump Inhibitors," *Federal Practitioner* 34, no. 2 (February 2017): 19-23.

25.Tuhina Neogi et al., "Alcohol Quantity and Type on Risk of Recurrent Gout Attacks: An Internet-Based Case-Crossover Study," *American Journal of Medicine* 127, no. 4 (April 2014): 311-18, https://doi.org/10.1016/j.amjmed.2013.12.019. Also see Hyon K. Choi and Gary Curhan, "Beer, Liquor, and Wine Consumption and Serum Uric Acid Level: The Third National Health and Nutrition Examination Survey," *Arthritis Care & Research* 51, no. 6 (December 2004): 1023-29, https://doi.org/10.1002/art.20821.

26.Rongrong Li, Kang Yu, and Chunwei Li, "Dietary Factors and Risk of Gout and Hyperuricemia: A Meta-analysis and Systematic Review," *Asia Pacific Journal of Clinical Nutrition* 27, no. 6 (2018): 1344-56, https://doi.org/10.6133/apjcn.201811_27(6).0022.

27.Richard J. Johnson et al., "Umami: The Taste That Drives Purine Intake," *Journal of Rheumatology* 40, no. 11 (November 2013): 1794-96, https://doi.org/10.3899/jrheum.130531.

28.Rene J. Hernández Bautista et al., "Obesity: Pathophysiology, Monosodium Glutamate-Induced Model and Anti-Obesity Medicinal Plants," *Biomedicine & Pharmacotherapy* 111 (March 2019): 503-16, https://doi.org/10.1016/j.biopha.2018.12.108.

29.Ka He et al., "Consumption of Monosodium Glutamate in Relation to Incidence of Overweight in Chinese Adults: China Health and Nutrition Survey (CHNS)," *American Journal of Clinical Nutrition* 93, no. 6 (June 2011): 1328-36, https://doi.org/10.3945/ajcn.110.008870.

30.Zumin Shi et al., "Monosodium Glutamate Is Related to a Higher Increase in Blood Pressure Over 5 Years: Findings from the Jiangsu Nutrition Study of Chinese Adults," *Journal of Hypertension* 29, no. 5 (May 2011): 846-53, https://doi.org/10.1097/HJH.0b013e328344da8e.

31.Kamal Niaz, Elizabeta Zaplatic, and Jonathan Spoor, "Extensive Use of Monosodium Glutamate: A Threat to Public Health?," *EXCLI Journal* 17 (March 2018): 273-78, https://doi.org/10.17179/excli2018-1092.

32. Ignacio Roa and Mariano del Sol, "Types I and III Parotid Collagen Variations and Serum Biochemical Parameters in Obese Rats Exposed to Monosodium Glutamate," *International Journal of Morphology* 38, no. 3 (June 2020), http://dx.doi.org/10.4067/S0717-95022020000300755.

33. Joseph F. Merola et al., "Psoriasis, Psoriatic Arthritis and Risk of Gout in US Men and Women," *Annals of the Rheumatic Diseases* 74, no. 8 (August 2015): 1495-1500, https://doi.org/10.1136/annrheumdis-2014-205212.

34. Renaud Felten et al., "At the Crossroads of Gout and Psoriatic Arthritis: 'Psout'," *Clinical Rheumatology* 39, no. 5 (May 2020): 1405-13, https://doi.org/10.1007/s10067-020-04981-0.

35. Nicola Giordano et al., "Hyperuricemia and Gout in Thyroid Endocrine Disorders," *Clinical and Experimental Rheumatology* 19, no. 6 (November-December 2001): 661-65.

36. Eswar Krishnan, Bharathi Lingala, and Vivek Bhalla, "Low-Level Lead Exposure and the Prevalence of Gout: An Observational Study," *Annals of Internal Medicine* 157, no. 4 (August 2012): 233-41, https://doi.org/10.7326/0003-4819-157-4-201208210-00003.

37. J. Runcie and T. J. Thomson, "Total Fasting, Hyperuricaemia and Gout," *Postgraduate Medical Journal* 45, no. 522 (April 1969): 251-53, https://doi.org/10.1136/pgmj.45.522.251.

38. Patrick H. Dessein et al., "Beneficial Effects of Weight Loss Associated with Moderate Calorie/Carbohydrate Restriction, and Increased Proportional Intake of Protein and Unsaturated Fat on Serum Urate and Lipoprotein Levels in Gout: A Pilot Study," *Annals of the Rheumatic Diseases* 59, no. 7 (July 2000): 539-43, https:// doi.org/10.1136/ard.59.7.539.

39. I-Min Lee et al., "Effect of Physical Inactivity on Major Non-Communicable Diseases Worldwide: An Analysis of Burden of Disease and Life Expectancy," *The Lancet* 380, no. 9838 (July 2012): 219-29, https://doi.org/10.1016/S0140-6736(12)61031-9.

40. World Health Organization, "Physical Inactivity a Leading Cause of Disease and Disability, Warns WHO," April 4, 2002, https://www.who.int/news/item/04-04-2002-physical-inactivity-a-leading-cause-of-disease-and-disability-warns-who. Also see the World Health Organization's fact sheet on obesity and overweight at https:// www.who.int/news-room/fact-sheets/detail/obesity-and-overweight.

41. Aviroop Biswas et al., "Sedentary Time and Its Association with Risk for Disease Incidence, Mortality, and Hospitalization in Adults: A Systematic Review and Meta-analysis," *Annals of Internal Medicine* 162, no. 2 (January 2015): 123-32, https://doi.org/10.7326/M14-1651.

42. Srinivasan Beddhu et al., "Light-Intensity Physical Activities and Mortality in the United States General Population and CKD Subpopulation," *Clinical Journal of*

the American Society of Nephrology 10, no. 7 (July 2015): 1145-53, https://doi. org/10.2215/CJN.08410814.

43. Doo Yong Park et al., "The Association Between Sedentary Behavior, Physical Activity and Hyperuricemia," Vascular Health and Risk Management 15 (August 2019): 291-99, https://doi.org/10.2147/VHRM.S200278.

44. Jun Zhou et al., "Physical Exercises and Weight Loss in Obese Patients Help to Improve Uric Acid," Oncotarget 8, no. 55 (October 2017): 94893-99, https://doi. org/10.18632/oncotarget.22046.

第 6 章　培養降尿酸的新習慣

1. MRC London Institute of Medical Sciences, "Too Much Sugar Leads to Early Death, but Not Due to Obesity," ScienceDaily, March 19, 2020, www.sciencedaily.com/ releases/2020/03/200319141024.htm and https://www.eurekalert.org/news-re leases/621703. Also see Esther van Dam et al., "Sugar-Induced Obesity and Insulin Resistance Are Uncoupled from Shortened Survival in Drosophila," Cell Metabolism 31, no. 4 (April 2020): 710-25, https://doi.org/10.1016/j.cmet.2020.02.016.

2. See Christoph Kaleta's papers at https://scholar.google.de/citations?user=qw172u QAAAAJ&hl=en.

3. Shijun Hao, Chunlei Zhang, and Haiyan Song, "Natural Products Improving Hyperuricemia with Hepatorenal Dual Effects," Evidence-Based Complementary and Alternative Medicine 2016, article ID 7390504 (2016), https://doi. org/10.1155/2016/7390504. Also see Lin-Lin Jiang et al., "Bioactive Compounds from Plant- Based Functional Foods: A Promising Choice for the Prevention and Management of Hyperuricemia," Foods 9, no. 8 (July 2020): 973, https://doi. org/10.3390/foods9080973.

4. Yuanlu Shi and Gary Williamson, "Quercetin Lowers Plasma Uric Acid in Prehyperuricaemic Males: A Randomised, Double-Blinded, Placebo-Controlled, Cross-Over Trial," British Journal of Nutrition 115, no. 5 (March 2016): 800-806, https://doi.org/10.1017/ S0007114515005310. Also see Cen Zhang et al., "Mechanistic Insights into the Inhibition of Quercetin on Xanthine Oxidase," International Journal of Biological Macromolecules 112 (June 2018): 405-12, https://doi.org/10.1016/ j.ijbiomac.2018.01.190.

5. Maria-Corina Serban et al., "Effects of Quercetin on Blood Pressure: A Systematic Review and Meta-Analysis of Randomized Controlled Trials," Journal of the American Heart Association 5, no. 7 (July 2016): e002713, https://doi.org/10.1161/ JAHA.115.002713.

6. Marina Hirano et al., "Luteolin-Rich Chrysanthemum Flower Extract Suppresses Baseline Serum Uric Acid in Japanese Subjects with Mild Hyperuricemia," Integra-

tive Molecular Medicine 4, no. 2 (2017), https://doi.org/10.15761/IMM.1000275.

7.Muhammad Imran et al., "Luteolin, a Flavonoid, as an Anticancer Agent: A Review," *Biomedicine & Pharmacotherapy* 112 (April 2019): 108612, https://doi.org/10.1016/j.biopha.2019.108612.

8.Stuart Wolpert, "Fructose and Head Injuries Adversely Affect Hundreds of Brain Genes Linked to Human Diseases," *UCLA College*, https://www.college.ucla.edu/2017/07/11/fructose-and-head-injuries-adversely-affect-hundreds-of-brain-genes-linked-to-human-diseases/.

9.Janie Allaire et al., "A Randomized, Crossover, Head-to-Head Comparison of Eicosapentaenoic Acid and Docosahexaenoic Acid Supplementation to Reduce Inflammation Markers in Men and Women: The Comparing EPA to DHA (ComparED) Study," *American Journal of Clinical Nutrition* 104, no. 2 (August 2016): 280-87, https://doi.org/10.3945/ajcn.116.131896.

10.Stephen P. Juraschek, Edgar R. Miller III, and Allan C. Gelber, "Effect of Oral Vitamin C Supplementation on Serum Uric Acid: A Meta-analysis of Randomized Controlled Trials," *Arthritis Care & Research* 63, no. 9 (September 2011): 1295-306, https://doi.org/10.1002/acr.20519.

11.Hyon K. Choi, Xiang Gao, and Gary Curhan, "Vitamin C Intake and the Risk of Gout in Men: A Prospective Study," *Archives of Internal Medicine* 169, no. 5 (March 2009): 502-7, https://doi.org/10.1001/archinternmed.2008.606.

12.Juraschek, Miller, and Gelber, "Effect of Oral Vitamin C Supplementation on Serum Uric Acid."

13.Mehrangiz Ebrahimi-Mameghani et al., "Glucose Homeostasis, Insulin Resistance and Inflammatory Biomarkers in Patients with Non-alcoholic Fatty Liver Disease: Beneficial Effects of Supplementation with Microalgae *Chlorella vulgaris*: A Double-Blind Placebo-Controlled Randomized Clinical Trial," *Clinical Nutrition* 36, no. 4 (August 2017): 1001-6, https://doi.org/10.1016/j.clnu.2016.07.004.

14.Yunes Panahi et al., "A Randomized Controlled Trial of 6-week *Chlorella vulgaris* Supplementation in Patients with Major Depressive Disorder," *Complementary Therapies in Medicine* 23, no. 4 (August 2015): 598-602, https://doi.org/10.1016/j.ctim.2015.06.010.

15.Christopher J. L. Murray et al., "The State of US Health, 1990-2016: Burden of Diseases, Injuries, and Risk Factors Among US States," *JAMA* 319, no. 14 (2018): 1444-72, https://doi.org/10.1001/jama.2018.0158.

16."Insulin Resistance & Prediabetes," National Institute of Diabetes, Digestive and Kidney Diseases at https://www.niddk.nih.gov/health-information/diabetes/overview/what-is-diabetes/prediabetes-insulin-resistance.

17.Amir Tirosh et al., "Normal Fasting Plasma Glucose Levels and Type 2 Diabetes in Young Men," *New England Journal of Medicine* 353, no. 14 (October 2005): 1454-62, https://doi.org/10.1056/NEJMoa050080.

18. Adam G. Tabák et al., "Prediabetes: A High-Risk State for Diabetes Development," *The Lancet* 379, no. 9833 (June 2012): 2279-90, https://doi.org/10.1016/S0140-6736(12)60283-9.

19. 若要了解凱西·米恩斯博士的更多資訊，並獲得有關連續血糖監測的入門課程，可以在我的播客上收聽我對她的採訪：https://www.drperlmutter.com/continuous-glu cose-monitoring-a-powerful-tool-for-metabolic-health/.

20. Heather Hall et al., "Glucotypes Reveal New Patterns of Glucose Dysregulation," *PLOS Biology* 16, no. 7 (July 2018): e2005143, https://doi.org/10.1371/journal.pbio.2005143.

21. Felicity Thomas et al., "Blood Glucose Levels of Subelite Athletes During 6 Days of Free Living," *Journal of Diabetes Science and Technology* 10, no. 6 (November 2016): 1335-43, https://doi.org/10.1177/1932296816648344.

22. Viral N. Shah et al., "Continuous Glucose Monitoring Profiles in Healthy Nondiabetic Participants: A Multicenter Prospective Study," *Journal of Clinical Endocrinology and Metabolism* 104, no. 10 (October 2019): 4356-64, https://doi.org/10.1210/jc.2018-02763.

23. Alexandra E. Butler et al., "ß-Cell Deficit and Increased ß-Cell Apoptosis in Humans with Type 2 Diabetes," *Diabetes* 52, no. 1 (January 2003): 102-10, https:// doi.org/10.2337/diabetes.52.1.102.

24. Li Li et al., "Acute Psychological Stress Results in the Rapid Development of Insulin Resistance," *Journal of Endocrinology* 217, no. 2 (April 2013): 175-84, https://doi.org/10.1530/JOE-12-0559.

25. "Survey: Nutrition Information Abounds, but Many Doubt Food Choices," Food Insight, May 2017, https://foodinsight.org/survey-nutrition-information-abounds-but-many-doubt-food-choices/.

26. See my interview with Dr. Casey Means on my podcast of June 1, 2021, at https://www.drperlmutter.com/continuous-glucose-monitoring-a-powerful-tool-for-meta bolic-health/.

27. Satchin Panda, *The Circadian Code: Lose Weight, Supercharge Your Energy, and Transform Your Health from Morning to Midnight* (New York: Rodale, 2018). For more about Dr. Panda and his research work, visit his lab's website at the Salk Institute: https://www.salk.edu/scientist/satchidananda-panda/.

28. Panda, *The Circadian Code*.

29. Emily N. Manoogian et al., "Time-Restricted Eating for the Prevention and Management of Metabolic Diseases," *Endocrine Reviews* (2021): bnab027, https://doi.org/10.1210/endrev/bnab027.

30. Endocrine Society, "Intermittent Fasting Can Help Manage Metabolic Disease: Popular Diet Trend Could Reduce the Risk of Diabetes and Heart Disease," *ScienceDaily*, www.sciencedaily.com/releases/2021/09/210922090909.htm (accessed October 7, 2021).

31.Malini Prasad et al., "A Smartphone Intervention to Promote Time Restricted Eating Reduces Body Weight and Blood Pressure in Adults with Overweight and Obesity: A Pilot Study," *Nutrients* 13, no. 7 (June 2021): 2148, https://doi.org/10.3390/nu13072148.

32.Nidhi Bansal and Ruth S. Weinstock, "Non-Diabetic Hypoglycemia," *Endotext*,May 20, 2020.

33.Fernanda Cerqueira, Bruno Chausse, and Alicia J. Kowaltowski, "Intermittent Fasting Effects on the Central Nervous System: How Hunger Modulates Brain Function," in *Handbook of Famine, Starvation, and Nutrient Deprivation: From Biology to Policy*, ed. Victor Preedy and Vanood B. Patel (Springer, Cham), https://doi.org/10.1007/978-3-319-40007-5_29-1.

34.Humaira Jamshed et al., "Early Time-Restricted Feeding Improves 24-Hour Glucose Levels and Affects Markers of the Circadian Clock, Aging, and Autophagy in Humans," Nutrients 11, no. 6 (May 2019): 1234, https://doi.org/10.3390/nu11061234.

PART 2　降尿酸行動計畫

1.Joana Araújo, Jianwen Cai, and June Stevens, "Prevalence of Optimal Metabolic Health in American Adults: National Health and Nutrition Examination Survey 2009-2016," *Metabolic Syndrome and Related Disorders* 17, no. 1 (February 2019): 46-52, https://doi.org/10.1089/met.2018.0105.

第 7 章　降尿酸的前奏

1.Adriano Bruci et al., "Very Low-Calorie Ketogenic Diet: A Safe and Effective Tool for Weight Loss in Patients with Obesity and Mild Kidney Failure," *Nutrients* 12, no. 2 (January 2020): 333, https://doi.org/10.3390/nu12020333.

第 8 章　第一週，以調整飲食來降尿酸

1."Health Effects of Dietary Risks in 195 Countries, 1990-2017: A Systematic Analysis for the Global Burden of Disease Study 2017," *The Lancet* 393, no. 10184 (April 2019): 1958-72, https://doi.org/10.1016/S0140-6736(19)30041-8. Also see Nita G. Forouhi and Nigel Unwin, "Global Diet and Health: Old Questions, Fresh Evidence, and New Horizons," *The Lancet* 393, no. 10184 (April 2019): 1916-18, https://doi.org/10.1016/S0140-6736(19)30500-8.

2.For everything you want to know about BDNF and brain health, including references to studies, see the updated edition of my book *Grain Brain: The Surprising Truth About Wheat, Carbs, and Sugar – Your Brain's Silent Killers* (New York: Little, Brown, 2018).

3.May A. Beydoun et al., "Dietary Factors Are Associated with Serum Uric Acid Trajectory Differentially by Race Among Urban Adults," *British Journal of Nutrition* 120, no. 8 (October 2018): 935-45, https://doi.org/10.1017/S0007114518002118. Also see Daisy Vedder et al., "Dietary Interventions for Gout and Effect on Cardiovascular Risk Factors: A Systematic Review," Nutrients 11, no. 12 (December 2019): 2955, https://doi.org/10.3390/nu11122955; M. A. Gromova, V. V. Tsurko, and A. S. Melekhina, "Rational Approach to Nutrition for Patients with Gout," *Clinician* 13,nos. 3-4 (2019): 15-21, https://doi.org/10.17650/1818-8338-2019-13-3-4-15-21; Kiyoko

Kaneko et al., "Total Purine and Purine Base Content of Common Foodstuffs for Facilitating Nutritional Therapy for Gout and Hyperuricemia," *Biological and Pharmaceutical Bulletin* 37, no. 5 (2014): 709-21, https://doi.org/10.1248/bpb.b13-00967.

4.Jotham Suez et al., "Artificial Sweeteners Induce Glucose Intolerance by Altering the Gut Microbiota," *Nature* 514, no. 7521 (October 2014): 181-86, https://doi.org/10.1038/nature13793.

5.Matthew P. Pase, et al., "Sugar- and Artificially Sweetened Beverages and the Risks of Incident Stroke and Dementia," *Stroke* 48, no. 5 (April 2017): 1139-1146, https:// doi.org/10.1161/STROKEAHA.116.016027; Matthew P. Pase et al., "Sugary Beverage Intake and Preclinical Alzheimer's Disease in the Community," *Alzheimer's & Dementia* 13, no. 9 (September 2017): 955-64, https://doi.org/10.1016/j.jalz.2017.01.024.

6.Francesco Franchi et al., "Effects of D-allulose on Glucose Tolerance and Insulin Response to a Standard Oral Sucrose Load: Results of a Prospective, Randomized, Crossover Study," *BMJ Open Diabetes Research and Care* 9, no. 1 (February 2021): e001939, https://doi.org/10.1136/bmjdrc-2020-001939.

7.Here's a small collection of research on honey to get you started: Noori Al-Waili et al., "Honey and Cardiovascular Risk Factors, in Normal Individuals and in Patients with Diabetes Mellitus or Dyslipidemia," *Journal of Medicinal Food* 16, no. 12 (December 2013): 1063-78, https://doi.org/10.1089/jmf.2012.0285; Nur Zuliani Ramli et al., "A Review on the Protective Effects of Honey Against Metabolic Syndrome," Nutrients 10, no. 8 (August 2018): 1009, https://doi.org/10.3390/nu10081009; Omotayo O. Erejuwa, Siti A. Sulaiman, and Mohd S. Ab Wahab, "Honey — A Novel Antidiabetic Agent," *International Journal of Biological Sciences* 8, no. 6 (2012): 913-34, https://doi.org/10.7150/ijbs.3697.

8.Anand Mohan et al., "Effect of Honey in Improving the Gut Microbial Balance,"

Food Quality and Safety 1, no. 2 (May 2017): 107-15, https://doi.org/10.1093/fqsafe/fyx015.

9.Salma E. Nassar et al., "Effect of Inulin on Metabolic Changes Produced by Fructose Rich Diet," *Life Science Journal* 10, no. 2 (January 2013): 1807-14.

10.World Health Organization, "Global Strategy on Diet, Physical Activity and Health," https://www.who.int/dietphysicalactivity/strategy/eb11344/strategy_english_web.pdf.

11.Gabsik Yang et al., "Suppression of NLRP3 Inflammasome by Oral Treatment with Sulforaphane Alleviates Acute Gouty Inflammation," *Rheumatology* 57, no. 4 (April 2018): 727-36, https://doi.org/10.1093/rheumatology/kex499. Also see Chris- tine A. Houghton, "Sulforaphane: Its 'Coming of Age' as a Clinically Relevant Nutraceutical in the Prevention and Treatment of Chronic Disease," *Oxidative Medicine and Cellular Longevity* 2019, article ID 2716870 (October 2019), https://doi.org/10.1155/2019/2716870.

12.Albena T. Dinkova-Kostova et al., "KEAP1 and Done? Targeting the NRF2 Pathway with Sulforaphane," *Trends in Food Science and Technology* 69, part B (November 2017): 257-69, https://doi.org/10.1016/j.tifs.2017.02.002.

13.Robert A. Jacob et al., "Consumption of Cherries Lowers Plasma Urate in Healthy Women," *Journal of Nutrition* 133, no. 6 (June 2003): 1826-29, https://doi.org/10.1093/jn/133.6.1826. Also see Keith R. Martin and Katie M. Coles, "Con- sumption of 100% Tart Cherry Juice Reduces Serum Urate in Overweight and Obese Adults," *Current Developments in Nutrition* 3, no. 5 (February 2019): nzz011, https://doi.org/10.1093/cdn/nzz011; Naomi Schlesinger, Ruth Rabinowitz, and Michael Schlesinger, "Pilot Studies of Cherry Juice Concentrate for Gout Flare Prophylaxis," Journal of Arthritis 1, no. 1 (2012): 101, https://doi.org/10.4172/2167-7921.1000101.

14.Jiahong Xie et al., "Delphinidin-3-O-Sambubioside: A Novel Xanthine Oxidase Inhibitor Identified from Natural Anthocyanins," *Food Quality and Safety* 5 (April 2021): fyaa038, https://doi.org/10.1093/fqsafe/fyaa038.

15.Marc J. Gunter et al., "Coffee Drinking and Mortality in 10 European Countries: A Multinational Cohort Study," *Annals of Internal Medicine* 167, no. 4 (August 2017): 236-47, https://doi.org/10.7326/M16-2945. Also see Hyon K. Choi and Gary Curhan, "Coffee, Tea, and Caffeine Consumption and Serum Uric Acid Level: The Third National Health and Nutrition Examination Survey," *Arthritis & Rheumatology* 57, no. 5 (June 2007): 816-21, https://doi.org/10.1002/art.22762.

16.Song-Yi Park et al., "Prospective Study of Coffee Consumption and Cancer Incidence in Non-white Populations," *Cancer Epidemiology, Biomarkers & Prevention* 27, no. 8 (August 2018): 928-35, https://doi.org/10.1158/1055-9965.EPI-18-0093.

17.Choi and Curhan, "Coffee, Tea, and Caffeine Consumption."

18.Yashi Mi et al., "EGCG Ameliorates High-Fat- and High-Fructose-Induced Cognitive Defects by Regulating the IRS/AKT and ERK/CREB/BDNF Signaling Pathways in the CNS," *FASEB Journal* 31, no. 11 (November 2017): 4998-5011, https:// doi. org/10.1096/fj.201700400RR.

19.Hyon K. Choi et al., "Alcohol Intake and Risk of Incident Gout in Men: A Pro- spective Study," *The Lancet* 363 no. 9417 (April 2004): 1277-81, https://doi.org/10.1016/ S0140-6736(04)16000-5.

第 9 章　第二週，降尿酸的好夥伴

1.Scott Shannon et al., "Cannabidiol in Anxiety and Sleep: A Large Case Series," *Permanente Journal* 23 (2019), https://doi.org/10.7812/TPP/18-041.

第 10 章　第三週，美好的機會

1.Alpana P. Shukla et al., "Food Order Has a Significant Impact on Postprandial Glucose and Insulin Levels," *Diabetes Care* 38, no. 7 (July 2015): e98-99, https:// doi.org/10.2337/dc15-0429.

2.Andrea R. Josse et al., "Almonds and Postprandial Glycemia – A Dose-Response Study," *Metabolism* 56, no. 3 (March 2007): 400-404, https://doi.org/10.1016/j.metabol.2006. 10.024.

3.Austin Perlmutter, "The Coronavirus Took Advantage of Our Weaknesses," Elemental, October 21, 2020, https://elemental.medium.com/the-coronavirus-took-advantage-of-our-weaknesses-e7966ea48b75.

4.Goodarz Danaei et al., "The Preventable Causes of Death in the United States: Comparative Risk Assessment of Dietary, Lifestyle, and Metabolic Risk Factors," *PLOS Medicine* 6, no. 4 (April 2009): e1000058, https://doi.org/10.1371/journal. pmed.1000058.

結語

1.Robert N. Proctor, *Golden Holocaust: Origins of the Cigarette Catastrophe and the Case for Abolition* (Berkeley: University of California Press, 2012).

2.Katherine Gourd, "Fritz Lickint," *Lancet Respiratory Medicine* 2, no. 5 (May 2014): 358-59, https://doi.org/10.1016/S2213-2600(14)70064-5.

3.Colin Grabow, "Candy-Coated Cartel: Time to Kill the U.S. Sugar Program," CATO Institute policy analysis no. 837, April 10, 2018, https://www.cato.org/policy-analysis/candy-coated-cartel-time-kill-us-sugar-program.

4.Yujin Lee et al., "Cost-Effectiveness of Financial Incentives for Improving Diet and Health through Medicare and Medicaid: A Microsimulation Study," *PLOS Medicine* 16, no. 3 (March 2019): e1002761, https://doi.org/10.1371/journal.pmed.1002761.

5.Sarah Downer et al., "Food Is Medicine: Actions to Integrate Food and Nutrition into Healthcare," *BMJ* 369 (June 2020): m2482, https://doi.org/10.1136/bmj.m2482.

6.Katie Riley et al., "Reducing Hospitalizations and Costs: A Home Health Nutrition-Focused Quality Improvement Program," *Journal of Parenteral and Enteral Nutrition* 44, no. 1 (January 2020): 58-68, https://doi.org/10.1002/jpen.1606.

BH0067

降尿酸，讓你遠離代謝相關疾病
肥胖、糖尿病、脂肪肝、高血壓、失智症等疾病，都與高尿酸血症有關
DROP ACID：The Surprising New Science of Uric Acid —— The Key to Losing Weight, Controlling Blood Sugar, and Achieving Extraordinary Health

作　　者｜大衛・博瑪特（David Perlmutter, MD）
審　　定｜羅錦祥 醫師
譯　　者｜洪禎璐
責任編輯｜于芝峰
協力編輯｜洪禎璐
內頁排版｜劉好音
封面設計｜小　草

發 行 人｜蘇拾平
總 編 輯｜于芝峰
副總編輯｜田哲榮
業務發行｜王綬晨、邱紹溢、劉文雅
行銷企劃｜陳詩婷

出　　版｜橡實文化 ACORN Publishing
　　　　　地址：231030 新北市新店區北新路三段 207-3 號 5 樓
　　　　　電話：(02)8913-1005　傳真：(02)8913-1056
　　　　　網址：www.acornbooks.com.tw
　　　　　E-mail 信箱：acorn@andbooks.com.tw

發　　行｜大雁出版基地
　　　　　地址：231030 新北市新店區北新路三段 207-3 號 5 樓
　　　　　電話：(02)8913-1005　傳真：(02)8913-1056
　　　　　讀者服務信箱：andbooks@andbooks.com.tw
　　　　　劃撥帳號：19983379　戶名：大雁文化事業股份有限公司

印　　刷｜中原造像股份有限公司
初版一刷｜2024 年 8 月
定　　價｜550 元
I S B N｜978-626-7441-61-9

國家圖書館出版品預行編目（CIP）資料

降尿酸，讓你遠離代謝相關疾病／大衛‧博瑪特 (David Perlmutter) 著；洪禎璐譯. 一初版. 一新北市：橡實文化出版：大雁出版基地發行，2024.08
304 面；17*23 公分
譯自：Drop acid: the surprising new science of uric acid: the key to losing weight, controlling blood sugar, and achieving extraordinary health.
ISBN 978-626-7441-61-9（平裝）

1.CST：痛風　2.CST：高尿酸血症　3.CST：健康飲食 4.CST：健康法

415.595　　　　　　　　　　　　　　113009046